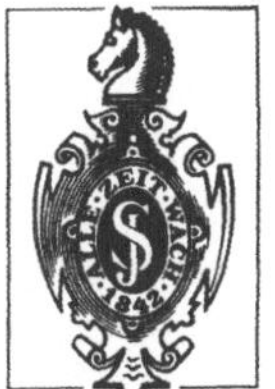

A. Thiede · B. Lünstedt (Hrsg.)

Standards in der Viszerosynthese

Mit 116 Abbildungen und 86 Tabellen

Springer-Verlag
Berlin Heidelberg New York London Paris Tokyo
HongKong Barcelona Budapest

Prof. Dr. med. Arnulf Thiede
Chirurgische Universitätsklinik
Josef-Schneider-Str. 2
97080 Würzburg

Prof. Dr. med. Bernd Lünstedt
Klinik und Poliklinik für Allgemeinchirurgie
Klinikum Erfurt
Nordhäuser Str. 74
99089 Erfurt

ISBN-13:978-3-540-58065-2 e-ISBN-13:978-3-642-79044-7
DOI: 10.1007/978-3-642-79044-7

Satz: FotoSatz Pfeifer GmbH, Gräfelfing/München
24-3130-543210 – Gedruckt auf säurefreiem Papier

Geleitwort

Die Deutsche Gesellschaft für Chirurgie hat 1991 die Chirurgische Arbeitsgemeinschaft für Viszerosynthese gegründet. A. Thiede, Würzburg, wurde 1. Vorsitzender und leitete den 1. Workshop vom 18.6. bis 19.6.1993 in Würzburg. Standards und neue Perspektiven in der Viszerosynthese sollten erarbeitet werden.

Mit der Zusammenfassung dieser Vorträge in Buchform stellt sich die junge Arbeitsgemeinschaft vor und macht gleichzeitig die Ergebnisse der Tagung einer breiten Leserschaft zugänglich. Andere Arbeitsgemeinschaften werden auf diese Ergebnisse angewiesen sein, um die Gefahren neuer Anastomosentechniken begrenzen zu können.

Das Buch gibt einen Überblick über den heutigen Stand der Anastomosentechniken, es zeigt die Probleme auf und gibt einen Ausblick auf die Entwicklungstendenzen. In dieser konzentrierten Form dürfte Gleichartiges für den Darmchirurgen, besonders wenn er wissenschaftlich-experimentell interessiert ist, nicht leicht zu finden sein.

W. Hartel, München

Autorenverzeichnis

Dr. med. G. Baretton
Institut für Pathologie der LMU
Marchioninistr. 15
81377 München

Prof. Dr. med. H. Becker
Chir. Universitätsklinik
Moorenstr. 5
40225 Düsseldorf

Dr. med. G. Beese
Chir. Universitätsklinik
Josef-Schneider-Str. 2
97080 Würzburg

Dr. med. U. Brunner
Chir. Klinik, Klinikum Innenstadt
Nußbaumstr. 20
80336 München

Prof. Dr. med. H. J. Buhr
Chir. Universitätsklinik
Neuenheimer Feld 110
69120 Heidelberg

Dr. med. S. Debus
Chir. Universitätsklinik
Josef-Schneider-Str. 2
97080 Würzburg

Dr. med. J. Diermann
Chir. Universitätsklinik Steglitz
Hindenburgdamm 30
12203 Berlin

Dr. med. G. Eickmann
Chir. Klinik Gerresheim
Gräulinger Str. 120
40625 Düsseldorf

Prof. Dr. med. R. Engemann
Chir. Universitätsklinik
Josef-Schneider-Str. 2
97080 Würzburg

Dr. med. M. Fein
Chir. Universitätsklinik
Josef-Schneider-Str. 2
97080 Würzburg

Dr. med. S. M. Freys
Chir. Universitätsklinik
Josef-Schneider-Str. 2
97080 Würzburg

PD Dr. med. K. H. Fuchs
Chir. Universitätsklinik
Josef-Schneider-Str. 2
97080 Würzburg

Dr. med. S. Gatermann
Institut für Hygiene und Mikrobiologie
der Medizinischen Universität
Ratzeburger Allee 160
23562 Lübeck

Dr. med. D. Geiger
Chir. Klinik und Poliklinik der Universität
Josef-Schneider-Str. 2
97080 Würzburg

Dr. med. A. Gemperle
Krankenhaus Moabit
Turmstr. 21
10559 Berlin

Prof. Dr. med. E. Groß
Allgemeines Krankenhaus Barmbek
Rübenkamp 148
22307 Hamburg

Dr. Ch. Gutschow
Chir. Klinik und Poliklinik
Klinikum Großhadern
Marchioninistr. 15
81377 München

Prof. Dr. med. R. Häring
Chir. Universitätsklinik Steglitz
Hindenburgdamm 30
12203 Berlin

Prof. Dr. med. F. Harder
Kantonspital Basel
Departement Chirurgie
Spitalstr. 21
CH-4031 Basel

Dr. med. B. Heinzmann
Chir. Klinik, Krankenhaus Altstadt
Max-Otten-Str. 11–15
39104 Magdeburg

Dr. med. J. Heise
Chir. Klinik Gerresheim
Gräulinger Str. 120
40625 Düsseldorf

Prof. Dr. med. W. Hohenberger
Klinik und Poliklinik für Chirurgie
Franz-Josef-Strauß-Allee 11
93053 Regensburg

Dr. med. G. Holbach
Chir. Klinik Gerresheim
Gräulinger Str. 120
40625 Düsseldorf

Dr. med. A. Holker
Pathologisches Institut der LMU
Marchioninistr. 15
81377 München

Dr. med. O. Horstmann
Chir. Klinik Gerresheim
Gräulinger Str. 120
40625 Düsseldorf

Dr. med. O. Jürgensen
Chir. Universitätsklinik
Josef-Schneider-Str. 2
97080 Würzburg

Dr. med. T. Kamps
Chir. Klinik und Poliklinik
Klinikum Großhadern
Marchioninistr. 15
81377 München

Prof. Dr. med. H. Keck
Universitätsklinikum Rudolf Virchow
Reinickendorfer Str. 61
13347 Berlin

Dr. med. U. Kleine
Krankenhaus Moabit
Turmstr. 21
10559 Berlin

PD Dr. med. F. Köckerling
Chir. Universitätsklinik
Maximiliansplatz 1
91054 Erlangen

Dr. med. E. Kraas
Krankenhaus Moabit
Turmstr. 21
10559 Berlin

Dr. med. A. J. Kroesen
Chir. Universitätsklinik
Neuenheimer Feld 110
69120 Heidelberg

PD Dr. med. V. Lange
Chir. Klinik und Poliklinik
Klinikum Großhadern
Marchioninistr. 15
81377 München

Dr. med. E. P. M. Lorenz
Chir. Universitätsklinik Steglitz
Hindenburgdamm 30
12203 Berlin

Prof. Dr. med. B. Lünstedt
Klinik und Poliklinik f. Allgemein-chirurgie, Klinikum Erfurt
Nordhäuser Str. 74
99089 Erfurt

Dr. med. G. Meyer
Chir. Klinik, Klinikum Großhadern
Marchioninistr. 15
81377 München

Dr. med. V. D. Mohr
Klinik und Poliklinik für Chirurgie
Franz-Josef-Strauß-Allee 11
93053 Regensburg

Prof. Dr. med. W. Mokros
Chir. Klinik, Krankenhaus Altstadt
Max-Otten-Str. 11–15
39104 Magdeburg

Dr. S. Pecht
Chir. Universitätsklinik
Josef-Schneider-Str. 2
97080 Würzburg

Dr. med. H. G. Rau
Chir. Klinik und Poliklinik
Klinikum Großhadern
Marchioninistr. 15
81377 München

Prof. Dr. med. H. D. Röher
Chir. Klinik Gerresheim
Gräulinger Str. 120
40625 Düsseldorf

Dr. med. J. Roßmüller
Chir. Klinik, Krankenhaus Altstadt
Max-Otten-Str. 11–15
39104 Magdeburg

Dr. med. H. M. Schardey
Chir. Klinik und Poliklinik
Klinikum Großhadern
Marchioninistr. 15
81377 München

Prof. Dr. med. F. W. Schildberg
Chir. Klinik und Poliklinik
Klinikum Großhadern
Marchioninistr. 15
81377 München

Dr. med. S. Schill
Chir. Universitätsklinik Steglitz
Hindenburgdamm 30
12203 Berlin

Dr. med. J. Schleef
Kinderchir. Universitätsklinik
Albert-Schweitzer-Str.
48149 Münster

Dr. med. W. U. Schmidt
Chir. Klinik Gerresheim
Gräulinger Str. 120
40625 Düsseldorf

Prof. Dr. med. K. Schönleben
Chir. Universitätsklinik
Maximiliansplatz 1
91054 Erlangen

Dr. med. vet. U. Schultz
Chir. Universitätsklinik
Josef-Schneider-Str. 2
97080 Würzburg

Prof. Dr. med. L. Schweiberer
Chir. Klinik, Klinikum Innenstadt
Nußbaumstr. 20
80336 München

Dr. med. M. Siebeck
Chir. Klinik, Klinikum Innenstadt
Nußbaumstr. 20
80336 München

Dr. med. G. Steinau
Abt. Chirurgie, RWTH Aachen
Pauwelsstr. 1
52074 Aachen

Dr. med. J. Stern
Chir. Universitätsklinik
Neuenheimer Feld 110
69120 Heidelberg

Prof. Dr. med. A. Thiede
Chir. Universitätsklinik
Josef-Schneider-Str. 2
97080 Würzburg

Dr. med. W. Timmermann
Chir. Universitätsklinik
Josef-Schneider-Str. 2
97080 Würzburg

Prof. Dr. med. B. Ulrich
Chir. Klinik Gerresheim
Gräulinger Str. 120
40625 Düsseldorf

Dr. med. S. Vogel
Chir. Universitätsklinik
Josef-Schneider-Str. 2
97080 Würzburg

Dr. med. P. Vogelbach
Kantonsspital Basel
Departement Chirurgie
Spitalstr. 21
CH-4031 Basel

Dr. med. A. K. Wagner
Kantonsspital Basel
Departement Chirurgie
Spitalstr. 21
CH-4031 Basel

Prof. Dr. med. H. Waldner
Chir. Klinik, Klinikum Innenstadt
Nußbaumstr. 20
80336 München

Dr. med. K. Wellmann
Chir. Klinik Gerresheim
Gräulinger Str. 120
40625 Düsseldorf

Prof. Dr. med. G. H. Willital
Kinderchir. Universitätsklinik
Albert-Schweitzer-Str.
48149 Münster

Dr. med. Th. Zoedler
Chir. Universitätsklinik
Moorenstr. 5
40225 Düsseldorf

Inhaltsverzeichnis

Teil I. Experimentelle Forschung

Anastomosenheilung bei verschiedenen Nahtverfahren im Gastrointestinaltrakt – Physiologie, experimentelle und klinische Ergebnisse
B. Lünstedt, S. Debus und A. Thiede 3

Bakterien – ein zentraler Faktor in der Pathogenese der Nahtinsuffizienz nach Gastrektomie in der Ratte
H. M. Schardey, T. Kamps, H. G. Rau, S. Gatermann, G. Baretton und F. W. Schildberg 14

Handnaht, Klammernaht und Kompressionsanastomose – eine kontrollierte, vergleichende Untersuchung von 3 Anastomoseverfahren am Kolon des Schweines
S. Debus, B. Lünstedt, D. Geiger, U. Schultz und A. Thiede 24

Die mechanische Belastbarkeit der Flaschenzugnaht am Rattendickdarm nach intraoperativer Bestrahlung
S. Schill, A. K. Wagner, J. Diermann, E. P. M. Lorenz, R. Häring und A. Scheffler 32

Die Technik der Dickdarmanastomosen – die fortlaufende einreihige Kolonanastomose
P. Vogelbach und F. Harder 39

Laparoskopische Dünndarmanastomosierung – drei Techniken im Vergleich
G. Meyer, V. Lange, H.-M. Schardey, A. Holker, Ch. Gutschow und F. W. Schildberg 46

Der standardisierte Vergleich atraumatischer chirurgischer Nadeln: Methoden und Ergebnisse
W. Timmermann, S. Pecht, O. Jürgensen und A. Thiede 57

Qualitätssicherung durch einen standardisierten Darmnahtkurs
H. Waldner, U. Brunner, M. Siebeck und L. Schweiberer 62

Teil II. Oberer Gastrointestinaltrakt

Anastomosentechniken am Ösophagus
V. D. Mohr und W. Hohenberger 71

Qualität der Stapleresophagojejunostomie bei Gastrektomie
K. Wellmann, G. Eickmann und B. Ulrich 86

Die einreihige allschichtige Nahttechnik als Standardverfahren an Magen, Dünn- und Dickdarm
Th. Zoedler, W. U. Schmidt, O. Horstmann, J. Heise, H. Becker und H. D. Röher 92

Intestinale Anastomosentechniken im oberen Gastrointestinaltrakt – derzeitige Wertung
B. Lünstedt, S. Debus und A. Thiede 96

Technik der Pankreasanastomosen
H. Keck 109

Kombination verschiedener Anastomosentechniken bei der Rekonstruktion nach Gastrektomie
W. Mokros 122

Standards der Dünndarmanastomosentechnik
S. Debus und A. Thiede 127

Anwendung des resorbierbaren Anastomosenringes im Routinebetrieb
W. Mokros, B. Heinzmann und J. Roßmüller 140

Teil III. Unterer Gastrointestinaltrakt

Einsatz von Klammernahtgeräten im unteren Gastrointestinaltrakt
B. Lünstedt, R. Engemann und A. Thiede 147

Stapleranastomosen in der kolorektalen Chirurgie – ein Erfahrungsbericht aus der Chirurgischen Klinik der Kliniken der Landeshauptstadt Düsseldorf
G. Holbach, K. Wellmann und B. Ulrich 156

Prospektive kontrollierte Studie – Valtrac versus Handanastomose im Kolon
B. Lünstedt 167

Kompressionsanastomosen mit dem biofragmentierbaren Anastomosenring
R. Engemann, S. Vogel und A. Thiede 175

Die AKA II-Kompressionsanastomose am Kolon und Rektum
E. Groß 188

Pouchrekonstruktionen und anale Anastomosen
H. J. Buhr, A. J. Kroesen und J. Stern 194

Klammernahtanastomosen im Kindesalter – eine sinnvolle Alternative?
J. Schleef, G. Steinau und G. H. Willital 207

Teil IV. Laparoskopische Techniken

Laparoskopische Nahttechniken am Magen
S. M. Freys, K. H. Fuchs, G. Beese und M. Fein 213

Laparoskopische Techniken im Bereich des Dickdarmes: Standards und Perspektiven
F. Köckerling 220

Laparoskopisch assistierte Darmresektionen: Indikation – Technik – Ergebnisse – Perspektiven
U. Kleine, A. Gemperle, H. Loss und E. Kraas 228

Laparoskopische Techniken im Bereich des Dünndarmes – Standards und Perspektiven
K. Schönleben 233

Sachverzeichnis 242

Vorwort

Die Chirurgische Arbeitsgemeinschaft für Viszerosynthese (CAVS) ist eine der jüngsten Arbeitsgemeinschaften der Deutschen Gesellschaft für Chirurgie. Dieser Arbeitsgemeinschaft kommt im Zuge der Veränderung der chirurgischen Weiterbildung mit der Zusatzbezeichnung Viszeralchirurgie besondere Bedeutung zu. Die ureigensten Belange des Viszeralchirurgen, die Beschäftigung mit Standards und Problemen der Viszerosynthese sowie die Weiterentwicklung von Viszerosynthesetechniken, auch bei laparoskopischen Eingriffen, umfaßt thematisch den Schwerpunkt dieser Arbeitsgemeinschaft. Praktisch jeder allgemeintätige Chirurg muß sich mit den Fragen der Viszerosynthese auseinandersetzen. So sind die Ziele dieser Arbeitsgemeinschaft für Viszerosynthese folgende:

1. Förderung experimenteller und klinischer wissenschaftlicher Untersuchungen zur Verbesserung und Standardisierung viszeraler Anastomosen – Grundlagenforschung, Pathophysiologie der Anastomosenheilung im Gastrointestinaltrakt.
2. Anastomosenhilfsmittel, Anastomosentechnik, Anastomosenstrategie.
3. Entwicklung der laparoskopischen Chirurgie am Magen-Darm-Trakt.
4. Anastomosen bei Elektiveingriffen, Notfalleingriffen, entzündlichen Darmerkrankungen.
5. Erarbeitung von Standards für die verschiedenen Magen-Darm-Abschnitte.
6. Erarbeitung von Definitionen und Bewertung von Zielkriterien für die Anastomosenqualität, experimentelle und klinische Prüfungen.
7. Festsetzung der jährlichen Arbeitstagungen.
8. Kontaktaufnahme und Pflege des wissenschaftlichen Austausches mit europäischen und außereuropäischen analogen Arbeitsgemeinschaften.

Der erste Workshop dieser Chirurgischen Arbeitsgemeinschaft (CAVS) fand im Juni 1993 in Würzburg statt. Thema: Standards und neue Perspektiven in der Viszerosynthese. Auf diesem Workshop beschäftigten wir uns mit folgenden Themen der Viszerosynthese:

a) Experimentelle Forschung
b) Klinische Forschung
c) Spezielle Aspekte der Viszerosynthese
d) Viszerosyntheseverfahren im oberen GI-Trakt
e) Viszerosyntheseverfahren im unteren GI-Trakt

Neben der Darstellung der heutigen technischen Standardmöglichkeiten, Handnaht, Klammernaht und Kompressionsanastomosen, wurden die individuellen Einsatzgebiete, technische Vor- und Nachteile sowie indikatorische Vorteile erörtert. Klinisch steht für den Chirurgen die Nahtsicherheit hinsichtlich der Leckagerate, Stenoserate oder Blutungsgefahr im Vordergrund. Bei voll vergleichbaren Lokalisationen am Magen, Dünndarm und Dickdarm sowie im oberen und teilweise im mittleren Drittel des Rektums bestehen langfristig keine signifikanten Differenzen, soweit sich dies aus den vorgelegten prospektiven und retrospektiven Studien ergibt. Soweit kontrollierte Studien zu einzelnen Themen vorliegen, bestätigen diese die gemachten Aussagen.

Eine Indikation zum Einsatz von Klammernahtgeräten ist bei speziellen Ösophagusanastomosen, bei tiefen Rektumanastomosen und bei aufwendigen Pouchrekonstruktionen im oberen und unteren Gastrointestinaltrakt gegeben. Kompressionsanastomosen erleichtern die Standardisierung und können eine Verkürzung von Standardanastomosen End-zu-End-, End-zu-Seit- und Seit-zu-Seit-Techniken ermöglichen. Die Qualitätskontrolle von Anastomosentechniken und die Förderung von Operationsstrategien ist heute nur ein Aspekt in der Bewertung der technischen Hilfsmittel. Durch das GSG wird zunehmend auch eine intensivere Kostenbetrachtung und Analyse erforderlich. Wenn nur die Materialkosten bewertet werden, kommt bei vergleichbaren Anastomosenlokalisationen der fortlaufenden Handnaht mit monofilen resorbierbaren Fäden Priorität zu. In Kostenanalysen müssen jedoch neben reinen Materialkosten auch Zeitaufwand, Komplikationsraten mit Behandlungskosten und weitere Folgekosten mit Medikamenten, medizinischen Hilfsmitteln und Diäten berücksichtigt werden. Dies erschwert natürlich eine faire korrekte Kostenvergleichsanalyse, da solche Untersuchungen nur über längere Zeiträume möglich und außerordentlich aufwendig sind.

Die primär sehr attraktiv erscheinenden laparoskopischen Viszerosyntheseverfahren werden sich zunehmend nach Analyse der Machbarkeit und Anastomosensicherheit sicher auch den gleichen analytischen Kostenkriterien stellen müssen wie die Viszerosyntheseverfahren bei Laparotomie. Zusätzlich ist ein Hauptaugenmerk auf die sinnvolle und verantwortbare Einsetzbarkeit bei onkologischen Patienten im Hinblick auf Radikalität und mögliche Tumorverschleppung bei laparoskopischen Viszerosyntheseverfahren zu werfen. Einige Aspekte wurden auf dem Workshop intensiv diskutiert und sie finden in diesem Buch ihren Niederschlag. Viele Fragen bleiben für zukünftige Analysen offen und bieten Themen für die folgenden jährlichen Workshops der AG für Viszerosyntheseverfahren.

Wir sind allen Autoren für die Bereitstellung der Beiträge zu Dank verpflichtet. Besonderer Dank gilt den uns unterstützenden Medizintechnik-Firmen bei der Abhaltung des Workshops. Besonderer Dank gilt auch den Mitarbeitern des Springer-Verlages für die problemlose und flexible Zusammenarbeit.

Würzburg, Juni 1994 *Prof. Dr. med. A. Thiede*

Erfurt, Juni 1994 *Prof. Dr. med. B. Lünstedt*

Teil I. Experimentelle Forschung

Anastomosenheilung bei verschiedenen Nahtverfahren im Gastrointestinaltrakt – Physiologie, experimentelle und klinische Ergebnisse

B. Lünstedt, S. Debus und A. Thiede

Einleitung

Die Aktualität der Problematik um die Wundheilung der Anastomosen im Gastrointestinaltrakt besteht uneingeschränkt fort. Durch die Neueinführung von mechanischen Nahtverfahren und nahtlosen Anastomosenverfahren im Magen-Darm-Trakt erfahren die Untersuchungen zur Anastomosenheilung neuen Aufwind. Im Vergleich mit den herkömmlichen Handnahtverfahren gilt es, die Anastomosenverfahren weiter zu verbessern unter Berücksichtigung der bekannten biochemischen und biomechanischen Vorgänge bei der Anastomosenheilung. Experimentelle Ergebnisse und klinische Studien geben Hinweise auf die gezielte Indikation der Anastomosenverfahren im Gastrointestinaltrakt. Die physiologischen Wundheilungsvorgänge im Gastrointestinaltrakt bilden die Grundlage für die Heilung der Anastomose, egal welches Nahtverfahren angewendet wird.

Die Phasen der Wundheilung

Die Wundheilung am Gastrointestinaltrakt folgt grundsätzlich den gleichen Prinzipien wie im übrigen Organismus, ist aber in vielerlei Hinsicht beschleunigt. In der ersten sog. exsudativen Phase bis zum ca. 4. Tag postoperativ kommt es zur Entzündungsreaktion und Schwellung des Gewebes. Das Gerinnungssystem wird aktiviert und das Netzwerk aus unlöslichem Fibrin führt zur Blutstillung und Verklebung der Wunde. In dieser sog. „lag phase" kommt dem Nahtmaterial besondere Haltefunktion zu. Die sich anschließende proliferative Wundheilungsphase führt zur Aktivierung der Makrophagen mit Stimulation der Fibroblasten durch Mediatoren. Es kommt zur Wundkontraktion in Verbindung mit Myofibroblasten und Bildung von Typ-III-Kollagen. Die Kollagensynthese erreicht ihr Maximum, und die Festigkeit der Wunde erreicht bereits nach 10–14 Tagen postoperativ die Festigkeit des gesunden Gewebes, wobei die proximal der Anastomosen gelegenen Darmabschnitte weniger belastbar sind [8]. Die abschließende reparative Wundheilungsphase führt zur Remodellierung des Kollagens bei nur noch geringer Zunahme der Wundfestigkeit. Es verbleibt letztlich immer eine Defektheilung mit unterschiedlicher Narbenbildung [20] (Tabelle 1).

Tabelle 1. Phasen der Wundheilung im Gastrointestinaltrakt

Phase		Dauer (d)	Reaktion	Funktion
I	Exsudative	1–4	Entzündung Schwellung Kollagenolyse	Verklebung der Wunde
II	Proliferative	4–14	Kollagensynthese	Wundfestig keit
III	Reparative	14–180	Remodellierung Reorganisation	Narbe

Allgemeine und lokale Faktoren, die die Wundheilung beeinflussen

Zu den allgemeinen Faktoren [1] gehört das *Alter* der Patienten. Die in dieser Gruppe auftretenden vermehrten Wunddehiszenzen können durch die höhere Inzidenz an Mangelernährung, Vitaminmangel oder anderen systemischen Erkrankungen erklärt werden [5, 11]. Eine ausgeprägte Mangelernährung und dabei besonders die Eiweißmangelernährung kann ebenfalls den Kollagengehalt und damit die Wundheilung beeinträchtigen. In tierexperimentellen Studien [1] konnte eine herabgesetzte Anastomosenfestigkeit nachgewiesen werden, jedoch beim Menschen kein signifikant positiver Effekt durch parenterale Ernährung erzielt werden [31]. Ebenfalls tierexperimentell wurde ein überproportionaler Abfall des Blutflusses im Kolon bei nur geringem Verlust an gesamtem Blutvolumen nachgewiesen, so daß auch beim Menschen ein negativer Einfluß des *Schockgeschehens* auf die Heilung von Darmanastomosen angenommen werden kann [4]. Der *Ikterus* hat experimentell ebenfalls einen negativen Einfluß auf die Migration der Fibroblasten und auf die Kollagensynthese. Abdominelle Wunden heilen bei ikterischen Patienten deutlich schlechter [12]. Experimentelle Untersuchungen zeigen ebenfalls eine eingeschränkte Wundheilung intestinaler Anastomosen in der *Urämie*, und klinische Ergebnisse weisen auf eine herabgesetzte abdominelle Wundheilung hin [25]. Hohe Dosen von *Kortikosteroiden* scheinen die Wundheilung negativ zu beeinflussen; therapeutische Dosen zeigten in einer klinischen Studie jedoch keinen signifikanten Unterschied hinsichtlich der Anastomosendehiszenzen [35].

Die *Zytostatikatherapie* scheint, präoperativ und unmittelbar postoperativ appliziert, einen negativen Einfluß auf die Festigkeit von Kolonanastomosen zu haben [27]. Nach Abschluß der initialen Wundheilung am 4. Tag postoperativ konnte tierexperimentell kein negativer Einfluß mehr durch die Zytostatikatherapie gemessen werden.

Eine *Radiatio* im Zusammenhang mit einem Tumorleiden im Kolon führt ebenfalls ab einer bestimmten Strahlendosis zu einer Beeinträchtigung der Anastomosenheilung [36].

Bei einer bestehenden *Peritonitis* kommt es tierexperimentell ebenfalls zu einer Abnahme der Festigkeit der Kolonanastomose in der frühen postoperativen Phase [41]. Die Anastomosenheilung beim *Morbus Crohn* führt nicht zu einer höheren Inzidenz an postoperativen Insuffizienzen, wie in mehreren klinischen Untersuchungen nachgewiesen werden konnte [10, 19, 30].

Als lokaler Faktor, der die Anastomosenheilung beeinflußt, ist die ausreichende *Durchblutung* der zu vereinigenden Darmenden von großer Bedeutung für die problemlose Anastomosenheilung. Eine zu ausgedehnte Skelettierung des Darmes oder eine Hypovolämie führen zur Minderdurchblutung insbesondere der Resektionslinien mit negativem Einfluß auf die erste Wundheilungsphase. So ist eine ausreichende Fibrinverklebung nicht möglich und eine Insuffizienz die Folge. Experimentell läßt sich eine schrittweise Drosselung der Durchblutung mit einer Abnahme der Festigkeit der Anastomose korrelieren [41]. Ebenfalls ist die kollagenolytische Aktivität im minderdurchbluteten Darm gesteigert [21]. Eine vollständige Nekrose der Darmwand im Bereich der Nahtlinie muß zur Insuffizienz in diesem Bereich führen.

Eine weitere Voraussetzung für die problemlose Anastomosenheilung ist die Verhinderung einer erhöhten *Darmwandspannung* im Anastomosenbereich. Ursächlich dafür kommen einerseits die nicht ausreichende Mobilisation des Darmes mit Aneinanderführen der Darmenden unter erhöhtem Zug und andererseits die zu fest angezogenen Nähte in Betracht [40]. Die Folge ist in beiden Situationen eine Verminderung der Durchblutung durch Strangulation der Gefäße mit den negativen Folgen für die Anastomosenheilung. Ebenso kommt es zum direkten Ausreißen der Nähte aus dem Nahtlager bei herabgesetzter Nahthaltekapazität in der sog. „lag phase" am 3. bis 4. postoperativen Tag. Die *bakterielle Kontamination* der Nahtlinie ist einerseits unvermeidbar, muß aber nicht zwangsläufig zu Problemen führen. Kommt es jedoch durch gleichzeitiges Auftreten anderer negativer Faktoren, wie z. B. schlechte Durchblutung oder Spannung der Naht oder langer Kontaminationszeit bei offenem Darmlumen, zur Bildung von Mikroabszessen in der Darmwand, so kann eine Insuffizienz die Folge sein.

Ebenso kann ungeeignetes *Nahtmaterial* Ursache für diese Komplikationen sein. Grundsätzlich kann gesagt werden, daß die Einbringung von Fremdmaterial die chirurgische Wunde für Infektionen empfänglicher macht [14].

Die Entscheidung, ob absorbierbar oder nicht absorbierbar, geflochten oder monofil, fällt bei der großen Vielfalt von Nahtmaterialien schwer. Wenn auch die geflochtenen Materialien in den Handhabungseigenschaften überlegen sind, so bieten sie doch gerade beim Einsatz im infizierten Gewebe Nachteile. Tierexperimentell steigerten sowohl geflochtenes Nylon als auch geflochtene PDS-Fäden die Wundinfektion im Gegensatz zum monofilen Faden gleicher Grundsubstanz [14]. Die Ursache dafür könnte in dem nachgewiesenen interfilamentären Bakterientransport und der größeren Adhäsion der Bakterien an dem geflochtenen Fadenmaterial sein [15].

Eine Ausnahme bildet der Polyglykolsäurefaden, bei dem es zur Ausheilung von Fadenabszessen kommt aufgrund bakterizider Mikromilieubedingungen bei der Fadenauflösung [37].

Die *Gewebereaktion* auf die Nahtmaterialien ist ebenfalls sehr unterschiedlich. Kommt es bei Verwendung von Catgutfäden zur heftigen Entzündungsreaktion im umliegenden Gewebe und zu einem unkontrollierbaren Abbau durch enzymatische Reaktion, so zeigen die synthetischen absorbierbaren Nahtmaterialien eine geringe Gewebereaktion und einen kontrollierten, enzymunabhängigen Abbau durch Hydrolyse [22] (Tabelle 2).

Bei Verwendung von nicht absorbierbaren Materialien zeigen die Seidenfäden die stärkste Entzündungsreaktion und die Stahldrähte die geringste Reaktion. Die Verwendung letztgenannter Materialien ist jedoch durch die sehr schlechten Handha-

Tabelle 2. Beeinflussung der intestinalen Wundheilung durch Nahtmaterial (absorbierbar)

Grundsubstanz		Aufbau	Funktion	Entzündungs-reaktion
Catgut/	(Cat)	Gedreht	7 d	+++
PGS/	(Dexon, Vicryl)	Geflochten	14 d	+
Polyglyconat/	(Maxon)	Monofil	40–50 d	+
		Geflochten	ca. 60 d	++
Polydioxanon/	(PDS)	Monofil	ca. 60 d	+

Tabelle 3. Beeinflussung der intestinalen Wundheilung durch Nahtmaterial (nichtabsorbierbar)

Grundsubstanz/		Aufbau	Funktion	Entzündungsreaktion
Seide/	Seide	Geflochten	Fraglich (Monate)	+++
Polypropylen/	Prolene	Monofil Geflochten	Fragment (Jahre) Dauernd	+
Polyester/	Miralene	Monofil	Dauernd	+
Polybutester/	Novafil	Monofil	Dauernd	+
Stahl/	Stahl	Monofil	Dauernd	–

bungs- und Gewebedurchzugseigenschaften sehr eingeschränkt, und sie werden daher kaum verwendet (Tabelle 3).

Die *Nahttechnik* beeinflußt ebenfalls die Wundheilung der Anastomose. Zu unterscheiden sind grundsätzlich Techniken, bei denen das Gewebe entweder eingestülpt (invertiert), ausgestülpt (evertiert) oder anatomisch schichtgerecht auf Stoß genäht wird. Weiter wird unterschieden zwischen der ein- und zweireihigen Nahtreihe als Einzel- oder fortlaufende Naht sowie der Naht mit dem Klammernahtgerät und dem bioabsorbierbaren Anastomosenring (BAR). Die evertierende Naht hat in experimentellen Untersuchungen [3, 33] zu unterschiedlichen Ergebnissen geführt und neben experimentellen Untersuchungen in einer klinischen prospektiven Studie ungünstige Resultate erbracht, so daß sie nicht empfohlen werden kann [6] (Tabelle 4).

Tabelle 4. Beeinflussung der intestinalen Wundheilung durch Nahttechniken

Studie	(Jahr)	Anastomose	Besseres Resultat	
Experimentell			Invertiert	Evertiert
Ravitch et al.	(1967)	Dünndarm/Kolon		+
Getzen et al.	(1966)	Dünndarm/Kolon		+
McAdams et al.	(1969)	Kolon/Kolon	+	
Mellish	(1968)	Dünndarm/Dünndarm	+	
Irvin u. Goligher	(1973)	Kolon/Kolon	+	
Ravitch	(1981)	Dünndarm/Kolon	+	
Klinisch				
Goligher	(1970)	Kolon/Kolon	+	

Die Naht auf Stoß mit der anatomisch gerechten Adaptation der einzelnen Wandschichten schafft die Voraussetzung für eine primäre Heilung der Anastomose. Sowohl experimentell als auch klinisch fanden sich Vorzüge dieser Naht [17, 28, 36]. Eine geringe Narbenbildung mit frühzeitiger vollständiger Epithelialisierung und Revaskularisation [9, 26, 29] als Folge des direkten Kontaktes der für die Wundheilung wichtigen Bindegewebestrukturen in der Submukosa soll zu einem besonders starken Proliferationsreiz auf die Bindegewebezellen und Gewebestrukturen führen [17]. Die Naht auf Stoß stellt heute die am weitesten verbreitete Anastomosentechnik im Gastrointestinaltrakt dar. Sie wird üblicherweise als serosubmuköse einreihige Naht gestochen und ist damit eine Modifizierung der Albert-Naht.

Die Diskussion über die ein- oder zweireihige Naht beschäftigt die Chirurgie seit Einführung der zweireihigen Naht durch Czerny 1880 (Tabelle 5).

Tabelle 5. Beeinflussung der intestinalen Wundheilung durch Nahttechniken

Studie	(Jahr)	Besseres Resultat Einreihig/Zweireihig	Lokalisation
Experimentell			
Orr	(1969)	Einreihig	Kolon
Raab et al.	(1980)	Einreihig	Kolon
Raab et al.	(1980)	Kein Unterschied	Magen
Klinisch			
Irvin u. Goligher	(1973)	Kein Unterschied	Dünndarm/Kolon
Goligher et al.	(1977)	Kein Unterschied	Dünndarm/Kolon
Everett	(1975)	Einreihig	Rektum

Vergleichsuntersuchungen zwischen ein- und zweireihiger Naht haben am Hund die Überlegenheit der einreihigen Naht aufgrund der geringeren Lumeneinengung, der schnelleren Herstellung der Mukosakontinuität, des höheren Berstungsdruckes und der angiographisch nachgewiesenen schnelleren Wundheilung gezeigt [24, 27].

In einer Untersuchungsreihe am Magen der Ratte ergab sich kein Unterschied zwischen den beiden Nahtverfahren hinsichtlich des Berstungsdrucks und der Reißfestigkeit [32]. In einer klinischen Studie fanden Irvin u. Goligher 1973 [11] bei intraperitonealen Kolonanastomosen keinen signifikanten Unterschied zwischen ein- und zweireihiger Naht, und in einer späteren Untersuchung eine etwas höhere Insuffizienzrate nach einreihiger invertierender Allschichtnaht mit Seide im Vergleich [2] zur zweireihigen Chromcatgut- und Seidennaht [6]. Everett [2] wies bei tiefer anteriorer Resektion wegen Karzinom nach einreihiger Naht günstigere Resultate als nach zweireihiger Naht nach.

Hinsichtlich der Nahttechnik kann der Einzelknopftechnik eine bessere Durchblutung und ein höherer Gehalt an Kollagen im Gegensatz zur fortlaufenden Naht im Anastomosenbereich zugeschrieben werden [43]. Ebenfalls geben ein enger Stichabstand (0,4 cm) und eine mittlere Anspannung der Fäden eine höhere Festigkeit der Anastomose als zu weit auseinanderliegende Nähte [39]. Ein weiter Abstand der Nähte vom Wundrand (0,5 cm) beeinflußt die Durchblutung weniger und führt zu einer Steigerung des Berstungsdrucks in der frühen postoperativen Phase. Bei Verwendung vollsynthetischer Nahtmaterialien ist der Knoten sowohl intraluminal als auch extraluminal plazierbar.

Durch den zunehmenden Einsatz von mechanischen Nahtgeräten in der gastrointestinalen Chirurgie stellt sich die Frage, ob sich mit diesen Verfahren gleichwertige oder bessere Ergebnisse als mit den herkömmlichen Handnahtverfahren erzielen lassen.

Seit 1980 wird in Deutschland systematisch das zirkuläre Klammernahtgerät für intestinale Anastomosen eingesetzt. Seit 1985 ist ein bioabsorbierbarer Anastomosenring ebenfalls für intestinale Anastomosen erhältlich.

Das Klammernahtgerät erstellt eine Anastomose mit unterschiedlich weitem Anastomosendurchmesser und einer zweireihigen invertierten Klammernahtreihe. Es können sowohl End-zu-End- als auch End-zu-Seit-Anastomosen erstellt werden. Die Klammern sind aus Titan, antimagnetisch und in unterschiedlicher Größe erhältlich. Limitierende Faktoren für den Einsatz sind die Lumenweite des Darmes und die Darmwandstärke. Mögliche Komplikationen können die Blutung und spätere Stenosierung der Anastomose sein. Die Durchblutung des Gewebes im Anastomosenbereich ist durch die offene B-Form der Klammern weniger beeinträchtigt und unabhängig vom jeweiligen Anwender. Die Wundheilung im Experiment zeigt keine Nachteile gegenüber der Handnaht.

Die linearen Stapler (GIA, PLC) fertigen ebenfalls eine zweireihige Klammernahtreihe, jedoch bei Verschluß von Hohlorganen eine evertierende und bei den Seit-zu-Seit-Anastomosen eine invertierende Nahtreihe an. Haupteinsatzgebiet ist der Verschluß von Hohlorganen wie der Magen und der Verschluß z.B. von Darmabschnitten bei der Hartmann-Operation. Bei Verwendung des Klammernahtgerätes muß die Nahtreihe inspiziert und die Blutstillung exakt kontrolliert und notfalls mit einer Naht gestillt werden. Für den Verschluß des Duodenums eignet sich besonders das lineare Klammernahtgerät (TA, LS) und weist in den wenigen vorliegenden Studien eine eher geringere Insuffizienzrate auf als die Handnaht. Vorteile dieser Geräte sind der problemlose Verschluß von Hohlorganen mit geringerer Kontaminationszeit.

Der bioabsorbierbare Anastomosenring (BAR) ist ebenfalls in unterschiedlichen Durchmessern erhältlich und hat einen wählbaren Gewebeabstand von 1,5–2,5 mm im geschlossenen Zustand. Es wird ebenfalls eine invertierende Anastomose gebildet, wobei alle Formen der Anastomosierung möglich sind. Der Anastomosenring fragmentiert nach 14 Tagen bis 4 Wochen. Limitierende Faktoren sind ebenfalls die Lumenweite des Darmes, die Darmwanddicke und eine weitere Voraussetzung ein völlig gereinigter Darm. Anatomisch ungünstige Lokalisationen können durch das Fehlen eines geeigneten Applikators derzeit nicht erreicht werden. Experimentell bietet der BAR eine höhere Stabilität in der frühen Wundheilungsphase [23]. Die Durchblutung im unmittelbaren Wundheilungsbereich bis ca. 0,5 cm vom Wundrand entfernt, ist durch fehlendes Fremdmaterial und bei richtiger Ringgröße relativ ungestört. Auch der Mehrfacheinsatz in einem Patienten bietet keine Probleme [38].

Klinische Ergebnisse mit unterschiedlichen Nahtverfahren im Vergleich

Ösophagogastrostomie

Zur Anastomosierung im intrathorakalen Bereich zwischen Magenschlauch und Ösophagus liegen nur wenige retrospektive Studien zum Vergleich von Handnaht und Staplernaht vor.

Wenn sie auch nicht in allen Bereichen vergleichbar sind, so zeigen sie doch eine geringere bzw. höchstens gleiche Insuffizienzrate für die Maschinenanastomose. Im Halsbereich kann die Anastomose ebenfalls sicherer mit dem Stapler durchgeführt werden, wenn auch die Anwendung hier schwierig sein kann (Tabelle 6).

Tabelle 6. Klinische Ergebnisse mit unterschiedlichen Nahtverfahren (Ösophagogastrostomie)

Studie	(Jahr)	n	Insuffizienz %	
Retrospektiv			Hand	Stapler
Hopkins	(1984)	32/60	3,1	1,6
Wong	(1987)	33/141	3,0	3,5
McManns	(1990)	122/99	17,2	7,1

Die *Ösophagojejunostomie* nach totaler Gastrektomie, mit der Staplernaht gefertigt, ist der Handanastomose in diesem Bereich überlegen.

Alle retrospektiven und die Multicenterstudie aus Norwegen zeigen eine höhere Insuffizienzrate für die Handnaht. Die Insuffizienzrate korreliert eng mit der Mortalität. Die prospektive Studie von Seufert zeigt aber auch, daß wenige in der Handnaht sehr erfahrene Operateure den Unterschied sehr wohl unter Studienbedingungen ausgleichen können. Andere Komplikationen wie Blutungen und Strikturen zeigen in den retrospektiven und in den prospektiven Studien keine signifikanten Unterschiede (Tabelle 7).

Tabelle 7. Klinische Ergebnisse mit unterschiedlichen Nahtverfahren (Ösophagojejunostomie)

Studie	(Jahr)	n	Insuffizienz %	
			Hand	Stapler
Retrospektiv				
Junginger	(1983)	31/ 31	29	12,5
Winter	(1985)	103/ 91	13,6	5,5
Haber	(1989)	145/ 94	13,8	7,4
TU-München	(1987)	259/117	14,2	3,4
Prospektiv				
Viste	(1987)	90/260	13,6	6,5
Seufert	(1990)	40/ 40	0	2,5

Die *kolorektalen Anastomosen* ergeben im Vergleich zwischen Handnaht und Staplernaht ähnliche Verhältnisse wie im oberen Gastrointestinaltrakt. In den retrospektiv durchgeführten Studien zeigt die überwiegende Zahl der Studien eine geringere Leckagerate für die Staplernaht. Die prospektiven Studien hierzu zeigen eine ausgeglichene Bilanz in den älteren Studien, während die neueren Studien einen Vorteil für die Stapleranastomosen zeigen. Die Erfahrenheit der Operateure im Umgang mit den Klammernahtgeräten spiegelt sich teilweise in den Ergebnissen der Studien wider (Tabelle 8).

Tabelle 8. Klinische Ergebnisse mit unterschiedlichen Nahtverfahren (kolorektale Anastomose)

Studie	(Jahr)	n	Insuffizienz %	
Retrospektiv			Hand	Stapler
Buchmann	(1980)	35	30,7	9,0
Denecke	(1984)	45	27	20
Cutait	(1986)	249	9,7	7,7
Steinhagen	(1985)	466	8,6	1,5
Tuson	(1990)	342	26,1	12,4
Prospektiv				
McGinn	(1985)	118	10	36,2
Everett	(1986)	94	16	15,9
Thiede	(1987)	60	8,7	0
Ritchie	(1991)	141	10,5	3

Die prospektiven Studien zur Mortalität zeigen keinen Unterschied bezüglich der Nahtverfahren und ebenfalls keine Korrelation mit der Häufigkeit von Insuffizienzen. Die Häufigkeit von Strikturen bei der kolorektalen Anastomose steht in sehr engem Verhältnis zum Auftreten von Insuffizienzen. In ca. 11% tritt die Striktur im Zusammenhang mit einer Insuffizienz auf, wobei Verläufe ohne Leckage nur in 1,8% der Fälle Strikturen aufweisen. Die extraperitonealen Anastomosen dürften aus diesem Grund häufiger zu Strikturen neigen. Lokalrezidive sind unabhängig vom Nahtverfahren bei Einhaltung der Radikalitätskriterien.

Die Studien zum Vergleich der *Kompressionsanastomosen* mit einem absorbierbaren Anastomosenring mit der Hand- und Klammernahtanastomose im Kolon zeigen eine vergleichbare Insuffizienzrate. Weitere Indikationen für diese Form der Anastomosierung stehen bevor (Tabelle 9).

Tabelle 9. Klinische Ergebnisse mit unterschiedlichen Nahtverfahren

Studie	(Jahr)	n	Insuffizienz %		
Multicenterstudien			Hand	Stapler	BAR
Cormann	(1989)	438	2,5	1,9	2,7
Cahill	(1989)	202	(8)	(6)	2
Bubrick	(1991)	782	3	4	3

Additive Maßnahmen zur Unterstützung der Anastomosenheilung

Die z.Z. anwendbaren Methoden zur zusätzlichen Sicherung der Anastomose können alle nicht überzeugen, ja bringen teilweise sogar deutliche Nachteile. Bei zusätzlicher Sicherung mit *Fibrinkleber* werden tierexperimentell schlechtere Ergebnisse in der frühen Phase der Wundheilung beschrieben [7, 13]. Abgelehnt werden muß der Einsatz von PGS-Netzen zur temporären Sicherung von Anastomosen durch nachgewiesene negative Beeinflussung der Wundheilung [18]. Zur intraluminären Schienung liegen nur tierexperimentelle Untersuchungen vor, die wegen erheblicher Komplikationen nicht überzeugen konnten [42].

Schlußfolgerung

Als Nahttechnik im Gastrointestinaltrakt bietet sich die serosubmuköse einreihige Naht mit einem monofilen absorbierbaren Faden der Stärke 4–0 an.

An den Lokalisationen Ösophagus und Rektum bietet die Klanmernahtanastomose mehr Sicherheit und bessere Praktikabilität.

Die Kompressionsanastomose zeigt in den bisherigen Studien vergleichbare Ergebnisse mit den beiden anderen Nahtverfahren in der Kolonchirurgie.

Additive Maßnahmen zur Anastomosensicherheit können z.Z. nicht empfohlen werden.

Zusammenfassung

Weiter- und Neuentwicklungen der Anastomosenverfahren geben Anlaß zur Neuorientierung bezüglich der Wahl und der Indikation der einzelnen Nahtverfahren im Gastrointestinaltrakt. Aufbauend auf den Prinzipien der Wundheilung werden die einzelnen Nahtverfahren sowohl experimentell als auch in klinischen Studien bewertet. Aufgrund dieser Ergebnisse können gezielte Indikationen der einzelnen Nahtverfahren aufgezeigt werden. Als Nahttechnik im Gastrointestinaltrakt bietet sich die serosubmuköse einreihige Naht mit einem monofilen absorbierbaren Faden der Stärke 4–0 an. An den Lokalisationen Ösophagus und Rektum bietet die Klammernahtanastomose mehr Sicherheit und bessere Praktikabilität als die Handnahtverfahren. Die Kompressionsanastomosen zeigen in den bisherigen Studien vergleichbare Ergebnisse mit den beiden anderen Nahtverfahren in der Kolonchirurgie. Additive Maßnahmen haben für die zusätzliche Sicherung der Anastomose nur eine geringe Bedeutung.

Literatur

1. Daly JM, Vars HM, Dudrick SJ (1972) Effects of protein depletion on strength of colonic anastomoses. Surg Gynecol Obstet 134: 15–21
2. Everett NG (1975) A comparison of one layer and two layer techniques for colorectal anastomosis. Br J Surg 62: 135–140
3. Getzen LC, Roe RD, Holloway CK (1966) Comparative study if intestinal anastomotic healing in inverted and everted closures. Surg Gynecol Obstet 123: 1219–1227
4. Gilmour DG, Aitkenhead AR, Hothersall AP et al. (1980) The effect of hypovolaemia on colonic blood flow in the dog. Br J Surg 67: 82–84
5. Goligher JC, Irvin TT (1973) Aetiology of disruption of intestinal anastomoses. Br J Surg 60: 461–464

6. Goligher JC, Lee P, Simphkins K, Lintott D (1977) A controlled comparison of one- and two-layer techniques for high and low colorectal anastomoses. Br J Surg 64: 609–612
7. Haukipuro KA, Hulkko OA, Alavaikko MJ, Laitinen ST (1988) Sutureless colon anastomosis with fibrin glue in the rat. Dis Colon Rectum 31/8: 601–604
8. Hawley PR, Faulk WP, Hunt TK, Dunphy JE (1970) Collagenase activity in the gastro-intestinal tract. Br J Surg 57: 896–900
9. Herzog B (1974) Die Darmnaht. Eine tierexperimentelle Studie und Erfahrung mit einer eigenen Nahttechnik. Huber, Bern Stuttgart Wien (Akt Probl Chirurgie 20)
10. Hesterberg R, Schmidt WU, Müller F, Röher HD (1990) Anastomosenheilung und Komplikationen bei Darmresektion wegen Morbus Crohn. Vergleich zwischen perforierender und nichtperforierender Erkrankung. In: Eigler FW, Gross E, Vogt E (Hrsg) Die Anastomose am Gastrointestinaltrakt, 1. Aufl. TM-Verlag, Hameln, S 135–137
11. Irvin TT, Goligher JC (1973) Aetiology of disruption of intestinal anastomoses. Br J Surg 60: 461–464
12. Irvin TT (1978) Effects of malnutrition and hyperalimentation on wound healing. Surg Gynecol Obstet 146: 33–37
13. Jansson OK, Zilling ThL, Walther BS (1991) Healing of colonic anastomoses. Comparative experimental study of glued, manually sutured, and stapled anastomoses. Dis Colon Rectum 34/7: 557–562
14. Kapadia CR, Mann JB, McGeehan D et al. (1983) Behaviour of synthetic absorbable sutures with and without synergistic enteric infection. Eur Surg Res 15: 67–72
15. Katz S, Izhar M, Mirelman D (1981) Bacterial adherence to surgical sutures. A possible factor in suture induced infection. Ann Surg 194: 35–41
16. Kerscher P, Wünsch HP, Steidl H (1979) Naht der Submukosa bei der Dickdarmanastomose. Chirurg 50: 770–774
17. Kerscher P, Wünsch HP, Lehmann L, Eich J (1982) Ist die alleinige Naht der Submukosa eine Alternative zu den bisherigen Nahttechniken? In: Thiede A, Hamelmann H (Hrsg) Moderne Nahtmaterialien und Nahttechniken in der Chirurgie, 1. Aufl. Springer, Berlin Heidelberg New York, S 135–144
18. Kreischer HP, Henne-Bruns D, Schmiegelow P, Kremer B (1990) Sicherung von Kolonanastomosen durch Umhüllung mit einem Polyglykolsäure-Filament-Netz. Langenbecks Arch Chir 375: 200–204
19. Lange R, Lütgens S (1990) Komplikationen der Anastomosenheilung nach Resektion wegen Morbus Crohn – eine retrospektive Studie. In: Eigler FW, Gross E, Vogt E (Hrsg) Die Anastomose am Gastrointestinaltrakt, 1. Aufl. TM-Verlag, Hameln, S 145–147
20. Leder LD (1982) Wundheilung und Fremdkörperreaktion. In: Thiede A, Hamelmann H (Hrsg) Moderne Nahtmaterialien und Nahttechniken in der Chirurgie, 1. Aufl. Springer, Berlin Heidelberg New York, S 226–228
21. Lünstedt B (1988) Experimentelle Untersuchungen zur Wundheilung der Kolonanastomose unter besonderer Berücksichtigung der Nahtmaterialien und des gewebebeständigen Kollagenstoffwechsels. Habilitationsschrift, Universität Kiel
22. Lünstedt B, Thiede A (1983) Polydioxanon (PDS) – ein neues monofiles, synethetisches, absorbierbares Nahtmaterial. Chirurg 54: 103–107
23. Lünstedt B, Debus S (in press) The healing process of BAR anastomoses: An experimental study in pigs. 1st European Workshop on Compression anastomoses by BAR. Springer, Berlin Heidelberg New York Tokyo
24. McAdams A, Meikle A, Taylor J (1970) One layer or two layer colonic anastomoses? Am J Surg 120: 546–549
25. Nayman J, McDermott FT, Gurr FW (1969) Wound dehiscencs in acute renal failure. Med J Aust 1: 799–803
26. Nöthiger F (1982) Vergleichende Untersuchungen zur Wertigkeit des Nahtmaterials bei der Dickdarmanastomose. In: Thiede A, Hamelmann H (Hrsg) Moderne Nahtmaterialien und Nahttechniken in der Chirurgie, 1. Aufl. Springer, Berlin Heidelberg New York, S 122–127
27. Orr N (1969) A single layer intestinal anastomosis. Br J Surg 56: 771–773

28. Otten G, Heymann H, Menne HJ, Birkenfeld U (1981) Zur Nahttechnik in der Chirurgie des Rektums. Med Welt 32: 1839–1843
29. Polglase AL, Hughes ES, McDermott FT, Pihl E, Burke FR (1981) A comparison of end-to-end staple and suture colorectal anastomosis in the dog. Surg Gynecol Obstet 152: 792–796
30. Post St, Ditfurth B v, Betzler M, Herfarth Chr (1990) Komplikationen von intestinalen Anastomosen bei Morbus Crohn. In: Eigler FW, Gross E, Vogt E (Hrsg) Die Anastomose am Gastrointestinaltrakt, 1. Aufl. TM-Verlag, Hameln, S 139–143
31. Preshaw RM, Attisha RP, Hollingworth WJ et al. (1979) Randomized sequential trial of parenteral nutrition in healing of colonic anastomoses in man. Can J Surg 22: 437–439
32. Raab M, Junginger T, Schücken H, Pichlmaier H (1980) Auswirkungen verschiedener Nahtmaterialien und Nahttechniken auf die Belastbarkeit von Gastrotomien. Therapiewoche 30: 1705–1708
33. Ravitch MM, Cannlis F, Weinshelnaum A et al. (1967) Studies in intestinal healing: III. Observations on everting intestinal anastomoses. Ann Surg 166: 670–680
34. Salm R, Wullich B (1990) Anastomosenheilung unter perioperativer Zytostatika-Gabe. Tierexperimentelle Untersuchungen an Wistar-Ratten. In: Eigler FW, Gross E, Vogt E (Hrsg) Die Anastomose am Gastrointestinaltrakt, 1. Aufl. TM-Verlag, Hameln, S 73–76
35. Scheele J, Hesemann B, Pesch HJ (1978) Kolonanastomosen im Tierexperiment. Mechanische und morphologische Befunde. Z Exp Chir 11: 110–120
36. Schrock TR, Deveney CW, Dunphy JE (1973) Factors contributing to leakage of colonic anastomoses. Ann Surg 177: 513–518
37. Thiede A, Jostarndt L, Lünstedt B, Sonntag HG (1980) Kontrollierte experimentelle histologische und mikrobiologische Untersuchungen zur Hemmwirkung von Polyglykolsäurefäden bei Infektionen. Chirurg 51: 35–38
38. Thiede A, Schubert G, Klima J, Schmidt L (1991) Enterale Anastomosen mit dem biofragmentierbaren Valtrac-Ring. Chirurg 62: 819–824
39. Waninger J, Kauffmann GW, Shah IA, Farthmann EH (1992) Influence of the distance between interrupted sutures and the tension of sutures on the healing of experimental colonic anastomoses. Am J Surg 163: 319–323
40. Waninger J, Buchmeister C (1982) Der Einfluß der Nahtspannung auf die Wundfestigkeit der Dickdarmanastomose. In: Thiede A, Hamelmann H (Hrsg) Moderne Nahtmaterialien und Nahttechniken in der Chirurgie, 1. Aufl. Springer, Berlin Heidelberg New York, S 128–134
41. Wilker D, Sklarek J, Waldner H, Posel P (1988) Nahtfreie Anastomosen an der Ratte, am Kaninchen und am Schwein. Langenbecks Arch Chir 373: 91–96
42. Winkeltau G, Treutner K-H, Bertram P, Lerch MM, Schumpelick V (1989) Die intraluminäre Schienung problematischer intestinaler Anastomosen mit Biomaterialrohren. Langenbecks Arch Chir 374: 32–38
43. Zederfeldt B, Jiborn H, Blomquist P (1982) Effects of different suture techniques on healing of experimental colonic anastomoses. In: Thiede A, Hamelmann H (Hrsg) Moderne Nahtmaterialien und Nahttechniken in der Chirurgie, 1. Aufl. Springer, Berlin Heidelberg New York, S 110–121

Bakterien – ein zentraler Faktor in der Pathogenese der Nahtinsuffizienz nach Gastrektomie in der Ratte

H. M. Schardey, T. Kamps, H. G. Rau, S. Gatermann, G. Baretton und F. W. Schildberg

Einleitung

Die Anastomoseninsuffizienz ist eine der Hauptursachen für Morbidität und Mortalität nach Gastrektomie. Die Pathogenese der ösophagointestinalen Anastomoseninsuffizienz ist nur unvollständig erforscht. Die immer technisch bedingte eingeschränkte Blutzufuhr und lokale mikrozirkulatorische Störungen, die zu Nekrosen führen [10] sowie Fremdkörperreaktionen [5, 6] sind anerkannte Ursachen der Anastomoseninsuffizienz seit mehr als 100 Jahren. Die Anastomoseninsuffizienz ist jedoch eine septische Erkrankung und exogene sowie endogene potentiell pathogene Mikroorganismen, die den Verdauungstrakt besiedeln, spielen möglicherweise zusätzlich zu den Mikrozirkulationsstörungen in der Pathogenese eine ursächliche Rolle.

Das Operationstrauma erhöht die Empfänglichkeit für die oropharyngeale Besiedlung mit gramnegativen Erregern [18]. Dies kann die Mikroflora im Bereich der Anastomose verändern. Obwohl Störungen der Mikrozirkulation die wahrscheinliche Ursache für Nekrosen sind [10], kann die Nekrose in Gegenwart von Bakterien zum Nährboden für eine lokale Infektion werden. Der Schweregrad der lokalen Infektionen in der Nahtlinie könnte das Ausmaß der Nekrose bestimmen und die Entstehung der Anastomoseninsuffizienz beeinflussen. Diese Überlegung veranlaßte uns, den Einfluß der bakteriellen Besiedlung auf die Entstehung der Anastomoseninsuffizienz zu untersuchen. Durch lokale Anwendung nicht-resorbierbarer Antibiotika [13, 15] kann die Mikroflora von Oropharynx und oberem Gastrointestinaltrakt manipuliert werden. Wir haben deshalb eine vorsätzliche Besiedlung, lokale Dekontamination unter Einsatz von Tobramycin, Polymyxin und Vancomycin und auch gnotobiotische Versuchstiere eingesetzt, um die folgende Hypothese experimentell zu untersuchen:

a) Die Anastomoseninsuffizienz entsteht durch bakterielle Infektion.
b) Die Anastomoseninsuffizienz kann durch die Prävention einer bakteriellen Besiedlung oder im keimfreien Milieu verhindert werden.

Material und Methoden

Teil A: Männliche Wistar-Ratten mit einem Gewicht von 300–400 g wurden unter sterilen Bedingungen in Pentobarbitalnarkose (50 mg/kg KG) gastrektomiert. Die Wistar-Ratten wurden 3 Gruppen zugeordnet: Gruppe I (n=20) wurde am 1. postoperativen Tag mit 109 Pseudomonas aeruginosa per os inokuliert. Gruppe II (n=20) diente als Kontrolle. Gruppe III (n=17) wurde vom 7. präoperativen Tag bis zum 10. postoperativen Tag mit Tobramycin, Polymyxin B und Vancomycin/l verabreichter Flüssigkeit dekontaminiert. Abstriche von Oropharynx und Rektum wurden täglich untersucht.

Teil B: 29 gnotobiotische (keimfreie) Han: WIST-Ratten in Typ-3-Makrolonkäfigen mit Standardkunststoffisolatoren nach Trexler, wurden an der reinen Werkbank gastrektomiert. Rachenabstriche und Kotproben wurden an den Tagen 0, 4, 7, 9 und 10 untersucht.

Bei allen Tieren wurde eine terminoterminale Ösophagoduodenostomie mit 6/0 PDS in transmuraler fortlaufender Technik angelegt. Postoperativ erhielten die Tiere 15 ml Ringer-Lactat s.c., 6 h präoperativ wurde den Tieren feste Nahrung entzogen. Postoperativ wurden die Tiere wie folgt ernährt: 1. postoperativer Tag Glukoselösung 20%ig, 2. bis 5. postoperativer Tag Sondenkost (Nutricomp), 5. bis 10. postoperativer Tag pelletierte Fertignahrung (Altromin). Trinkwasser wurde kontinuierlich zur Verfügung gestellt.

Am 10. postoperativen Tag wurden die Tiere in CO_2-Narkose durch intrakardiale Blutentnahme getötet und anschließend untersucht. Vorzeitig verendete Tiere wurden sofort untersucht.

Die mechanische Belastbarkeit der Anastomose wurde in situ mit dem hydrostatischen Berstungsdruck erfaßt und dokumentiert (Statham ID23, Hellige-Druckmonitor und -Schreiber).

Abstriche wurden täglich rektal und oral entnommen und sofort zur Bebrütung auf McConkey-und Blutagarplatten ausgestrichen. Die weitere Materialverarbeitung erfolgte nach den Empfehlungen der Deutschen Gesellschaft für Hygiene und Mikrobiologie [3]. Die Restistenzbestimmungen wurde mit dem Agardiffusionstest nach DIN durchgeführt.

Das Präparat und die Lungen wurden makroskopisch beurteilt, danach entnommen, photographiert und einer histologischen Untersuchung zugeführt.

Die Dekontaminationsgruppe (n=17) wurde vom 7. präoperativen bis 10. postoperativen Tag durch Beimischung von Tobramycin (320 mg), Polymyxin B (400 mg) und Vancomycin (500 mg)/l Trinkwasser, Glukoselösung und Sondenkost dekontaminiert. Die Tiere wurden täglich in sterile Einzelkäfige umgesetzt. Vom 6. auf den 7. postoperativen Tag wurden die Tiere nach Injektion von 15 ml Ringer-Lactat s.c. für 24 h unter Karenz von Nahrung und Trinkwasser in Stoffwechselkäfigen gehalten. Der gesammelte Urin wurde auf antimikrobielle Stoffe hin untersucht. Das durch intrakardiale Punktion gewonnene Blut wurde zur Bestimmung der Antibiotikaspiegel verwendet.

Definition

Die Anastomoseninsuffizienz ist ein histologisch nachgewiesener Defekt der Nahtlinie mit vitaler inflammatorischer Reaktion, z.B. Exsudation von Fibrin und Leukozyten.

Ergebnisse

Besiedlungsraten

Im postoperativen Zeitraum kam es in allen Gruppen zu dynamischen Veränderungen der Mikroflora im Oropharynx (Abb. 1 und 2). In den Gruppen I und II konnte eine Zunahme von gramnegativen und ein vorübergehender Abfall der grampositiven Erreger beobachtet werden. Die Besiedlungsraten der dekontaminierten Tiere lagen deutlich unter jenen der Gruppen I und II. Bei den gnotobiotischen Tieren kam es am 4. postoperativen Tag zu einer Kontamination mit Staphylococcus epidermidis. Der Keim breitete sich bis zum Ende der Beobachtungszeit in einem Isolator aus.

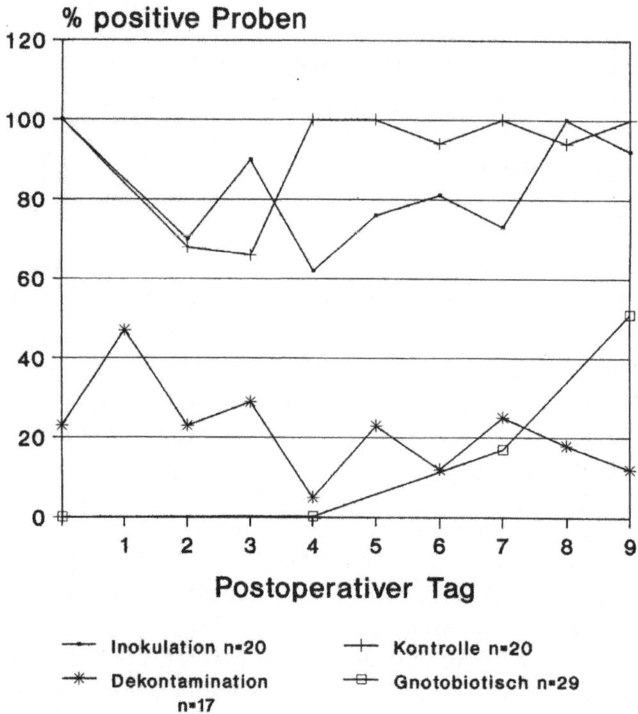

Abb. 1. Oropharyngeale Besiedlung mit grampositiven Keimen

Das nachgewiesene Bakterienspektrum im Oropharynx war in allen Gruppen ähnlich (Tabelle 1). Eine Ausnahme bildete Pseudomonas aeruginosa in Gruppe I, die damit inokultiert worden war. Die Dekontamination veränderte die Zusammensetzung der oropharyngealen Mikroflora verbunden mit einer deutlichen Abnahme der Keimzahlen.

Abb. 2. Oropharyngeale Besiedlung mit gramnegativen Keimen

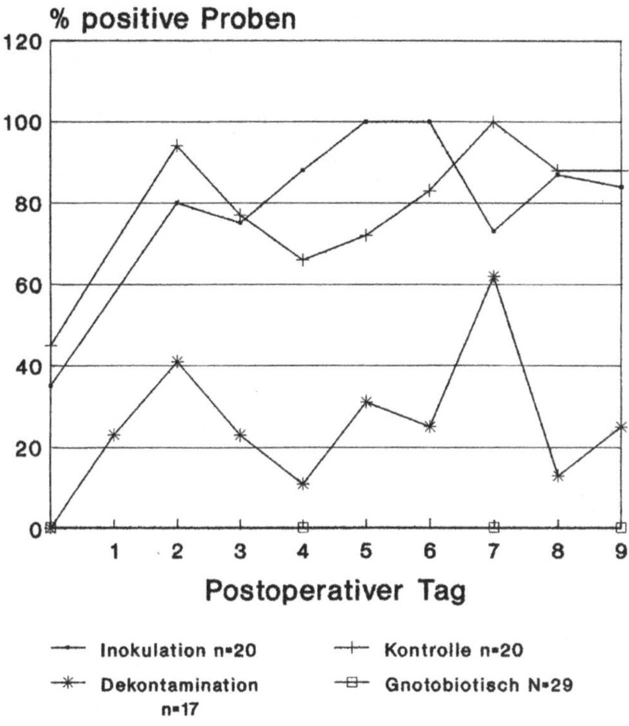

Tabelle 1. Qualitative Analyse

Keim	Orale Abstriche			Rektale Abstriche	
	Inokul. (n=130)	Kontr. (n=165)	Deko. (n=166)	Kontr. (n=165)	Deko. (n=166)
Escherichia coli	33,8%	56,3%	9,0%	95,1%	4,7%
Proteus sp.	33,0%	29,6%	16,3%	53,0%	35,8%
Pasteurella multocida	23,8%	39,6%	4,8%	–	–
Klebsiella sp.	3,0%	4,2%	0,6%	0,6%	1,3%
Pseudomonas aeruginosa	37,6%	–	–	–	–
Flavobacterium odoratum	–	0,6%	–	–	–
Streptococcus sp.	74,8%	87,8%	13,3%	7,5%	29,0%
Staphylococcus sp.	13,0%	53,9%	5,4%	0,6%	8,1%
S. aureus	0,8%	1,3%	4,2%	–	0,6%
Corynebacterium sp.	0,8%	–	0,6%	–	0,6%

Semiquantitative Analyse

In Gruppe I und II war der Prozentsatz der oralen Abstriche mit mäßigem (++) oder massivem (+++) bakteriellem Wachstum deutlich höher als in der dekontaminierten Gruppe (Tabelle 2).

Tabelle 2. Semiquantitative Analyse oraler und rektaler Abstriche

	Abstriche	Orale gramnegative Keime			
		–	+	++	+++
Inokulation	130	27,3%	31,2%	31,2%	10,5%
Kontrolle	165	20,6%	42,4%	21,8%	14,5%
Dekontamination	166	71,6%	20,4%	4,8%	2,4%
		Orale grampositive Keime			
		–	+	++	+++
Inokulation	130	16,1%	32,2%	36,9%	13,1%
Kontrolle	165	7,7%	16,9%	29,0%	45,4%
Dekontamination	166	77,1%	17,4%	3,6%	1,2%
		Rektale gramnegative Keime			
		–	+	++	+++
Kontrolle	165	0,6%	–	8,3%	91,0%
Dekontamination	166	58,7%	13,7%	14,8%	12,8%
		Rektale grampositive Keime			
		–	+	++	+++
Kontrolle	165	93,1%	0,7%	4,8%	1,3%
Dekontamination	166	66,2%	29,6%	8,7%	5,4%

– kein bakterielles Wachstum
\+ vereinzeltes bakterielles Wachstum
++ mäßiges bakterielles Wachstum
+++ massives bakterielles Wachstum

Einfluß der Dekontamination auf die rektale Flora

Das rektale Besiedlungsmuster zeigte deutliche Unterschiede zwischen der dekontaminierten Gruppe und der Kontrolle. Bei semiquantitativer und qualitativer Betrachtung fand sich eine Abnahme gramnegativer und eine Zunahme grampositiver Erreger (Tabelle 1 und 2).

Resistenzentwicklung

Eine Resistenzentwicklung nach 18 Tagen Dekontamination konnte nicht beobachtet werden.

Berstungsdruck

Der mittlere Berstungsdruck von Anastomosen dekontaminierter Tiere war mit 247+/–81 mm Hg am höchsten, gefolgt durch die Kontrollgruppe mit 178+/–141 mmHg und Gruppe-I-Tieren mit 99+/–97 mm Hg. Lediglich die Werte der Gruppe-I-Tiere unterschieden sich signifikant von den anderen beiden Gruppen (p=0,0075, Kruskal-Wallis-Test).

Anastomoseninsuffizienz

80% der Kontrolltiere zeigten histologisch eine Anastomoseninsuffizienz. Diese wurde nur bei einem Tier (6%) der Dekontaminationsgruppe beobachtet. Diese Reduktion der Insuffizienzrate war statistisch hochsignifikant (p<0,001 Fisher-Test). Inokulation mit Pseudomonas aeruginosa in Gruppe I führte zu einer Insuffizienzrate von 95%, so daß nur 1 Tier mit intakter Anastomose verblieb (Tabelle 3).

Tabelle 3. Komplikationen

	Inokulation n=20	Kontrolle n=20	Dekontamination n=17	Gnotobiotisch n=29
Insuffizienz	95%	80%	6%[a]	24%[a]
Peritonitis	30%	10%	–	–
Abszeß	10%	30%	–	–
Adhäsionen	80%	50%	6%	24%
Pneumonie	30%	15%	–	3%
Letalität	30%	10%	–	3%[b]

[a] Signifikanter Unterschied p<0,001 (Fisher-Test).
[b] Am 7. Tag getötet.

Die einzige Insuffizienz in der dekontaminierten Gruppe entstand durch einen transmuralen Abszeß. Bei den gnotobiotischen Tieren kam es in 24% zur Ausbildung transmuraler Abszesse. Eine freie Perforation mit Peritonitis wurde in diesen beiden Gruppen nicht beobachtet. In der Kontrollgruppe kam es 2mal (10%) zu einer Insuffizienz mit Peritonitis; beide Tiere starben innerhalb der ersten 48 h. Die übrigen 13 Tiere mit Insuffizienzen wiesen transmurale Abszesse auf. Die Abszeßmembranen waren durch dickes Granulationsgewebe mit bindegewebiger Reaktion gekennzeichnet. In der mit Pseudomonas inokulierten Gruppe I starben 5 Tiere (25%) durch Nahtinsuffizienzen mit freier Perforation und Peritonitis; 1 Tier starb durch die sekundäre Ruptur eines sehr großen transmuralen Abszesses mit nachfolgender Peritonitis am 8. Tag. 1 Tier hatte einen großen transmuralen Abszeß, bedeckt durch Granulationsgewebe mit bindegewebiger Reaktion, und die 12 übrigen Tiere der Gruppe (60%) entwickelten ausgedehnte Fisteln in die Leber.

Bei den histologischen Untersuchungen waren alle insuffizienten Anastomosen mit Eiter bedeckt. Mit 2 Ausnahmen wiesen die Präparate aller Gruppen eine bakterielle Besiedlung der Anastomosen auf. Diese stammten von Kontrolltieren; eine war insuffizient und mit Eiter bedeckt, die andere primär verheilt.

Weitere Komplikationen

Auch andere Komplikationen, wie Peritonitis, anastomosenferne Abszesse, Adhäsionen, Pneumonien und Letalität waren deutlich niedriger unter Dekontamination (Tabelle 3).

Systemische Antibiotikakonzentrationen

Therapeutisch wirksame Antibiotikaspiegel konnten in keiner der Blutproben der dekontaminierten Tiere nachgewiesen werden. Akkumulation im Urin führte zu hohen Vancomycinspiegeln bei 2 Tieren und 50% der Tiere wiesen therapeutisch wirksame Tobramycinspiegel auf. Die erhöhte Antibiotikakonzentration im Urin korrelierte nicht mit postoperativen Komplikationen in Gruppe-III-Tieren.

Diskussion

Besiedlungsraten

Der Schlüssel zu dem eingangs angenommenen Pathomechanismus der infektionsbedingten Anastomoseninsuffizienz ist die Empfänglichkeit des Oropharynx für eine Besiedlung mit pathogenen Bakterien im unmittelbar postoperativen Zeitraum. Eine Zunahme der Besiedlungsrate mit gramnegativen Erregern wurde in gastrektomierten Ratten der Kontrollgruppe beobachtet. Diese spontane gramnegative Besiedlungsrate unterschied sich nicht von Gruppe-I-Tieren, die künstlich mit Pseudomonas aeruginosa oral inokuliert worden waren. Diese Beobachtung wurde bereits früher bei Ratten nach Operationstrauma beobachtet [18]. Postoperative Veränderungen in der Zusammensetzung der oropharyngealen Mikroflora treten im Zusammenhang mit einer Abnahme des Zelloberflächenfibronektins auf, die möglicherweise Folge einer Zunahme der proteolytischen Aktivität oropharyngealer Sekrete ist [8, 12].

Obwohl wir im postoperativen Zeitraum keinen direkten Zugang zur Anastomose hatten, nehmen wir aufgrund der unmittelbaren Nähe der Anastomose zum Oropharynx an, daß es hier zu einer Zunahme der Besiedlung mit pathogenen gramnegativen Keimen bei den Gruppen I und II kam.

Die Dekontamination bei Gruppe-III-Tieren führte zu einer deutlichen Reduktion der Gesamtkeimzahlen im grampositiven und gramnegativen Bereich (Abb. 1 und 2, Tabelle 1 und 2). Es war nicht nur die Häufigkeit positiver Proben reduziert, sondern auch die Anzahl der Keime pro Abstrich.

Der verabreichte Antibiotikacocktail unterscheidet sich von den selektiven Dekontaminationsschemata klinischer Studien [13, 15]. Das Amphotericin B wurde durch Vancomycin ersetzt. Beide Schemata unterscheiden sich von der Darmsterilisation [1, 11]. Ratten akquirieren i.a. keine Pilzinfektionen, eine Beobachtung, die wir auch während unserer Vorstudie machten. Es war deshalb unnötig, eine Besiedlung durch Pilze zu verhindern. Das Eindringen von grampositiven Kokken, besonders von Staphylococcus aureus in vorbestehende Nekrosen war jedoch als wahrscheinlich anzunehmen, und wir legten Wert darauf, eine Besiedlung mit diesen Bakterien zu verhindern. Außerdem bestand die Möglichkeit von Mischinfektionen durch anaerobe und aerobe Bakterien mit dem Potential, Abszesse zu bilden, wie von Onderdonk beschrieben wurde. Wir fügten Vancomycin hinzu, um grampositive Keime zu eliminieren. Wir waren uns darüber im klaren, daß durch die Beimischung von Vancomycin die Kolonisationsabwehr der gastrointestinalen Mikroflora [17] möglicherweise beeinträchtigt wird. Wir konnten jedoch keine Nachteile feststellen.

Die Dekontamination zeigte eine unterschiedliche Wirksamkeit gegenüber den einzelnen Stämmen (Tabelle 1). Unter den gramnegativen Bakterien war die Eliminierung von Proteus am wenigsten effektiv, möglicherweise wegen einer primären Resistenz dieser Spezies gegen Polymyxin. Der tobramycin- und polymyxinsensible Escherichia coli dagegen wurde fast vollständig eliminiert.

Wie bereits in klinischen Studien beobachtet wurde [13], kam es auch rektal zu einer Abnahme von gramnegativen Erregern. Die rektale Zunahme von grampositiven Erregern war ein erwarteter Therapieeffekt der Dekontamination. Aufgrund der nachgewiesenen oralen und rektalen Keimreduktion durch die Dekontamination kann angenommen werden, daß die dazwischenliegende Anastomose ebenfalls effektiv dekontaminiert worden war.

Die gnotobiotischen Tiere waren bis auf eine Verunreinigung mit dem apathogenen Staphylococcus epidermidis, der sich in Abwesenheit konkurrierender Bakterienstämme rasch ausbreitete, in der entscheidenden Phase der Wundheilung, d.h. während der ersten 4–5 Tage keimfrei. Wir messen deshalb dieser Verunreinigung keine Bedeutung bei. Innerhalb der gnotobiotischen Tiere fand sich auch kein Unterschied zwischen mit Staphylococcus epidermidis besiedelten und wirklich keimfreien Tieren.

Anastomoseninsuffizienz

Die Diagnose der Anastomoseninsuffizienz basiert auf dem histologisch nachgewiesenen transmuralen Defekt der Nahtlinie. Anastomoseninsuffizienzen ohne Infektionen wurden nicht beobachtet, da Eiter und Bakterien auf fast allen Anastomosen gefunden wurden. Die Inzidenz der Anastomoseninsuffizienz veränderte sich in Abhängigkeit von den oropharyngealen bakteriellen Besiedlungsraten. Eine Reduktion der Keimzahlen (Tabelle 1 und 2, Abb. 1) führte zu einer signifikanten Senkung der Insuffizienzrate ($p<0,001$) von 80% in Gruppe II auf 6% in Gruppe III. Obwohl die Insuffizienzrate gnotobiotischer Tiere (sicher aufgrund der wesentlich höheren technischen Anforderungen bei der Operation an der Reinen Werkbank) mit 24% höher war als die der dekontaminierten Tiere, war der Unterschied zwischen den Gruppen statistisch nicht signifikant. Der Unterschied zur Kontrollgruppe war jedoch ebenfalls hochsignifikant ($p<0,001$). Die Inokulation mit Pseudomonas in Gruppe I steigerte die Insuffizienzrate. Obwohl hier semiquantitativ (Tabelle 2) keine Zunahme gramnegativer Bakterien nachgewiesen werden konnte, zeigte die qualitative Analyse ein anderes Keimspektrum (Tabelle 1). Unter Dekontamination wurden weder intraabdominelle Abszesse noch Peritonitis beobachtet, und zusammen mit einer sehr niedrigen Rate septischer Komplikationen fand sich keine Letalität in Gruppe III.

Die Messungen des Berstungsdrucks waren in der späten Phase der Wundheilung ein schlechter Parameter. Es konnte jedoch gezeigt werden, daß die Wundheilung unter Dekontamination zu stabilen Anastomosen führte.

Unseres Wissens gibt es keine klinischen Prüfungen, die zeigen, daß Antibiotika eine signifikante Reduktion der Anastomoseninsuffizienzrate bewirken. Studien mit i.v.-Antibiotikagaben untersuchten meistens allgemeine septische Komplikationen und Wundheilungen [2]. Die Unfähigkeit, Nekrosen zu penetrieren, könnte eine der Ursachen sein, warum i.v applizierte Antibiotika Anastomoseninsuffizienzen nicht verhindern können. Selektive Dekontamination hat in der Prävention der Anastomoseninsuffizienz bei Patienten nach Ösophagusresektion ebenfalls versagt [14]. In dieser kontrolliert-klinischen Studie war die Untersuchung chirurgischer Komplikationen kein Zielkriterium. Diese waren in beiden Gruppen gleich verteilt. Die Ursache für den fehlenden Einfluß auf die Anastomoseninsuffizienzrate könnte damit begründet sein, daß bei einigen Patienten, die Antibiotika wegen Verabreichung über die Magensonde oder eine Katheterjejunostomie nicht in Kontakt mit der Anastomose kamen.

Außerdem wurde keine lokale Medikation verabreicht, um eine Besiedlung mit grampositiven Bakterien zu verhindern. Diese machte 85% der Infektionen in der dekontaminierten Gruppe aus bei einer Gesamtinfektionsrate von 32%. Wir möchten betonen, daß in unserer Studie die Besiedlung mit grampositiven Erregern durch die orale Vancomycingabe reduziert wurde und daß die Antibiotika in direktem Kontakt zur Anastomose kamen, um das Eindringen von Bakterien in Nekrosen zu verhindern.

Auch wenn technische Fehler nach wie vor die Hauptursache für die Entstehung von Nahtinsuffizienzen bleiben, möchten wir abschließend festhalten, daß Bakterien tatsächlich eine wichtige Rolle in der Pathogenese der Anastomoseninsuffizienz spielen. Denn es kann angenommen werden, daß technisch bedingte Nekrosen in Gegenwart von Bakterien die Infektion der Anastomose an dieser Stelle fördern. Um herauszufinden, ob diese experimentellen Ergebnisse auch klinische Bedeutung haben, führen wir im Anschluß an eine Pilotstudie mit 40 Patienten jetzt eine prospektiv doppelblind randomisierte Multicenterstudie mit gastrektomierten Patienten durch.

Literatur

1. Altemeier WA, Culbertson WR, Hummel RP (1968) Surgical considerations of endogenous infectious sources, types and methods of control. Surg Clin North Am 48: 227
2. Baum ML, Anish DS, Chalmers TC, Sackjs HS, Smith H Jr, Fagerstrom RM (1981) A survey of clinical trials of antibiotic prophylaxis in colon surgery: evidence against further use of no-treatment controls. N Engl J Med 305: 795–799
3. Burkhardt F (Hrsg) (1985) Verfahrensrichtlinien für mikrobiologische Diagnostik. Fischer, Stuttgart
4. Feeley TW, Du Moulin GC, Hedley-Whyte J, Bushnell LS, Gilbert JP, Finegold DS (1975) Aerosol polymyxin and pneumonia in seriously ill patients. N Engl J Med 293: 471–475
5. Gross E, Eigler FW (1989) Die nahtlose Kompressionsanastomose am distalen Kolon und Rektum. Chirurg 60: 589–593
6. Halsted WS (1887) Circular suture of the intestine: An experimental study. Am J Med Sci 94: 436
7. Higuchi JH, Johanson WG Jr (1980) The relationship between adherence of Pseudomonas aeroginosa to upper respiratory cells in vitro and susceptibility to colonization in vivo. J Lab Clin Med 95: 698–705
8. Johanson WG Jr (1984) Prevention of respiratory tract infection. Am J Med 5A: 69–77
9. Onderdonk AB, Bartlett JG, Louie T, Sullivan-Seigler N, Gorbach SL (1976) Microbial synergy in intra-abdominal abscess. Infect Immun 13: 22–26
10. Schäfer K, Loeweneck H, Stanka H, Ernst R, Zumtobel V (1990) Mikrozirkulationsstörungen bei Kolonanastomosen und ihre Bedeutung für die Pathogenese der Nahtinsuffizienz. Langenbecks Arch Chir 375: 24–32

11. Schimpff SC (1980) Infection prevention during profound granulocytopenia. Ann Intern Med 93: 358–360
12. Simpson WA, Beachey EH (1983) Adherence of Group A streptococci to fibronectin on oral epithelial cells. Infect Immun 39: 275–279
13. Stoutenbeek CP, van Seane HKF, Miranda DR, Zandstra DF (1984) The effect of selective decontamination of the digestive tract on colonisation and infection rate in multiple trauma patients. Intensive Care Med 10: 185–192
14. Tetteroo GWM, Wagenvoort JHT, Castlein A, Tilanus HW, Ince C, Bruining HA (1990) Selective decontamination to reduce gramnegative colonisation and infection after oesophageal resection. Lancet 335: 704–707
15. Unertl K, Ruckdeschel G, Selbman HK, Jensen U, Forst H, Zenhart FP, Peter K (1987) Prevention of colonization and respiratory infections in long-term ventilated patients by local antimicrobial prophylaxis. Intensive Care Med 13: 106–113
16. National Committee of Clinical Laboratory Standards (NCCLS) (1984) User evaluation of precision performance of clinical chemistry devices. 4: N 8
17. Waaij van der D, Berghuis de Vries JM, Lekkerkerk van der Wees JEC (1969) Colonisation resistance of the digestive tract in conventional and antibiotic treated mice. J Hyg (Camb) 405: 71–75
18. Woods DE, Straus DC, Johanson WG Jr, Bass JA (1981) Role of salivary protease activity in adherence of gramnegative bacilli to mammalian buccal epithelial cells in vivo. J Clin Invest 68: 1435–1440

Handnaht, Klammernaht und Kompressionsanastomose – eine kontrollierte, vergleichende Untersuchung von 3 Anastomoseverfahren am Kolon des Schweines

E. S. Debus, B. Lünstedt, D. Geiger, U. Schultz und A. Thiede

Einleitung

Die Komplikationsrate in der Dickdarmchirurgie ist auch heute noch hoch. Sie schwankt literaturabhängig und erreicht Werte bis zu 30%. Diese Tatsache hat zu vielen Anstrengungen geführt, die postoperative Komplikationsrate zu senken. So wurde in den 80er Jahren mit dem Valtrac-Ring ein neues Verfahren in die Viszeralchirurgie eingeführt, dessen Funktion auf einem neuartigen Prinzip beruht: Durch Kompression des Valtrac-Ringes, über dessen Halbringe das proximale und das distale Anastomosenende gestülpt sind, rastet ein Arretierungsmechanismus ein; es entsteht so eine invertierte Kompressionsanastomose mit allseitigem Serosakontakt.

In der nachstehenden Studie sollten die Eigenschaften des Valtrac-Ringes denen der Handnaht und der Staplertechnik gegenübergestellt werden. An 36 Göttinger Minipigs wurden standardisierte Sigma-Rektum-Anastomosen erstellt. Die 3 Anastomosentechniken wurden anhand des Berstungsdrucks, der Zugfestigkeit und der histologischen Entzündungsreaktion miteinander verglichen.

Material und Methoden

An insgesamt 36 Göttinger Minipigs wurden standardisierte Sigma-Rektum-Anastomosen erstellt. Die Tiere wurden in eine Handnahtgruppe, eine Staplergruppe und eine Valtrac-Gruppe eingeteilt. Jede Gruppe wurde am Tag 0 (Kontrollgruppe), 3, 7 und 14 postoperativ untersucht. Alle Tiere erhielten präoperativ eine Woche lang Fresubin 1500 ml tgl. Am 10. und 7. präoperativen Tag wurden sie mit Cascara, am Tag vor der Operation mit einem Klystier abgeführt. Perioperativ wurde jedem Tier 2 g Claforan verabreicht. Postoperativ wurden die Tiere über eine Woche mit Fresubin ernährt, bevor sie wieder das normale Futter (Altromin) bekamen.

Zielkriterien waren die Messung des Berstungsdrucks, der Zugfestigkeit, der Gewebebruchlokalisation und der Entzündungsreaktion an den 4 genannten Untersuchungszeitpunkten. Die handgenähte Anastomose wurde in einreihig-extramuköser Einzelknopftechnik standardisiert mit Maxon 4–0 erstellt. In der Staplergruppe wurde der 25-mm-EEA-Stapler der Firma Auto-Suture verwendet, und die Valtrac-Anastomose anhand des 25-mm-Ringes mit 2,0 mm Kompressionsabstand erstellt.

Zur statistischen Auswertung wurde der U-Test angewandt.

Zur Bestimmung des Berstungsdrucks wurden die Darmsegmente an eine Rollerpumpe angeschlossen, in ein Kochsalzbad getaucht und luftinsuffliert. Über einen Druckaufnehmer wurde der erste Luftaustritt in mmHg registriert (Abb. 1).

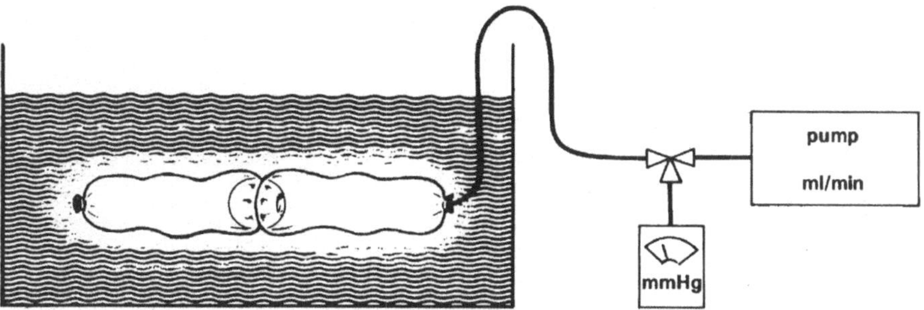

Abb. 1. Rollerpumpe: schematische Darstellung der Berstungsdruckuntersuchung

Das Darmsegment wurde dann in toto zur Bestimmung der Zugfestigkeit in ein Tensiometer eingespannt. Über pneumatische Klemmbacken wurde es gehalten und mit 25 mm/min auseinandergezogen. Der Gewebebruch in N wurde dokumentiert und die Gewebebruchlokalisation ebenfalls registriert (Abb. 2).

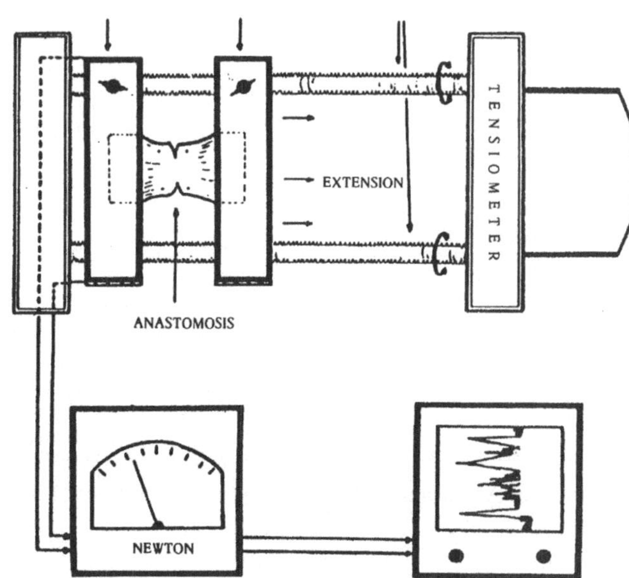

Abb. 2. Schematische Darstellung der Zugfestigkeitsuntersuchung. Klammerbacken des Instron-Tensiometers (Typ 4502). Nach Einspannen der Gewebeenden werden sie mit 35 mm/min auseinandergezogen und der Gewebebruch dokumentiert

Der Grad der Entzündungsreaktion wurde semiquantitativ in Anlehnung an Deveney, Sewell und Riddick evaluiert. Es wurden hierzu der Durchmesser des Entzündungswalles lichtmikroskopisch gemessen und zusätzlich die Entzündungszellzahl bei 800facher Vergrößerung in jeweils 3 Blickfeldern ausgezählt.

Ergebnisse

Die *Berstungsdruckuntersuchung* ergab zu allen Zeitpunkten in der Kompressionsgruppe die höchsten Werte im Vergleich zu den anderen Gruppen, wobei an den Tagen post operationem Signifikanzniveau erreicht wurde. Danach kam es in allen Gruppen nur noch zu einem schwachen Anstieg, wobei innerhalb der Gruppen kein signifikanter Unterschied mehr bestand (Tabelle 1).

Tabelle 1. Werte im mmHg der Berstungsdruckuntersuchungen: Handnaht, Stapleranastomose und Kompressionsanastomose

Tage	Hand (Mittelwert ± Sx)	Stapler (Mittelwert ± Sx)	BAR (Mittelwert ± Sx)
0	18,01 ± 15,76	24,01 ± 5,25	150,05 ± 48,77
3	115,54 ± 36,01	165,80 ± 12,75	183,06 ± 27,76
7	165,06 ± 57,02	183,06 ± 45,77	213,07 ± 42,76
14	180,06 ± 30,01	206,32 ± 45,02	229,58 ± 57,77

Obwohl es bei der *Zugfestigkeitsmessung* zu keinem Zeitpunkt zu signifikanten Unterschieden zwischen den Gruppen kam, war sie in der Staplergruppe an den Tagen 0 und 7 am höchsten. Am 3. Tag erzielte die Kompressionsgruppe die höchsten Werte, am 14. Tag erreichte die Handnaht die größte Zugfestigkeit. Auch zu diesem Zeitpunkt unterschieden sich die 3 Gruppen jedoch nicht signifikant voneinander (Tabelle 2).

Tabelle 2. Werte in N der Zugfestigkeitsuntersuchungen: Handnaht, Stapleranastomose und Kompressionsanastomose

Tage p. op.	Handnaht (Mittelwert ± Sx)	Klammernaht (Mittelwert ± Sx)	Kompression (Mittelwert ± Sx)
K	15 ± 8	28 ± 10	25 ± 4
3	28 ± 12	37 ± 9	41 ± 10
7	43 ± 16	54 ± 8	41 ± 5
14	68 ± 25	62 ± 19	42 ± 15

Die *Gewebebruchlokalisation* ereignete sich am Tag 0 in allen Untersuchungsgruppen innerhalb der Anastomose. Nach 3 Tagen kam es in der Handnaht- und der Klammernahtgruppe zu einer Ruptur außerhalb der Anastomose, während in der Valtrac-Gruppe bereits 4 Anastomosen außerhalb der Anastomosenregion barsten. Hier war also die Anastomosenfestigkeit bereits mit derjenigen der Umgebung vergleichbar. Am 7. Tag war die Anastomosenregion in der Staplergruppe noch immer die schwächste Stelle, während in der Handnahtgruppe bereits die Festigkeit der Umgebung erreicht war. Am 14. Tag fand in allen Gruppen der Gewebebruch zu gleichen Teilen innerhalb und außerhalb der Anastomose statt; zu diesem Zeitpunkt entsprach die Festigkeit der Anastomose also wieder derjenigen der Umgebung. Betrachten wir die

Gewebebrüche, die sich außerhalb der Anastomose ereigneten, so fällt eine deutlich höhere Bruchrate im proximalen Anastomosenschenkel im Vergleich zum distalen Schenkel auf (Tabelle 3).

Tabelle 3. Gewebebruchlokalisationen: innerhalb der Anastomose, proximaler und distaler Gewebebruch

	Tag p.op.	n	Anastomose	Proximal	Distal
Handnaht	0.	4	4	–	–
	3.	6	5	1	–
	7.	7	2	4	1
	14.	7	3	3	1
Stapler	0.	4	4	–	–
	3.	7	6	–	1
	7.	6	4	1	1
	14.	7	3	3	1
BAR	0.	4	4	–	–
	3.	7	3	3	1
	7.	7	2	4	1
	14.	6	3	1	2

Zur Beurteilung der *Entzündungsreaktion* wurde zunächst der Durchmesser des Entzündungswalles gemessen. Zusätzlich zu den genannten Untersuchungszeitpunkten standen hier für die Stapler- und die Valtrac-Anastomose noch Tiere zur Messung 90 Tage nach Anastomosenerstellung zur Verfügung. Sie sind daher mit aufgeführt und gehen in die Bewertung ein. Bis auf den 7. Tag, an dem die Werte der Kompressionsanastomose leicht unter denen der anderen Verfahren lag, war der Entzündungswall der Kompressionsanastomose deutlich breiter als in den anderen Gruppen und unterschied sich signifikant von ihnen. Die Staplergruppe zeigte zu allen Zeitpunkten die niedrigsten Werte (Tabelle 4).

Tabelle 4. Durchmesser des Entzündungswalles in mm (32fache Vergrößerung): Handnaht, Stapleranastomose, Kompressionsanastomose

Tage p.op.	Handnaht MW ± Sx	Klammernaht MW ± Sx	Kompression MW ± Sx
3	4,7 ± 0,7	3,5 ± 1,2	5,7 ± 1,2
7	4,8 ± 0,9	4,1 ± 1,7	4,0 ± 0,9
14	3,6 ± 1,8	2,3 ± 1,4	5,8 ± 1,4
90		1,0 ± 0,8	5,2 ± 1,9

Ähnliche Resultate ergab die Auszählung der Entzündungszellen pro Gesichtsfeld. Auch hier war die Reaktion in der Staplergruppe – bis auf den 7. Tag, an dem die Handnahtgruppe niedrigere Zahlen aufwies – zu allen Zeitpunkten am geringsten. Die Werte unterschieden sich jedoch insgesamt nicht signifikant voneinander. Jedoch ergab die Kompressionsanastomose v.a. in der späteren postoperativen Phase die höchsten Werte; sie waren an den Tagen 14 und 90 signifikant höher als die der Stapleranastomose (Tabelle 5).

Tabelle 5. Entzündungszellzahl pro Gesichtsfeld (800fache Vergrößerung): Handnaht, Stapleranastomose, Kompressionsanastomose

Anastomosengruppe	Tage p.op.	Zellzahl Mittelwert ± Sx
Handnaht	3	124 ± 33
	7	107 ± 20
	14	119 ± 18
Klammernaht	3	103 ± 30
	7	116 ± 18
	14	111 ± 59
	90	4 ± 5
Kompression	3	105 ± 24
	7	114 ± 18
	14	165 ± 31
	90	14 ± 10

Betrachten wir diese Zahlen vergleichend im Diagramm, so wird im gesamten postoperativen Beobachtungszeitraum erneut die stärkste Entzündungsreaktion in der Valtrac-Gruppe evident. In der Staplergruppe kommt es insgesamt zur schwächsten Entzündungsreaktion, während die Werte der Handnahtgruppe zwischen den beiden anderen Gruppen liegen (Abb. 3).

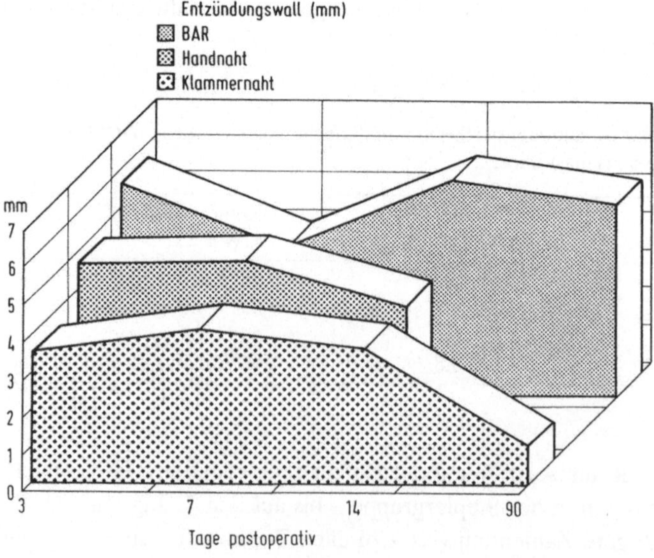

Abb. 3. Verlauf der Entzündungsreaktion: Handnaht, Stapleranastomose und Kompressionsanastomose im Vergleich

In bezug auf die technischen Anforderungen an die Anastomosenerstellung fielen deutliche Praktikabilitätsvorteile in der Valtrac-Gruppe auf. Die Valtrac-Anastomose ließ sich schnell und ohne technische Schwierigkeiten erstellen.

Diskussion und Schlußfolgerungen

Die Dickdarmanastomose ist auch heute noch mit nicht unerheblichen Risiken für den menschlichen Organismus behaftet (Fielding et al. 1980; Matheson u. Irving 1975; Thiede et al. 1986). Die gefürchtetste Komplikation ist die Anastomoseninsuffizienz mit der Gefahr der diffusen Peritonitis. Eine mögliche Erklärung hierfür ist eine im Vergleich zu Magen und Dünndarm ungewöhnlich hohe Kollagenumsatzrate im Dickdarm (Ellison 1989). Hieran ist v.a. die gewebeständige Kollagenase beteiligt (Högström et al. 1985; Young u. Wheeler 1983). Der Kollagenasegehalt steigt durch lokale Faktoren wie das traumatisierende Nähen, persistierendes Fremdmaterial und auch bakterielle Kontamination (Zederfeldt et al. 1982). Alle genannten Faktoren sind bei der Anastomosenerstellung in unterschiedlichem Maße mitbeteiligt. Die Handnaht mit ihren vielfältigen Variationen in bezug auf Nahttechnik und Nahtmaterial hat z.B. nach Kenntnis dieser Tatsachen eine bedeutende Weiterentwicklung erfahren: So sind früher übliche mehrreihige Nahttechniken mit meist nicht-resorbierbaren polyfilen Materialien heute weitgehend durch eine einreihig-allschichtige Naht mit resorbierbarem, monofilem Material ersetzt worden. Es konnte auf diese Weise eine signifikante Reduktion der Komplikationsrate erzielt werden, die heute mit derjenigen der Stapler vergleichbar ist (Demartines et al. 1991; Vogelbach et al. 1988; Thiede u. Hamelmann 1987).

Die für die Anastomosenheilung kritische Phase ist die sog. „lag phase“ in den ersten 7 postoperativen Tagen (Linder 1987). Die kollagenolytische Aktivität ist in dieser Phase am höchsten, wodurch die Anastomose sekundär vulnerabel wird. Erst danach erreicht sie durch zunehmende Fibroblastenproliferation und gesteigerte Kollagenbildung eine höhere Stabilität, die etwa vom 12. postoperativen Tag an mit der des Umgebungsgewebes vergleichbar ist (Lünstedt 1992). Diese enzymatischen und histomorphologischen Veränderungen während der Anastomosenheilung weisen in ihrer Reihenfolge einen immer ähnlichen Verlauf auf. Inwieweit sie durch unterschiedliche Anastomosentechniken beeinflußt werden, ist nur unzureichend durch experimentelle Studien belegt. Methoden, die die Anastomosenfestigkeit untersuchen, sind die Messung des Berstungsdruckes und der Zugfestigkeit (Hendriks u. Mastboom 1990; Jiborn et al. 1980). Beide sollen physiologische Beanspruchungen imitieren, denen die Anastomose in vivo ausgesetzt ist. Der Berstungsdruck gibt den Widerstand gegenüber steigendem intraluminalem Druck wieder, während die Zugfestigkeit die Widerstandskraft der Darmwand gegenüber Kräften widerspiegelt, die in Längsrichtung auf die Darmwand einwirken. Die Feststellung des Berstungsdrucks wird allgemein als physiologisch aussagekräftigerer Belastungstest angesehen. Die Beurteilung der histologischen Entzündungsreaktion zählt darüber hinaus ebenfalls zu den gängigen Untersuchungsmethoden der Anastomose. Zur semiquantitativen Messung haben sich die Methoden von Sewell, Deveney und Riddick bewährt (Sewell et al. 1955; Deveney u. Way 1977; Riddick et al. 1977). Sie berücksichtigen die Entzündungszellanzahl und die Messung des Durchmessers des Entzündungswalles. Die Entzündungsreaktion ist abhängig von der Menge und Art der Materialimplantation, vom Ausmaß der Traumatisierung während der Anastomosenerstellung und von der bakteriellen Kontamination. Zudem ist sie nachgewiesenermaßen abhängig von der Technik der Anastomosenerstellung (Zederfeldt et al. 1982). Inwieweit sich jedoch eine starke Entzündungsreaktion positiv oder negativ auf die Anastomosenfunktion auswirkt, ist derzeit nicht sicher beurteilbar. Insbesondere für die Kompressionsanastomose existieren bislang keine experimentellen Untersuchungen, die das Verhalten dieser Anastomose in der frühen postoperativen Phase dokumentieren und eventuelle Unterschiede zu den herkömmlichen Verfahren aufzeigen. Lediglich klinische Untersuchungen zeigten, daß die postoperative Komplikationsrate der Kompressionsanastomose mit derjenigen der Stapler- und der Handnaht vergleichbar sind (Thiede et al. 1991; Corman et al. 1989; Bubrick et al. 1991). In der vorliegenden Studie sollten die Handnaht und die Stapleranastomose als gängige Verfahren der Kompressionsanastomose als neu eingeführtem Verfahren in ihrer physikalischen Wertigkeit gegenübergestellt werden.

Die im Tierexperiment geprüften Anastomosenverfahren weisen zu allen Zeitpunkten den höchsten Berstungsdruck in der Kompressionsgruppe auf. Die Werte für die Zugfestigkeit zeigten in allen Gruppen zu keinem Zeitpunkt signifikante Unterschiede untereinander auf; es deuteten sich jedoch leichte Vorteile in der Staplergruppe an. In bezug auf die Berstungslokalisation war die Anastomose in der Kompressionsgruppe nur bis zum 3. Tag die schwächste Stelle. Von da an ereignete sich der Gewebebruch zu gleichen Teilen innerhalb und außerhalb der Anastomose. In der Handnahtgruppe wurde diese Situation erst am 7. Tag erreicht, und in der Staplergruppe entsprach die Festigkeit der Anastomose erst am 14. Tag der Umgebung. Im proximalen Anastomosenschenkel barst das Gewebe zudem häufiger und frühzeitiger als im distalen Schenkel. Die Staplergruppe erreichte beim Vergleich der Entzündungsreaktion die niedrigsten Werte in bezug auf die Entzündungszellzahl und den Entzündungswall. Die Reaktion war in der Kompressionsgruppe – auch noch nach 90 Tagen – am größten. Die Entzündungsreaktion in der Handnahtgruppe lag zwischen den Werten der anderen beiden Gruppen.

Im postoperativen Verlauf kam es bei keinem Tier zu Komplikationen, insbesondere konnten keine klinisch relevanten Insuffizienzen nachgewiesen werden. Die Valtrac-Anastomose zeichnete sich durch einfache Praktikabilität und schnelle Durchführbarkeit aus.

In bezug auf die eingangs gestellte Frage nach den Vorteilen des Valtrac-Ringes für Chirurg und Patient kann demnach festgehalten werden, daß sich der Valtrac-Ring in der vorliegenden Studie in bezug auf den postoperativen Verlauf klinisch nicht von den anderen Anastomosenverfahren unterscheidet. Der Grad der Entzündungsreaktion war in der Valtrac-Gruppe am größten und in der Staplergruppe am niedrigsten, wobei die Frage nach der Wertigkeit der Entzündungsreaktion offenbleiben muß. Bezüglich der physikalisch-technischen Untersuchungen ergaben sich Vorteile für den Valtrac-Ring gegenüber den anderen beiden Gruppen. Diese Befunde lassen den Valtrac-Ring als eine interessante Alternative zu den gängigen Anastomosenverfahren erscheinen, die zudem durch ihre einfache und schnelle Handhabung auf seiten des Chirurgen zusätzlich an Attraktivität gewinnt.

Literatur

Bubrick MP, Corman ML, Cahill CJ, Hardy TG, Carter Nance F, Shatney CH, BAR Investigational Group (1991) Prospective randomized trial of the biofragmentable anastomosis ring. Am J Surg 161: 136–143

Corman ML, Prager ED, Hardy TG, Bubrick MP, Valtrac Study Group (1989) Comparison of the Valtrac biofragmentable anastomosis ring with conventional suture and stapled anastomosis in colon surgery. Dis Colon Rectum 32: 183–187

Demartines N, Rothenbühler J-M, Chevalley J-P, Harder F (1991) The single-layer continuous suture for gastric anastomosis. World J Surg 15: 522–525

Deveney KD, Way LW (1977) Effect of different absorbable sutures on healing of gastrointestinal anastomoses. Am J Surg 133: 86–94

Ellison GW (1989) Wound healing in the gastrointestinal tract. Semin Vet Med Surg (Small Anim) 4/4: 287–293

Fielding LP, Stewart-Browm S, Blesovsky L (1980) Anastomotic integrity after operation for large bowel cancer: a multicenter study. Br Med J 281: 911–914

Hendriks T, Mastboom WJB (1990) Healing of experimental-intestinal anastomoses. Parameters of repair. Dis Colon Rectum 33: 891–901

Högström H, Haglund U, Zederfeldt B (1985) Beneficial effect of proteinase inhibitors on early breaking strength of intestinal anastomoses. Acta Chir Scand 151: 529–532

Jiborn H, Ahonen J, Zederfeldt B (1980) Healing of experimental colonic anastomoses. III: Collagen metabolism in the colon after left colon resection. Am J Surg 139: 398–405

Linder J (1987) Morphologie und Biochemie der Wundheilung. Langenbecks Arch Chir 358: 153–160

Lünstedt B (1992) Moderne Nahtmaterialien in der Kolonchirurgie. Zuckschwerdt, München Bern Wien New York

Matheson NA, Irving AD (1975) Single layer anastomosis after rectosigmoid-resection. Br J Surg 62: 239–242

Riddick DH, DeGrazia CT, Maenza RM (1977) Comparison of polyglactic and polyglycolic acid sutures in reproductive tissue. Fertil Steril 28: 1220–1225

Sewell WR, Wiland J, Craver BN (1955) A new method of comparing sutures of bovine catgut with sutures of ovine catgut in three species. Surg Gynecol Obstet 100: 483–494

Thiede A, Jostarndt L, Hamelmann H (1986) Prospektive und kontrollierte Studien in der kolorektalen Chirurgie: Vergleich von Handnaht und Staplernaht bei Rektumanastomosen. In: Akrobianz A, Denck H, Paquet K-J, Zöckler CE (Hrsg) Chirurgische Gastroenterologie mit interdisziplinären Gesprächen (Ulrich B: Klammernahttechnik). TM-Verlag, Hameln, S 91–113

Thiede A, Hamelmann H (1987) Maschinelle Naht versus/sive Maschinennaht aus der Sicht Deutschlands. Langenbecks Arch Chir 372: 105–112

Thiede A, Schubert G, Klima J, Schmidt L (1991) Enterale Anastomosen mit dem biofragmentierbaren Valtrac-Ring. Chirurg 62: 819–824

Vogelbach P, Harder F et al. (1988) Prospektive Erfassungsstudie von 586 konsekutiven fortlaufenden, einreihigen, extramukösen Kolonanastomosen. Helv Chir Acta 55: 655–658

Young HL, Wheeler MH (1983) Collagenase inhibition in the healing colon. J R Soc Med 76: 32–36

Zederfeldt B, Jiborn H, Blomquist P (1982) Effects of different suture techniques on healing of experimental colonic anastomoses. In: Thiede A, Hamelmann H (Hrsg) Moderne Nahtmaterialien und Nahttechniken in der Chirurgie, 1. Aufl. Springer, Berlin Heidelberg New York, S 110–121

Die mechanische Belastbarkeit der Flaschenzugnaht am Rattendickdarm nach intraoperativer Bestrahlung

S. Schill, A. K. Wagner, J. Diermann, E. P. M. Lorenz, R. Häring und A. Scheffler

Einleitung

Das Rektumkarzinom gehört in der Bundesrepublik Deutschland mit zu den häufigsten Krebserkrankungen. Trotz aller Vorsorgemaßnahmen werden nur etwa 10–20% aller Rektumkarzinome im Dukes-A-Stadium diagnostiziert, und bei 30% aller Patienten liegt bereits ein Stadium Dukes C vor [3]. Dabei besteht ein enger Zusammenhang zwischen der Infiltrationstiefe des Tumors und der Häufigkeit eines Lokalrezidives.

Ungefähr 40% aller Rektumkarzinome entwickeln im ersten Jahr nach einer potentiell kurativen Operation ein Lokalrezidiv. Bei nochmals 12% entstehen zusätzlich noch Fernmetastasen [8, 9], wobei in den Stadien B und C die Wahrscheinlichkeit eines Lokalrezidives größer ist [1, 3]. Aufgrund dieser Tatsache gibt es vielfältige Ansätze für adjuvante Therapiemaßnahmen. Seit Mohiuddin et al. (1984) durch eine kombinierte prä- und postoperative perkutane Radiatio eine Senkung der Lokalrezidivrate auf 6% in den Stadien B und C angab [6, 7], wurde diese Therapiestrategie in vielen onkologischen Zentren eingeführt, wenngleich auch nicht überall vergleichbare Resultate erzielt werden konnten [5, 11]

Tepper hat über die Anwendung einer intraoperativen Bestrahlung (IORT) als adjuvante Therapiemaßnahme beim Rektumkarzinom berichtet [11] und bei Patienten mit fortgeschrittenen Tumorstadien eine Verlängerung des rezidivfreien Überlebens erreicht.

Die Schwierigkeit der Anwendung der IORT beim Rektumkarzinom besteht aufgrund der vorgegebenen anatomischen Strukturen darin, den oft tief im kleinen Bekken liegenden Tumorbereich einem Strahlentubus zugänglich zu machen, und es läßt sich häufig nicht vermeiden, daß der distale, später noch zu anastomosierende Rektumabschnitt mit im Strahlenfeld liegt.

Aufgrund der Befürchtung, daß infolge der Strahlenbelastung des distalen Rektumabschnittes mit einer höheren Anastomoseninsuffizienzrate zu rechnen ist, wird in vielen Zentren in Anlehnung an die Publikationen von Sindelar [10] der distale Darmabschnitt mit einer individuell modifizierbaren Bleiblende abgedeckt. Unserer Ansicht nach schmälert man dadurch den gewünschten Benefit der IORT. Insbesondere bei fortgeschrittenen Rektumkarzinomen, die sich an der vorderen und seitlichen Rektumwand befinden, liegt häufig ein Einbruch in Nachbarstrukturen vor. Gerade diese rezidivgefährdeten Bezirke werden dann durch die beschriebene Bleiabdeckung aus dem Strahlenfeld ausgeblendet.

Es gibt tierexperimentelle Untersuchungen zur Anastomosenheilung am bestrahlten Kolon [2, 4, 12], die Frage der Heilungsbeeinträchtigung einer Anastomose durch eine intraoperative Bestrahlung wurde u.E. experimentell bis dato nicht geklärt.

Ziel unserer tierexperimentellen Untersuchung war es, herauszufinden, inwieweit die intraoperative Bestrahlung ohne Abdeckung des distalen Rektumstumpfes einen schädigenden Einfluß auf die Anastomosenheilung ausübt, und wo die Strahlentoleranzdosis des Rektums liegt.

Material und Methoden

An allen Tieren wurde nach einer Medianlaparotomie unter intraperitonealer Ketaminhydrochloridnarkose am rektosigmoidalen Übergang eine Darmresektion durchgeführt.

Das weitere Vorgehen richtete sich nun nach Zuteilung des jeweiligen Tieres in eine der folgenden Gruppen:

- Gruppe A: Kontrollgruppe ohne IORT,
- Gruppe B: IORT des distalen Darmabschnittes mit 16 Gy vor Anastomosennaht,
- Gruppe C: IORT der kompletten Anastomose.

In der Gruppe A wurde nach der Darmresektion unter Verwendung eines resorbierbaren Polyglactinfadens eine End-zu-End-Anastomose in einschichtiger Flaschenzugnahttechnik angelegt.

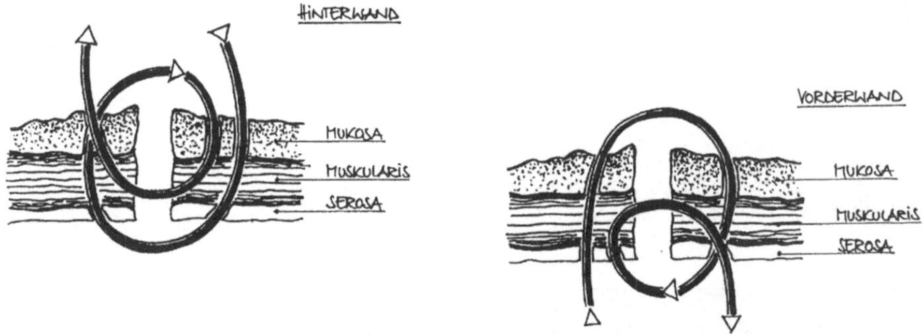

Abb. 1. Flaschenzugnahttechnik der Anastomose an Vorder- und Hinterwand

Bei den Tieren der Gruppe B wurde nach der Darmresektion der distale Darmabschnitt mit 16 Gy bestrahlt und anschließend die Anastomose genäht. Mit dieser Gruppe wurde der humane Einsatz simuliert, indem nur ein Teil der Anastomose einer Bestrahlung ausgesetzt wurde. Bei den Tieren der Gruppe C wurde nach Fertigstellung der Anastomose diese komplett mit 16 Gy bestrahlt. Hiermit sollte zur Absicherung die maximal mögliche Strahlenbelastung der Anastomose getestet werden, wobei dieser Bestrahlungsmodus im humanen Einsatz selbstverständlich nicht geplant ist.

Durchführung der Bestrahlung

Es wurde ein Siemens-Stabilipangerät (Siemens-Reinigerwerke, Erlangen) verwendet. Beim Einsatz eines 0,5 mm starken Kupferfilters, 190 kV und 20 mA wurde bei einer Bestrahlungsdauer von 9 min und 89/100 min eine Strahlendosis von 16 Gy erreicht.

Ein von uns konstruierter Tubus, befestigt an einem Hebelarm, ließ sich so über der Anastomose fixieren, daß umliegendes Gewebe nicht im Bestrahlungsfeld lag und ein konstanter Abstand zur Strahlenquelle gewährleistet war.

Nach Entnahme der anastomosentragenden Darmregion von 30 Tieren (3 cm distal und proximal der Anastomose) wurden in das proximale und distale Darmlumen Kunststoffkatheter eingebracht und die Darmlumen mittels Ligatur verschlossen. Über eine Seite wurde kontinuierlich ein Luftdruck aufgebaut, der über eine Meßeinheit an der kontralateralen Seite aufgezeichnet wurde. Die Luftinsufflation erfolgte im Wasserbad. Als Berstungsdruck (mmHg) wurde derjenige Druck definiert, bei dem erstmalig Luftblasen sichtbar wurden.

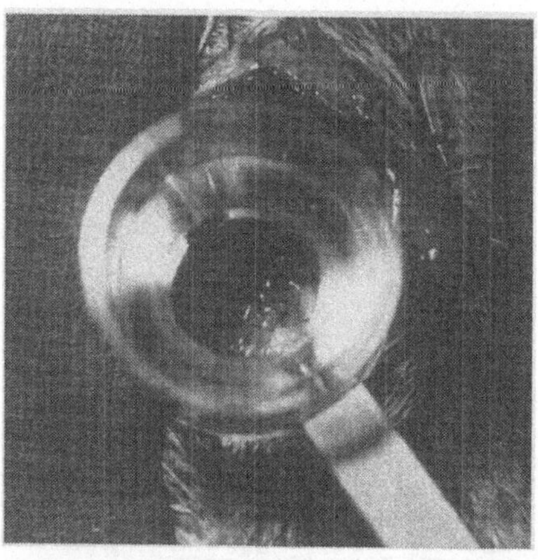

Abb. 2. Situs vor der intraoperativen Bestrahlung

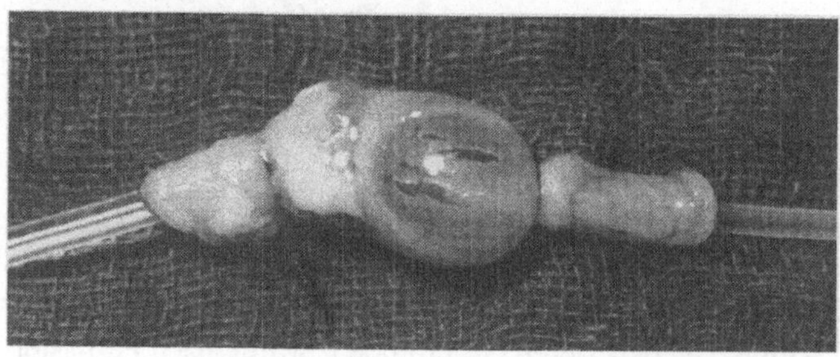

Abb. 3. Berstungsdruckmessung

Durchführung der Reißfestigkeitsprobe

An 30 weiteren Anastomosen wurde an der Bundesanstalt für Materialforschung an einer Meßeinrichtung die Kraft (N) ermittelt, die zur Zerreißung des anastomosentragenden Darmabschnittes erforderlich war.

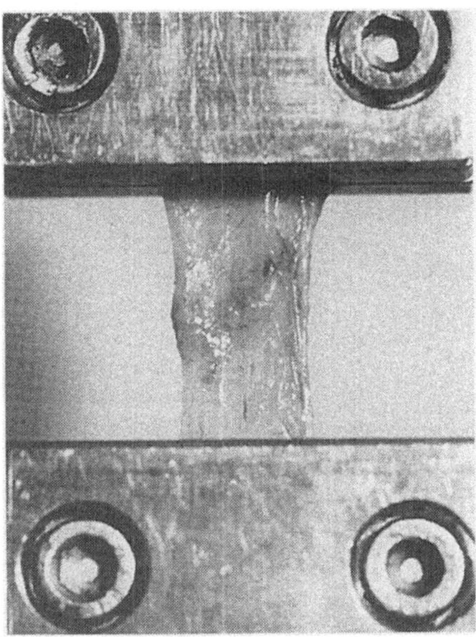

Abb. 4. Reißfestigkeitsprobe

Sowohl Berstungsdruckmessung als auch Reißfestigkeitsprobe wurden jeweils am 7. postoperativen Tag (Auftreten von Frühinsuffizienzen) und am 14. postoperativen Tag (Auftreten von Spätinsuffizienzen) durchgeführt.

Ermittlung des Verwachsungsgrades

Anhand des von uns festgelegten Scores wurde der Verwachsungsgrad jeder einzelnen Anastomose ermittelt. Die Punkteverteilung erfolgte dabei nach folgenden Kriterien:

Keine Verwachsungen	0 Punkte
Minimale Verwachsungen, schmale, strangförmige Verwachsungen	1 Punkt
Mittelgradige Verwachsungen	2 Punkte
Schwere Verwachsungen, die Anastomosenregion ist vollständig mit Netz oder anderen Organen abgedeckelt	3 Punkte

Ergebnisse

Berstungsdruckmessung

Die Mittelwerte der Berstungsdruckmessungen betrugen in der Kontrollgruppe A 170 mmHg am 7. und 260 mmHg am 14. postoperativen Tag. In der Gruppe B wurden im Mittel am 7. postoperativen Tag 122 mmHg und 197 mmHg gemessen. Die komplett bestrahlten Anastomosen der Gruppe C zeigten erste Luftblasen bei 130 mmHg am 7. und 200 mmHg am 14. postoperativen Tag.

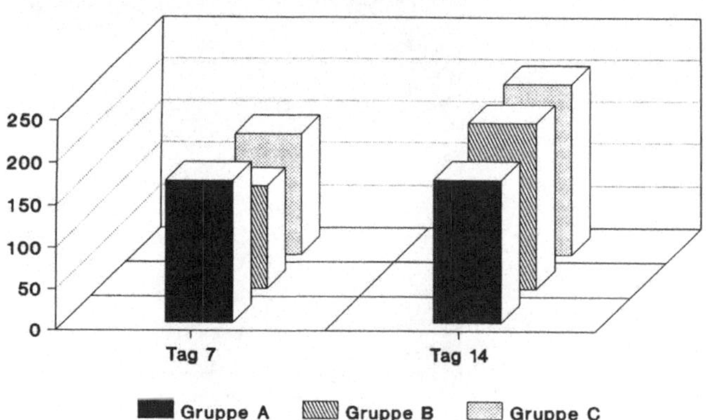

Abb. 5. Ergebnisse der Berstungsdruckmessung

Bei der statistischen Auswertung dieser Ergebnisse (Kruskal-Wallis-Test) konnte zwischen den einzelnen Behandlungsgruppen kein signifikanter Unterschied festgestellt werden (p<0,217).

Reißfestigkeit

In der Gruppe A wurden 2,5 N am 7. postoperativen Tag und 3,4 N am 14. postoperativen Tag im Mittel gemessen. In der Gruppe B lagen die Mittelwerte bei 1,7 N und 3,0 N am 7. und 14. postoperativen Tag. Die Anastomosen der Gruppe C tolerierten Zugkräfte von 1,9 N am 7. und 3,1 N am 14. postoperativen Tag (Abb. 6).

Bei der statistischen Auswertung (Kruskal-Wallis-Test) ließ sich auch hier kein Unterschied zwischen den einzelnen Behandlungsgruppen ermitteln (p<0,254).

Verwachsungsgrad

Bei der Auswertung der Verwachsungsgrade konnten in keinem Fall 0 Punkte vergeben werden. Bei den Kontrolltieren der Gruppe A konnten 12mal 1 Punkt, 3mal 2 Punkte und 51mal 3 Punkte vergeben werden. Für die Anastomosenregion der Gruppe B wurden 10mal 1 Punkt, 6mal 2 Punkte und 4mal 3 Punkte vergeben. In der Gruppe C waren 7mal 1 Punkt, 6mal 2 Punkte und 7mal 3 Punkte zu vergeben (Abb. 7).

Bei der Auswertung zeigten die beiden bestrahlten Tiergruppen jeweils einen höheren Verwachsungsgrad als die Kontrollgruppe. Nimmt man beide bestrahlten Gruppen zusammen und vergleicht sie mit der Kontrollgruppe, so ist dieser Unterschied signifikant (p<0,0293).

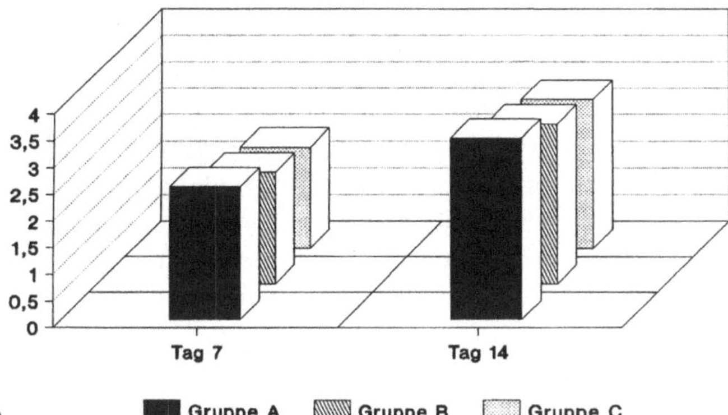

Abb. 6. Ergebnisse der Reißfestigkeitsprobe

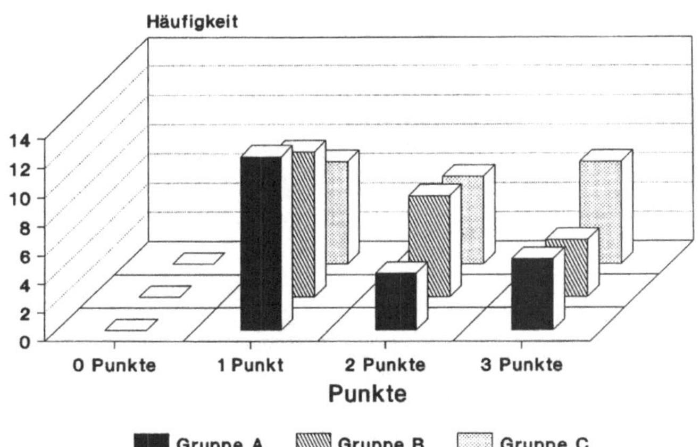

Abb. 7. Ergebnisse der Verwachsungsgradbestimmung

Diskussion

Die intraoperative Radiatio von 16 Gy wurde von den Tieren gut toleriert. Nach der Operation ließen sich bei fast allen Tieren Verklebungen und Verwachsungen im Operationsgebiet nachweisen. Diese waren bei den bestrahlten Tieren stärker ausgeprägt als bei den nicht bestrahlten. Ob dieser hohe Verwachsungsgrad eine eindeutige Strahlenfolge darstellt oder eine Reaktion auf möglicherweise abgelaufene Miniinsuffizienzen ist, kann nicht mit letzter Sicherheit entschieden werden. In bezug auf die mechanische Belastbarkeit als objektiven Parameter der klinischen Relevanz waren diese Verwachsungen jedoch bedeutungslos.

Unsere Untersuchungen konnten keine signifikante Beeinträchtigung der mechanischen Belastbarkeit der Anastomosen unter IORT-Einfluß nachweisen, so daß unserer Ansicht nach nicht mit einem erhöhten Auftreten von klinisch relevanten Anastomoseninsuffizienzen gerechnet werden muß.

Die Anwendung der IORT bei Patienten mit fortgeschrittenen Rektumkarzinomen erscheint uns daher auch bei tiefer anteriorer Rektumresektion ohne die Verwendung einer Bleiabdeckung gerechtfertigt.

Zusammenfassung

An 60 BD-IX-Ratten wurde der Einfluß der intraoperativen Bestrahlung (IORT) auf die mechanische Belastbarkeit der Flaschenzugnaht am Rattendickdarm untersucht. Die Tiere erhielten nach Dickdarmresektion eine End-zu-End-Anastomose im Bereich des rektosigmoidalen Überganges in intraperitonealer Ketanest-Narkose.

Es wurden 3 verschiedene Gruppen gebildet: Gruppe A: Kontrollgruppe ohne IORT, Gruppe B: IORT des distalen Darmendes mit 16 Gy vor Anastomosenanlage, Gruppe C: IORT des kompletten Anastomosenbereiches mit 16 Gy nach Fertigstellung der Naht.

Der Heilungserfolg der Anastomose wurde am 7. und 14. postoperativen Tag anhand der Bestimmung von Reißfestigkeit und Berstungsdruck ermittelt. Es zeigte sich zwischen den 3 Behandlungsgruppen kein statistisch signifikanter Unterschied in bezug auf die o.g. Parameter. Die bestrahlten Tiere (Gruppe B und C) hatten eine statistisch signifikant höhere Verwachsungsrate im Vergleich zur Kontrollgruppe.

In unseren Versuchen wurde die mechanische Belastbarkeit der Anastomosen durch eine IORT von 16 Gy nicht beeinträchtigt. Mit einer höheren Anastomoseninsuffizienzrate muß daher nicht gerechnet werden.

Literatur

1. Astler KB, Coller RA et al. (1954) The prognostic significance of direct extension of carcinoma of the colon and rectum. Ann Surg 139: 846–852
2. Baer U (1982) Die Heilung der Enteroanastomose im bestrahlten Rattenkolon in Abhängigkeit vom zeitlichen Abstand nach der Bestrahlung – mechanische, mikroangiografische, biochemische und histologische Untersuchung. Habilitationsschrift, Berlin
3. Dukes CE, Bussez HJR (1958) The spread of rectal cancer and its effects on prognosis. Br J Cancer 12: 309–312
4. Hoekstra HJ (1990) The short and long term effects of single high dose intraoperative electron beam irradiation – an experimental study in dogs. Eur J Surg Oncol 16: 240–247
5. Lorenz E P M, Wagner A, Boesa-Landgraf J, Häring R, Diermann J (1992) Ergebnisse der Adjuvanten Radiatio nach Mohiuddin zur Senkung der Lokalrezidivrate bei Rektumkarzinomresektionen. Vortrag anläßl. d. Jahrestagung d. Vereinigung d. Chirurgen v. Mecklenburg-Vorpommern, 5.92
6. Mohiuddin M, Dobelbower PR, Kramer S (1980) A new approach to adjuvant radiotherapy in rectal cancer. Int J Radiat Oncol Biol Phys 6: 205–207
7. Mohiuddin M, Marks G, Kramer S (1984) Adjuvant radiation therapy for rectal cancer. Int J Radiat Oncol Biol Phys 10: 977–980
8. Rao AR, Kagan AR, Chan PM, Gilbert A, Nussbaum H, Hintz BL (1981) Patterns of recurrence following curative resection alone for adenocarcinoma of the rectum and sigmoid colon. Cancer 48: 1492–1495
9. Rich T, Gunderson LL, Lew R, Galdibini JJ, Cohen AM, Donaldson G (1983) Patterns of recurrence of rectal cancer after curative surgery. Cancer 52: 1317–1329
10. Sindelar WF, Hoekstra HJ, Kinsella TJ (1988) Surgical approaches and techniques in intraoperative radiotherapy intraabdominal, retroperitoneal and pelvic neoplasms. Surgery 103: 247–256
11. Tepper JE, Woodl WL, Cohen AM (1989) Treatment of locally advanced rectal cancer with external beam radiation, surgical resection and intraoperative radiation therapy. Int J Radiat Oncol Biol Phys 16: 1437–1444
12. Tepper JE, Sindelar WF, Travis EL, Terill R, Padikaz Th (1983) Tolerance of canine anastomoses to intraoperative radiation therapy. Int J Radiat Oncol Biol Phys 9: 987–991

Die Technik der Dickdarmanastomosen – die fortlaufende einreihige Kolonanastomose

P. VOGELBACH und F. HARDER

Die Nahttechnik stellt eine elementare Voraussetzung zur erfolgreichen Durchführung jedes Eingriffs im täglichen chirurgischen Handwerk dar.

Die Insuffizienzrate von intestinalen Anastomosen hängt von einer Reihe von vorgegebenen, innerhalb nützlicher Zeit nicht beeinflußbaren wie auch von beeinflußbaren Faktoren ab.

Beeinflußbare Variablen sind hierbei die Nahttechnik und perioperative Maßnahmen, Art der Darmvorbereitung, Antibiotikaprophylaxe, Nahtmaterial etc. Hier wurden in den letzten Jahren bedeutende Fortschritte erzielt. Die unterschiedlichen Auswirkungen verschiedener biologischer Faktoren wie Alter, Ernährungszustand, Grundleiden, Stoffwechselstörungen, Kortikosteroidtherapie, Chemotherapie, Vorbestrahlung, Peritonitis, Kontamination der Bauchhöhle sowie Trauma sind zwar bekannt, doch sind diese Faktoren zum Zeitpunkt der Operation nicht oder nur unvollständig beeinflußbar. Der Operateur selbst spielt für die Sicherheit einer Darmanastomose eine wesentliche Rolle (Fielding et al. 1980; Beickert u. Imhoff 1984).

Die Nahttechniken selbst haben innerhalb von 150 Jahren, vor allem aber in den letzten 30 Jahren ebenfalls bedeutende Wandlungen durchgemacht (Lembert 1826; Albert 1881; Halsted 1887; Gambee et al. 1956). Sowohl klinische wie experimentelle Arbeiten und Vergleichsstudien haben die einreihige Naht gegenüber der zweireihigen Naht als vorteilhaft erscheinen lassen, auch wenn sie diese vor allem in angelsächsischen Ländern nicht ganz verdrängen konnte. Daß jede Darmanastomose problemlos erst verheilen kann, wenn sie spannungsfrei, gut durchblutet, atraumatisch mit möglichst wenigen Manipulationen bei nur geringer Kontamination des Operationsfeldes mit einem Minimum an implantiertem, reizlosem Fremdkörpermaterial angelegt wird, gilt für jede Nahttechnik gleichermaßen. Die in den letzten Jahren entwikkelten mechanischen Klammerapparate erfüllen die meisten dieser Forderungen gut. Sie erfordern jedoch eine große Routine im Gebrauch, um technischen Tücken entgehen zu können. Ihr uneingeschränkter Einsatz stellt auch eine kostenmäßige Belastung dar.

Im folgenden wird die Technik der fortlaufenden, einreihigen, extramukösen Darmanastomose dargestellt. Sie stellt eine Weiterentwicklung und zusätzliche Vereinfachung der während 20 Jahren an unserer Klinik ausschließlich angewandten seromuskulären Einzelknopfnaht auf Stoß dar.

Obwohl die einreihige fortlaufende Naht nicht neu ist, existieren nur wenige Berichte über ihre klinische Anwendung (Bailey et al. 1984; Loygue u. Quilichini

1985). Houdart et al. (1985) aus Paris konnten bei 180 Anastomosen am Rattenkolon zeigen, daß im Heilverlauf mikroangiographisch und histologisch kein Unterschied zwischen einreihiger fortlaufender und Einzelknopfanastomosentechnik besteht. Bailey et al. (1984) berichteten über 100 fortlaufende einreihige Kolonanastomosen ohne klinisch erkennbare Nahtinsuffizienz. Loygue u. Quilichini (1985) beschreiben 316 fortlaufende Kolonanastomosen mit 5 Nahtinsuffizienzen. Vor allem seit Einführung eines gebrauchsfreundlichen resorbierbaren Monofilnahtmaterials lag es auf der Hand, eine Darmanastomose fortlaufend mit einem einzigen doppeltarmierten Faden der Stärke 4/0 anzulegen.

Technik

Verwendetes Nahtmaterial:
Resorbierbar, monofil, Stärke 4/0, doppelt armiert (Maxon und PDS). Grundsätzlich wird die seromuskuläre, extramuköse von der Serosa her gestochene einreihige Nahttechnik verwendet (Abb. 1).

Die Naht beginnt mit der Adaptation der Darmenden auf Stoß am Mesenterium. Der doppelt armierte Faden wird mit 2–3 Knoten gesichert (Abb. 2). Antimesenterial wird ein Haltefaden gelegt. Nun folgt vom Mesenterialansatz her die fortlaufende Naht der Vorderwand in Richtung Haltefaden (Abb. 3). Die Abstände zwischen den Einstichen sind etwas enger als bei der Einzelknopfnaht. Zur sicheren Vermeidung eines Tabakbeuteleffektes achten wir auf eine lockere Adaptation der Darmenden durch Führung des Fadens ohne Zug. Die Fadenführung mit der Pinzette ist nur zulässig, wenn dies ohne Fadenverletzung erfolgen kann (keine Zähnelung der Pinzette, Abb. 4). Überschüssige Mukosa kann mit der Pinzette eingestülpt werden (Abb. 5). Wird der antimesenteriale Haltefaden erreicht, wird derselbe entfernt und der Darm kann um 180° um das Mesenterium gewendet werden (Abb. 6). Die vorhergehende

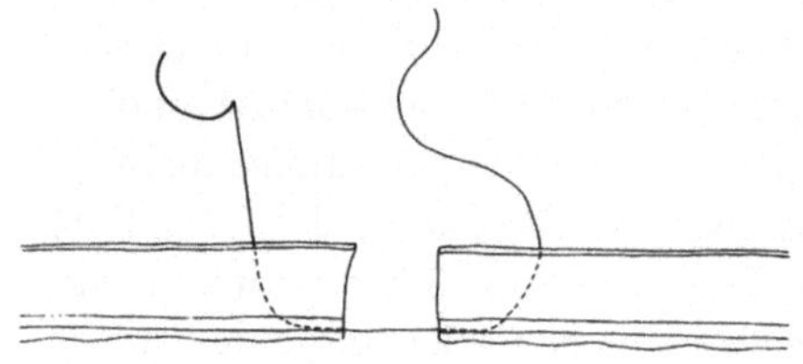

Abb. 1. Seromuskuläre Naht

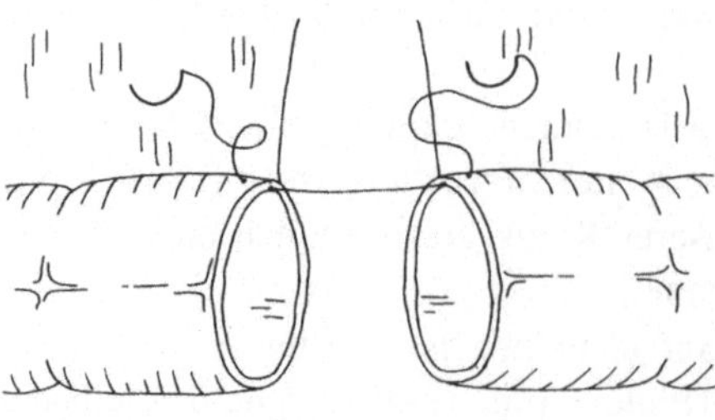

Abb. 2. Mesenteriale Naht auf Stoß

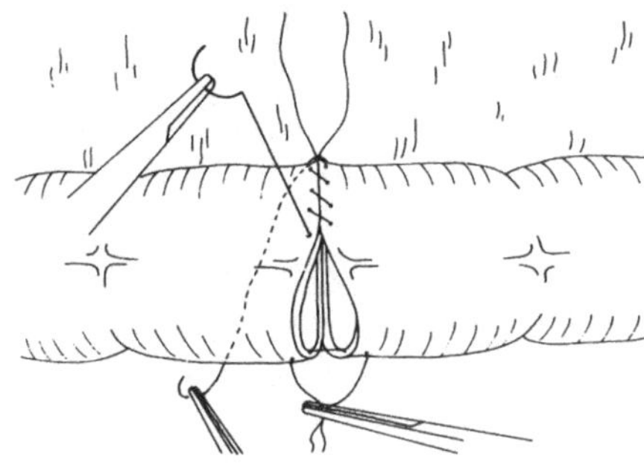

Abb. 3. Fortlaufende Naht vom Mesenterialansatz nach antimesenterial (Haltefaden antimesenterial)

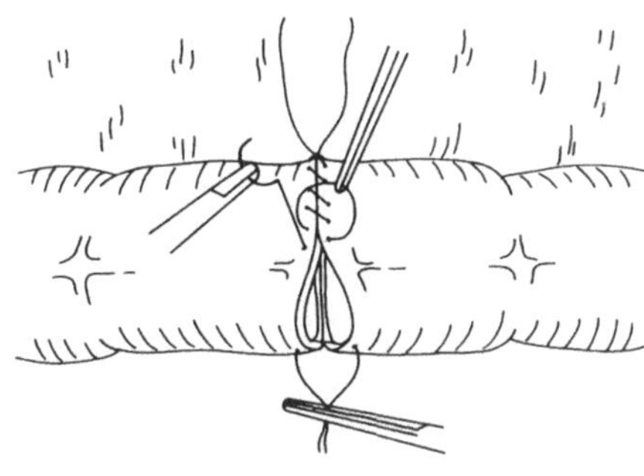

Abb. 4. Fadenführung mit atraumatischer Pinzette

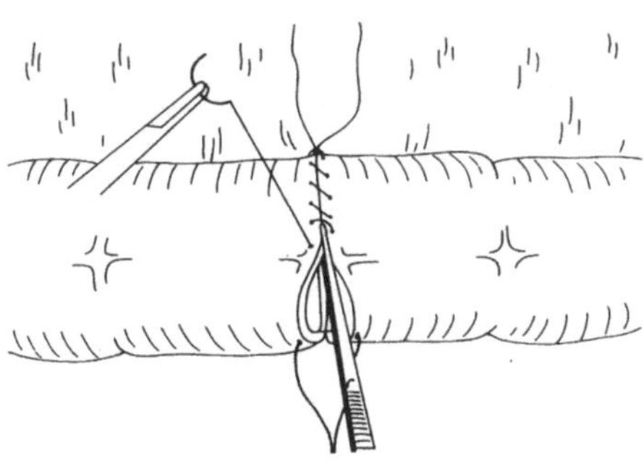

Abb. 5. Mukosaadaptation mit der Pinzette

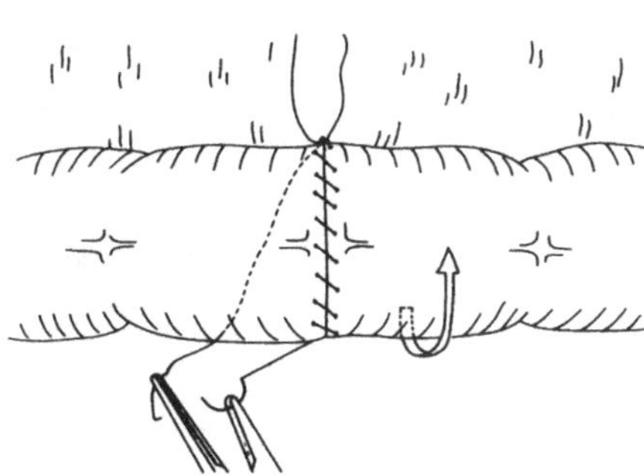

Abb. 6. Wenden des Darmes um den Mesenterialansatz

Hinterwand wird so zur neuen Vorderwand. Mit dem 2., ebenfalls armierten Fadenende wird die 2. Nahtreihe auf dieselbe Weise wieder von mesenterial nach antimesenterial fortgeführt (Abb. 7). Zum Schluß werden die beiden monofilen Fadenenden antimesenterial mehrfach geknotet. Der Knoten wird mit einem feinen Gefäßclip außerhalb des Knotens am freien Ende gesichert, wodurch die Anastomose gleichzeitig radiologisch markiert ist (Abb. 8).

Bei einer ausgeprägten Lumendifferenz des Darmabschnitts wird häufig eine antimesenteriale Längsinzision des querdurchtrennten Darmes (z.B. bei einer Ileotransversostomie) gesetzt (Abb. 9).

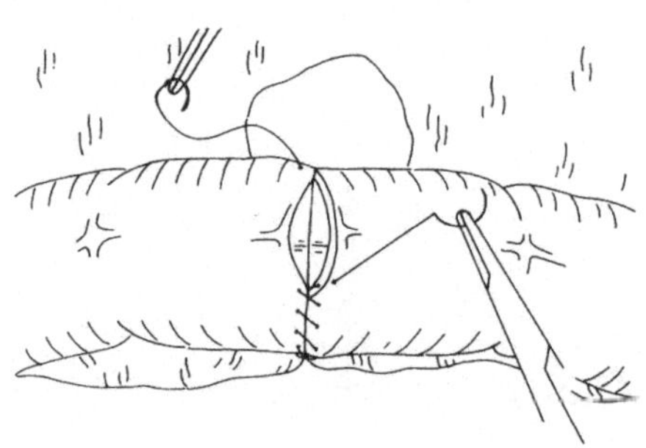

Abb. 7. Fortlaufende Naht auf der „neuen" Vorderwand wiederum von mesenterial nach antimesenterial

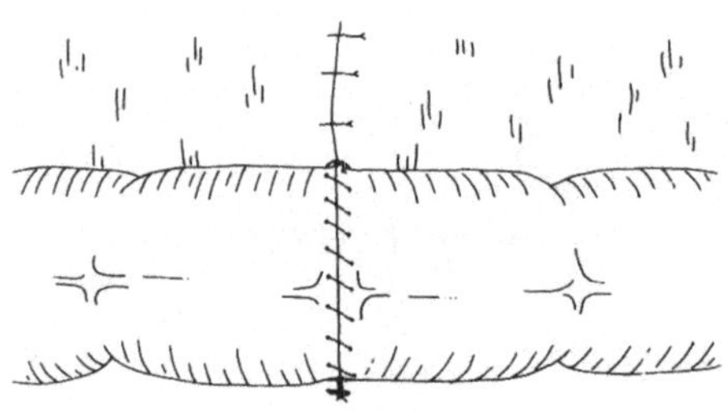

Abb. 8. Abschluß der Naht mit mehrfachen Knoten (durch Metallclip gesichert)

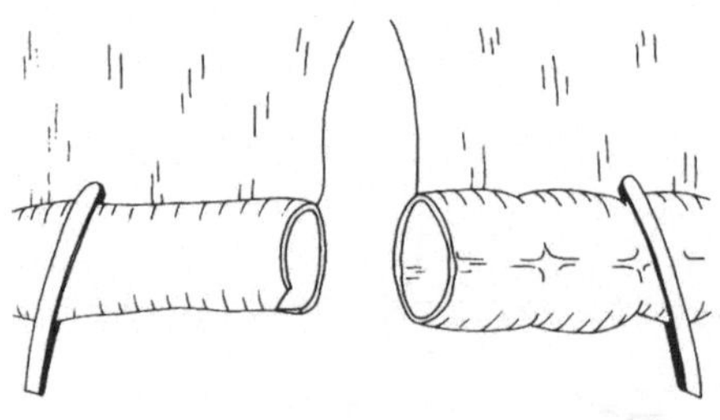

Abb. 9. Antimesenteriale Gegeninzision zur Lumenerweiterung (z.B. ileozäkal)

Material und Methode

Die fortlaufende extramuköse Anastomosentechnik an intraperitonealen Darmabschnitten wurde im Frühjahr 1985 am Departement Chirurgie der Universität, Kantonsspital Basel, eingeführt. Nach einer Einführungsphase wurden ab Juni 1985 ausschließlich fortlaufende Anastomosen am Dünndarm und am mobilen intraperitonealen Dickdarm verwendet (Harder u. Kull 1987).

Nachdem zwischen Juni 1985 und Dezember 1986 143 konsekutive Dickdarmanastomosen in der fortlaufenden einreihigen Nahttechnik ohne klinische Anastomoseninsuffizienz durchgeführt wurden, wurde eine gesamtschweizerische Multicenterstudie durchgeführt (Vogelbach et al. 1988).

Zwischen dem 1. März 1987 und dem 29. Februar 1988 wurde eine prospektive multizentrische Erfassungsstudie sämtlicher Kolonanastomosen an 22 Schweizer Kliniken durchgeführt.

Studienbedingung war, daß sämtliche intraperitoneal gelegenen, am mobilen wendbaren Darm, also von außen durchgeführten Kolonanastomosen sowohl bei elektiven wie auch bei allen Notfalleingriffen ausschließlich in der einreihigen fortlaufenden extramukösen Nahttechnik durchgeführt wurden. Als Nahtmaterial wurde ausschließlich ein monofiler, resorbierbarer, doppelt armierter Faden der Stärke 4/0 verwendet. Eingeschlossen waren sämtliche elektiven wie auch alle Notfalleingriffe ohne Ausnahme. Alle teilnehmenden Kliniken zeigten sich nach einer kurzen Einführungszeit mit der Technik vertraut und zufrieden.

Resultate

586	Dickdarmanastomosen
554	Patienten
22	Kliniken

Operationsindikationen

323	Kolonkarzinome
75	Divertikulitis
50	Morbus Crohn
2	Colitis ulcerosa
37	Weitere Karzinome im Abdominaltrakt
76	Andere

Operationstypen

265	Hemikolektomie rechts
59	Hemikolektomie links
46	Transversumresektion
166	Sigmaresektion
49	Stomaverschluß mit End-zu-End-Anastomose

Operateure

285 Leitende und Chefärzte
227 Oberärzte
74 Assistenzärzte

Lokale Komplikationen (n = 55)

Anastomoseninsuffizienz	2 (0,3%)
Reoperationen	10 (1,7%)
Platzbauch	2 (0,3%)
Wundinfekt	37 (6,0%)
Nachblutung	4 (0,6%)

Letalität (n = 12,2)

5 Elektivoperationen
7 Notfalleingriffe

Diskussion

Die vorgestellte Serie umfaßt sämtliche Dickdarmanastomosen an 22 Schweizer Kliniken, sowohl Kliniken der Zentralversorgung wie auch Kliniken der Grundversorgung. Trotz neu eingeführter Technik, trotz Beteiligung einer Vielzahl von z.T. noch wenig erfahrenen Operateuren und trotz eines Anteils von 25% Notfalleingriffen ohne Darmvorbereitung sind bei 586 Dickdarmanastomosen lediglich 2 klinische Anastomoseninsuffizienzen aufgetreten. Wie Bailey et al. (1984) und Loygue u. Quilichini (1985) können auch wir eine Verbesserung der Resultate bezüglich Anastomoseninsuffizienz mit der fortlaufenden Nahttechnik darstellen. Ursache dieser günstigen Resultate ist möglicherweise der Wirkungsmechanismus der locker angelegten Naht, die dem Bild einer entspannten Spirale oder Bettfeder entspricht. Während bei der Einzelknopfnaht bei zunehmendem Druck im Darmlumen die Dehnung der Anastomose zum Klaffen zwischen den Einzelknopfnähten sowie zur punktuellen Spannungserhöhung im Gewebe und im Knotenbereich führen kann, dichtet die fortlaufende Naht unter Zug die Darmenden bei gleichmäßiger Druckverteilung besser ab. Dabei muß bei der forlaufenden Naht einerseits genügend Darmmaterial gefaßt werden, andererseits ist der Faden locker zu führen, um sowohl ein Ausreißen als auch einen Einschnürungseffekt mit Minderdurchblutung zu vermeiden. Die Technik erscheint uns auch dank ihrer ausgesprochenen Einfachheit und ihres Komforts sicher und der Einzelknopfnaht ebenbürtig, wenn nicht gar überlegen. Zudem verringert sich dank der wenigen Handgriffe und des Entfallens des Knotens am kontaminierten Darm nach jedem Einstich die Unruhe und auch das Ausmaß der bakteriellen Verunreinigung im Operationsfeld. Diese Anastomosentechnik hat sich bei Wahl- und Notfalleingriffen als sicher erwiesen, sowohl bei erfahrenen Operateuren wie auch bei Chirurgen in Ausbildung. Als weiterer Vorteil kommt sicher auch der Preisvergleich mit anderen Anastomosentechniken, insbesondere auch Klammernahttechniken, zum tragen, da bei der fortlaufenden Nahttechnik lediglich ein einziger monofiler, doppelt armierter Faden verwendet wird. Zudem ist die Anlage dieser fortlaufenden Anastomosentechnik auch mit einem deutlichen Zeitgewinn gegenüber der Einzelknopfnaht verbunden und so ebenbürtig mit der Anlage einer Klammernaht.

Aufgrund dieser Resultate wurde die Anwendung der fortlaufenden einreihigen Nahttechnik vom Dünndarm und Dickdarm auf weitere intraperitoneale Abschnitte des Gastrointestinaltraktes wie Gastroenteroanastomosen und obere Rektumanastomosen ausgeweitet.

Aufgrund der Sicherheit betreffend Anastomoseninsuffizienz wird in zunehmendem Maße auch auf die Einlage eines intraperitonealen Drains verzichtet (Harden et al. 1993).

Literatur

1. Albert (1881) Zur Kasuistik der Dünndarm-Resektion. Wiener Med Presse 17: 517–521
2. Bailey HR, La Voo JW, Max E et al. (1984) Single-layer polypropylene colorectal anastomosis. Experience with 100 cases. Dis Colon Rectum 27: 19
3. Beickert R, Imhoff Ch v (1984) Nahtinsuffizienz am Dickdarm: Ist der Operateur ein Risikofaktor? Chirurg 55: 645–649
4. Fielding LP, Stewart-Brown S, Blesovsky L, Kearney G (1980) Anastomotic integrity after operations for large-bowel cancer: a multicentre study. Br Med J 281: 411–414
5. Gambee LP, Garnjobst W, Hardwick C (1956) Ten years' experience with a single layer anastomosis in colon surgery. Am J Surg 92: 222–227
6. Halsted WS (1887) Surgical suture of the intestine. Am J Med Sci 94: 436–461
7. Harder F, Kull Ch (1987) Fortlaufende einreihige Darmanastomose. Chirurg 58: 269–273
8. Harder F, Rothenbühler JM, Oertli D (1993) Drainagen in der septischen Chirurgie. Chirurg 64: 103–108
9. Harder F, Vogelbach P (1988) Single-layer end-on continuous suture of colonic anastomoses. Am J Surg 155: 611–614
10. Houdart R, Lavergne A, Valleur P et al. (1985) Vascular evolution of single-layer end-on colonic anastomoses. Dis Colon Rectum 28: 475
11. Lembert A (1826) Mémoire sur l'entérraphie avec la description d'un procédé nouveau pour pratiquer cette opération. Rep d'Anat Physiol Path 2: 100–104
12. Loygue J, Quilichini MA (1985) Colectomie idéale. A propos de 316 observations récentes. Chirurgie 11: 488
13. Vogelbach P, Harder F et al. (1988) Prospektive Erfassungsstudie von 586 konsekutiven fortlaufenden, einreihigen, extramukösen Kolonanastomosen. Helv Chir Acta 55: 655–658

Laparoskopische Dünndarmanastomosierung – drei Techniken im Vergleich

G. Meyer, V. Lange, H.-M. Schardey, A. Holker, Ch. Gutschow und F. W. Schildberg

Einleitung

Die laparoskopische Chirurgie hat in den vergangenen 5 Jahren eine rasante Entwicklung genommen. Dies gilt in erster Linie für die Standardisierung und Verbreitung der laparoskopischen Cholezystektomie, die abgesehen von bestimmten thorakoskopischen Operationen [15] bis heute die einzige minimal-invasive Operation geblieben ist, die sich unumstritten als Verfahren der Wahl etabliert hat.

Nach diesen und anderen [14] rein *resezierenden* Eingriffen sind in einer 2. Entwicklungsphase verschiedene Operationen mit *reparativem* Charakter vorgestellt worden. Beispielhaft seien hier die Vagotomie [10], Antirefluxeingriffe [4] und der inguinale Bruchlückenverschluß [19] genannt. Da die Erfahrungen mit diesen Operationen noch begrenzt sind und Langzeitergebnisse bislang nicht bekannt sind, kann zum Stellenwert der Operationen noch keine Aussage gemacht werden.

Die 3. Entwicklungsphase ist gekennzeichnet von dem Versuch, kombinierte *resezierend-rekonstruktive* Operationen laparoskopisch auszuführen. Hier steht derzeit vor allem die Dünn- und Dickdarmchirurgie im Mittelpunkt des Interesses. Es sind dabei wesentliche Probleme noch nicht oder noch nicht befriedigend gelöst: zum einen die *Präparatebergung* und zum anderen die Herstellung von *Anastomosen*.

Erste klinische Erfahrungen über die laparoskopische Anus-praeter-Anlage und Hartmann-Operation [13] sowie Rektumexstirpation [11] liegen vor.

Die wenigen hauptsächlich experimentellen Mitteilungen über Anastomosierungstechniken haben überwiegend kasuistischen Charakter und beschreiben mit Ausnahme der manuell oder transanal instrumentell durchgeführten Anastomosen im rektosigmoidalen Übergang laparoskopisch assistierte Techniken [2, 12, 20]. Die Handnaht ist schwierig, zeitaufwendig und erfordert spezielle Knotentechniken [3]. Die Sicherung der Fadenenden mit Clips ist noch nicht wissenschaftlich untersucht. Die Herstellung von Seit-zu-Seit-Anastomosen mit dem linearen Stapler als funktionelle End-zu-End-Anastomosen benötigt mobile Darmsegmente und hat den Nachteil, daß das Skalpell des Klammer-Schneide-Instrumentes die Klammernahtreihen kreuzt [17, 21]. Auch hierbei wird die Anastomose in der Regel über eine Minilaparotomie vor der Bauchdecke durchgeführt [5]. Anastomosen mit dem intraluminalen zirkulären Stapler sind mittels Tripple-stapling-Technik transanal im rektosigmoidalen Übergang ausgeführt worden [12, 20]. Problematisch ist hier die notwendige Tabakbeutelnaht und das Einbringen der Andruckplatte des Staplers mit dem Zentraldorn, was nach Entfernung des Resektates ebenfalls meist vor der Bauchdecke erfolgt [6]. Neuerdings kann der zirkuläre Stapler zwar über einen 33-mm-Port eingeführt werden und es steht auch ein speziell entwickeltes Gerät für die Tabakbeutelnaht zur Verfügung, so daß in Zukunft auch höher gelegene Anastomosen auf diese Art und Weise angelegt werden können. Das große, sperrige und die Übersicht einschränkende Instrument kommt aber den Anforderungen an minimal-invasive Instrumente wenig entgegen.

Nach unserer Auffassung haben die genannten Verfahren den Nachteil, daß sie den speziellen Gegebenheiten der laparoskopischen Chirurgie nicht in befriedigender Weise angepaßt sind oder andere Nachteile in Kauf genommen werden müssen.

Primäres Ziel unserer Studie war es daher, die Möglichkeiten und Grenzen der Herstellung bestimmter, uns für die laparoskopische Chirurgie besonders geeignet erscheinender Anastomosierungstechniken zu evaluieren. Dabei sollte es sich um technisch möglichst einfache und in allen Abschnitten des Intestinaltraktes ausführbare Verfahren handeln.

Aufgrund der von uns entwickelten Vorstellung sollte dabei geprüft werden, ob Anastomosen laparoskopisch mit einzeln plazierten Klammern suffizient hergestellt werden können und ob sie einen normalen Heilungsverlauf nehmen. Alternativ dazu wurde die Möglichkeit der laparoskopischen Anastomosierung mit einem linearen Stapler in Triangulationstechnik überprüft. Neben den technischen Aspekten interessierte natürlich auch die Qualität der Anastomosenheilung im Vergleich.

Material und Methode

Es wurden 3 Anastomosierungstechniken überprüft.

2 Anastomosenformen wurden mit einzeln plazierten Klammern des Endo-hernia-Staplers (Auto-Suture) hergestellt. Dabei wurde die Anastomose in Gruppe I 2/3 invertierend und 1/3 evertierend, in Gruppe II zirkulär evertierend ausgeführt. Die 3. Anastomosenform erfolgte zirkulär evertierend, aber in Triangulationstechnik mit dem linearen Endo-TA-60 (Auto-Suture).

Jede Anastomosentechnik wurde zunächst in einem Pilotversuch je 2mal am Versuchstier durchgeführt. Diese Tiere wurden sofort getötet und die Anastomosen überprüft.

Im Hauptversuch wurde für jede Technik eine aus 7 Hausschweinen bestehende Tiergruppe gebildet. Pro Gruppe wurden jeweils 6 Dünndarm- und 2 Dickdarmanastomosen durchgeführt. Die erste Dünndarmanastomose der jeweiligen Technik erfolgte zur Standardisierung der Operationsabfolge und Überprüfung der Technik über eine Laparotomie, die restlichen 5 wurden laparoskopisch durchgeführt. Bei den Tieren 1–6 jeder Gruppe wurde jeweils nur eine Dünndarmanastomose angefertigt. Beim 7. Tier wurden in der jeweiligen Technik 2 Dickdarmanastomosen am Linkskolon über eine Laparotomie ausgeführt, wobei das Kolon nicht speziell vorbereitet war. Die konventionell in den verschiedenen Techniken hergestellten Kolonanastomosen sollten lediglich orientierend Auskunft über die Praktikabilität der Methoden am Kolon geben. Bei den Tieren handelte es sich um männliche und weibliche Hausschweine mit einem Gewicht von 24–30 kg. Der Eingriff erfolgte in Allgemeinnarkose unter künstlicher Beatmung. Die Tiere bekamen 48 h vor und 24 h nach der Operation nichts zu fressen. Am Operationstag und an den ersten postoperativen Tagen erhielten die Tiere 200 000 IE Penizillin und 200 mg Streptomycin i.m.

Die konventionellen Operationen erfolgten über eine mediane Laparotomie. Bei den laparoskopischen Operationen wurde nach Anlage eines Pneumoperitoneums über eine Verres-Kanüle ein 10-mm-Trokar für die 45°-Optik (K. Storz), ein weiterer 10-mm-Trokar und ein 12-mm- bzw. 15-mm-Trokar für den Wechsel der Optik und das Einführen der Stapler sowie 3 5-mm-Trokare für Faßzangen zur Darmexposition und andere Instrumente plaziert.

Am 14. postoperativen Tag wurden die Tiere in Intubationsnarkose laparotomiert. Das Abdomen wurde auf Infektionszeichen überprüft. Die Verwachsungen des Anastomosenbereiches mit der Umgebung wurden mit Hilfe eines Adhäsionsindex klassifiziert. Dabei entsprach "0" keinen Verwachsungen, „+" einer Verwachsung mit 1 Struktur, „++" einer Verwachsung mit 2 Strukturen und „+++" einer Verwachsung mit >2 Strukturen. Anschließend wurde über die A. mesenterica superior eine selektive Angiographie (Bariumsulfatsuspension 1:2 verdünnt mit NaCl, 0,9%ig und 125 000 IE Heparin) durchgeführt, um den Vaskularisationsgrad der Anastomose beurteilen zu können.

Nach Explantation des anastomosentragenden Darmsegmentes wurden die Tiere getötet. Zur Bestimmung der Anastomosenweite wurde das Darmsegment bis zu einem Druck von 20 cm Wassersäule mit Kontrastmittel gefüllt und eine Röntgenaufnahme angefertigt. Auf dieser Aufnahme wurde der innere Durchmesser der Anastomose (a) sowie des Darmes 3 cm proximal (b) und distal (c) davon gemessen. Der Anastomosenindex wurde nach der Formel Ai=.. berechnet. Ein Anastomosenindex von 1 entspricht somit einem idealen Zylinder [7]. Zusätzlich wurde die Anastomosenweite durch Ermittlung der maximal möglichen Passage mit einem Hegar-Stift bestimmt. Anschließend erfolgte zur Überprüfung der Dichtigkeit der Anastomose die Prallfüllung des Darmsegmentes bis 40 cm H_2O mit Kontrastmittel und die Anfertigung einer weiteren Röntgenaufnahme.

Nach Ablassen des Kontrastmittels und Spülung mit NaCl wurde der Berstungsdruck bestimmt. Hierzu wurde das an beiden Enden auf einen Polyäthylentubus gezogene und hier fixierte Darmsegment kontinuierlich mit 0,9%iger NaCl aufgepumpt. Über einen Druckaufnehmer (SENSYM SCX 15 DNC) wurden die Daten mit Hilfe eines Meßverstärkers (Hellige Servomed) für den Schreiber (Rikadenki) aufbereitet. Der Moment des Berstungsdrucks wird durch Platzen und konsekutiven Druckabfall dokumentiert. Zuletzt wurde der Darm antimesenterial eröffnet, der anastomosentragende Abschnitt aufgespannt und in eine gepufferte Formalinlösung verbracht. Vor der histologischen Aufarbeitung der Anastomosen wurden die zweidimensionalen Präparate geröntgt und so der Vaskularisationsgrad dokumentiert.

Zur histologischen Aufarbeitung wurden die noch im Präparat befindlichen Endo-Hernia-Klammern vorsichtig entfernt. Die Klammern des Endo-TA-60-Gerätes konnten dagegen nicht entfernt werden, ohne daß dies zu einer zu großen Beschädigung der Anastomose geführt hätte. Diese Anastomosen wurden daher nicht im gesamten Querschnitt beurteilt, sondern nur der lumenwärts der Klammernahtreihe gelegene Anastomosenabschnitt. Die formalinfixierten Schweinedärme wurden nach dem Zuschnitt der Anastomosenstellen in Paraffin eingebettet. Die angewandten Färbungen waren Hämatoxilin-Eosin und Elastika-van-Gieson.

Technik I

Nach Durchtrennung des Darmes mit der Schere wurde bei 4 und 8 Uhr (Mesenterium = 6 Uhr) jeweils ein Haltefaden (4/0) allschichtig invertierend gestochen und geknotet. Unter Zug an den Haltefäden wurde das 1. Drittel der Anastomose durch von innen allschichtig invertierend gesetzte Einzelklammern des Hernien-Staplers (Endo-Hernia, Auto-Suture) angefertigt (Abb. 1a). Der Abstand zwischen den Klammern entsprach dabei jeweils der Schmalseite des Applikationsendes des Hernienstaplers (ca. 2 mm). Die Abstände zwischen den Klammern wurden als korrekt angesehen, wenn sich die Spitze des Endo-dissekt (Auto-Suture) nicht mehr zwischen den Klammern hindurchschieben ließ. Anschließend wurde bei 12 Uhr eine 3. Haltenaht allschichtig invertierend gelegt und geknotet. Unter Anspannung des zuletzt plazierten sowie eines der bereits vorhandenen Fäden konnte der 2. Schenkel des entstandenen Dreiecks invertierend geklammert werden. Der jetzt in der Mitte der Klammerreihe befindliche Faden wurde abgeschnitten und der verbleibende 3. Schenkel des Dreiecks unter Zug an den beiden restlichen Haltefäden von außen evertierend mit Einzelklammern verschlossen (Abb. 1b).

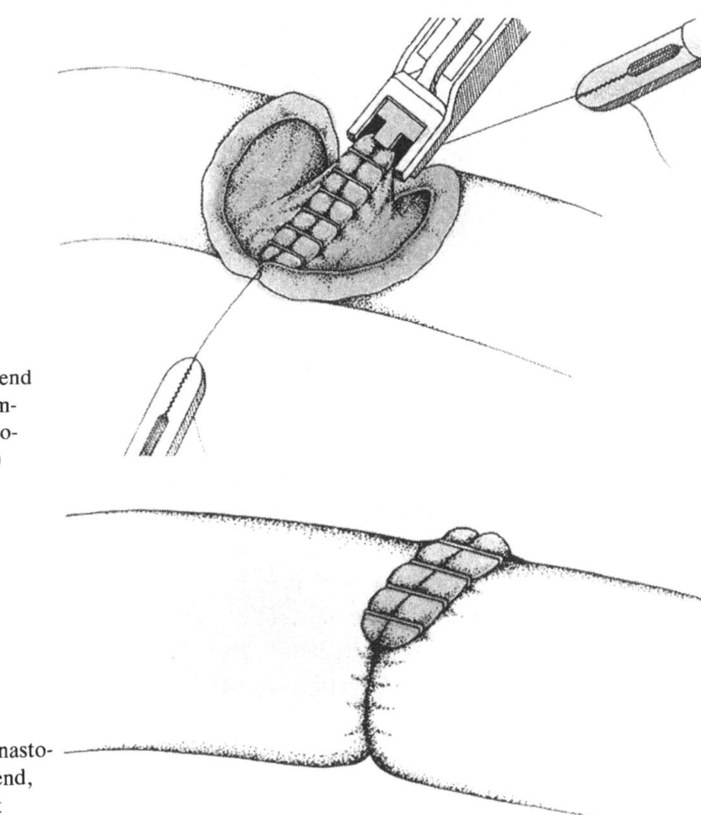

Abb. 1a. Invertierend gesetzte Einzelklammern mit dem Endo-Hernia (Technik I)

b Fertiggestellte Anastomose 2/3 invertierend, 1/3 evertierend mit Einzelklammern (Technik I)

Der Verschluß des Mesenterialschlitzes erfolgte ebenfalls mit Einzelklammern. Nach Ausspülen des Situs wurde die Faszie an den Einstichstellen größerer Trokare verschlossen und die Haut aller Trokarinzisionsstellen vernäht.

Technik II

Nach Darmdurchtrennung wurden alle Haltenähte allschichtig evertierend bei 6 Uhr (Mesenterialansatz), 10 Uhr und 2 Uhr gelegt und geknotet. Durch Zug an den Haltefäden wurde der Darm dreiecksförmig ausgespannt und jeder Schenkel von außen evertierend mit Einzelklammern verschlossen (Abb. 2). Die Abstände zwischen den Klammern wurden entsprechend Technik I gewählt und überprüft.

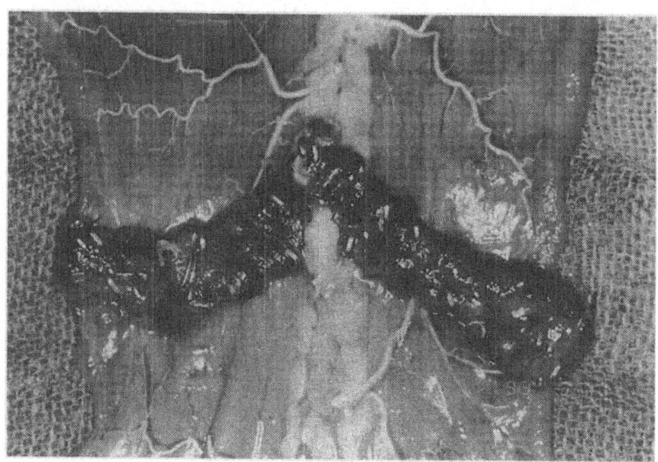

Abb. 2. Zirkulär evertierend mit Einzelklammern angefertigte Anastomose (Technik II) am Dünndarm, 1 h nach Anfertigung. Serosaseitig ist die Klammernahtreihe bereits von einem dünnen Fibrinfilm überzogen

Technik III

Nach Darmdurchtrennung wurden wie bei Technik II alle Haltenähte allschichtig evertierend bei 6 Uhr (Mesenterialansatz), 10 Uhr und 2 Uhr gelegt und geknotet. Durch Zug an den Haltefäden wurde der Darm dreiecksförmig ausgespannt und jeder Schenkel von außen evertierend mit dem laparoskopischen linearen Klammernahtgerät (Mulitfire-Endo-TA-60, Auto-Suture) verschlossen (Abb. 3). Dabei wurde darauf geachtet, daß sich die Klammernahtreihen an den Ecken des Dreiecks überkreuzen. Aufgrund der Klammeranordnung des TA-60 enthielt jeder Anastomosenschenkel 3 gegeneinander versetzte Klammerreihen, wobei die Einzelklammern wesentlich kürzer und niedriger als beim Endo-Hernia-Gerät sind.

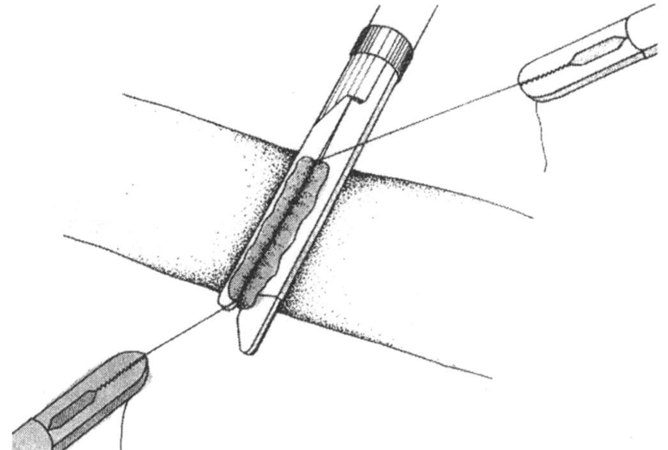

Abb. 3. Anlage einer evertierenden Klammernahtreihe mit dem linearen Klammernahtgerät Endo-TA-60 (Technik III)

Ergebnisse

Alle Tiere überlebten die Operation und den Beobachtungszeitraum von 14 Tagen bis zur Obduktion. Die klinisch relevanten Ergebnisse sind in Tabelle 1 aufgeführt.

Als wesentliche Komplikation sahen wir bei 2 von 5 laparoskopisch angelegten Anastomosen in der Gruppe I mit 2/3 invertierender Technik eine hochgradige Stenose. Beide Stenosen zeigten höhergradige Verwachsungen mit der Umgebung (++). In 1 Fall fand sich dabei eine lokale fibrinöse, nicht-eitrige Peritonitis, und im anderen Fall bestand eine diffuse fibrinöse, ebenfalls nicht-eitrige Peritonitis. Nach Durchsicht der Videoaufzeichnungen sind wir der Meinung, daß beide Stenosen iatrogen durch eine Störung der Durchblutung verursacht worden sind, da in beiden Fällen die Darmenden zur Blutstillung zirkulär übermäßig elektrokoaguliert worden waren, was daraufhin in den Gruppen II und III sorgsam vermieden wurde. Infolge der Elektrokoagulation zeigten die Darmenden vor der Anastomosierung keine Blutungen und z.T. ein zyanotisches Kolorit. Alle anderen laparoskopisch oder konventionell erfolgten Dünn- und Dickdarmanastomosen heilten komplikationslos ab.

Ohne Berücksichtigung der beiden Stenosen schwankte der Anastomosenindex beim Dünndarm zwischen 0,47 und 0,55, beim Dickdarm zwischen 0,5 und 0,63. Die Durchgängigkeitsbestimmung mit dem Hegar-Stift zeigte eine tendenzielle Größenzunahme der Anastomosen von der Gruppe I über die Gruppe II zur Gruppe III, wobei die Unterschiede jedoch klinisch nicht bedeutsam zu sein scheinen. Bei kombinierter Betrachtung von Hegar-Passage und Anastomosenindex zeigten die in Technik III angefertigten laparoskopischen Dünndarmanastomosen die größten Lumina.

Die für die laparoskopische Anastomosenherstellung benötigte Zeit war mit 47 min am kürzesten bei der technisch am einfachsten auszuführenden zirkulär evertierenden Einzelklammeranastomose, gegenüber 59 min bei den beiden anderen Techniken.

Schwere Adhäsionen fanden sich in keiner Gruppe. Insbesondere zeigten die zirkulär evertierten Anastomosen keine stärkeren Verwachsungen als die 2/3 invertierten Anastomosen, was wir auf den bereits unmittelbar postoperativ sich ausbildenden Fibrinbelag der Serosaseite (Abb. 2) zurückführen.

Tabelle 1. Ergebnisse der verschiedenen Anastomosentechniken (**MIC** = minimal-invasive Chirurgie, **Konv.** T = konventionelle Chirurgie)

Tier	Darm	Hegar		Anastomosen-		Operationszeit		Adhäsionsgrad
Nr.		Mittelwerte mm		index	Mittelwerte (SD)	Werte min	Mittelwerte (SD)	
Gruppe I								
1	Konv. DD	13,5		0,43		20		+ = 1x
2	MIC DD	13,5		0,43		63		
3		15,0		0,61		57		0 = 1x
4		>5,0	14	–	0,50	44	59	+ = 2x
5		>5,0	a)	–	(0,14)	63	(9,24)	++ = 2x
6		14,0		0,52		68		
23	Konv. Kolon	20,0		0,68	0,63	15		
24		29,0	24,5	0,57		15		+ = 2x
Gruppe II								
7	Konv. DD	16,0		0,45		10		+ = 1x
8	MIC DD	16,0		0,46		50		
9		15,0		0,37		67		
10		17,0	16,3	0,58	0,47	40	47,4	+ = 4x
11		17,0		0,53	(0,09)	42	(11,87)	++ = 1x
12		17,0		0,37		38		
21	Konv. Kolon	20,0		0,61	0,50	17		
22		17,0	18,5	0,38		14		+ = 2x
Gruppe III								
13	Konv. DD	20,0		0,48		33		+ = 1x
14	MIC DD	20,0		0,27		73		
15		18,0		0,48		35		0 = 2x
16		20,0	18,4	0,83	0,55	61	59,0	+ = 1x
17		17,0		0,46	(0,18)	74	(17,32)	++ = 2x
18		17,0		0,77		49		
19	Konv. Kolon	22,0		0,60	0,56	20		
20		31,0	26,5	0,51		16		0 = 2x

a) 2 Stenosen ausgeschlossen

Tabelle 2. Berstungsdruck (mm Wassersäule) der Dünndarmanastomosen (n=6 pro Gruppe und Technik)

	Gruppe		
Darm	I	II	III
Mit Anastomose	205,0 ± 27,4	235,7 ± 31,9	225,4 ± 62,8
Ohne Anastomose	219,0 ± 33,3	235,0 ± 34,5	195,5 ± 83,8

Bei der Bestimmung des Berstungsdruckes (Tabelle 2) als Maß für die Festigkeit der Dünndarmanastomose zeigten zirkulär evertierte Anastomosen eine etwas höhere Belastbarkeit, wobei die Unterschiede zwischen den verschiedenen Techniken und im Vergleich zu nicht-anastomosentragenden Dünndarmsegmenten der gleichen Tiere mit Werten zwischen 195 und 235 mm Wassersäule aber nicht signifikant waren.

Am Dünndarm waren zum Zeitpunkt der Explantation alle invertierend gesetzten Klammern nach luminal abgelöst und daher nicht mehr auffindbar. Die evertierend plazierten Einzelklammern waren von außen nicht mehr sichtbar, lumenwärts migriert und befanden sich kurz vor der Ablösung im Mukosabereich, bzw. hatten sich bereits abgelöst (Abb. 4). Bei den mit dem TA-Gerät angefertigten Anastomosen fanden sich sämtliche Klammern in situ und von Mukosa bedeckt.

Die histologische Aufarbeitung zeigte alle Anastomosen gut verheilt und ohne Lekagen. Während bei den Anastomosen in den Techniken I und II der anastomosierte Abschnitt in der Mehrzahl der Fälle nach 14 Tagen noch nicht wieder von Mukosa bedeckt war (Abb. 5), fanden sich die Anastomosen in Technik III komplett epithelialisiert.

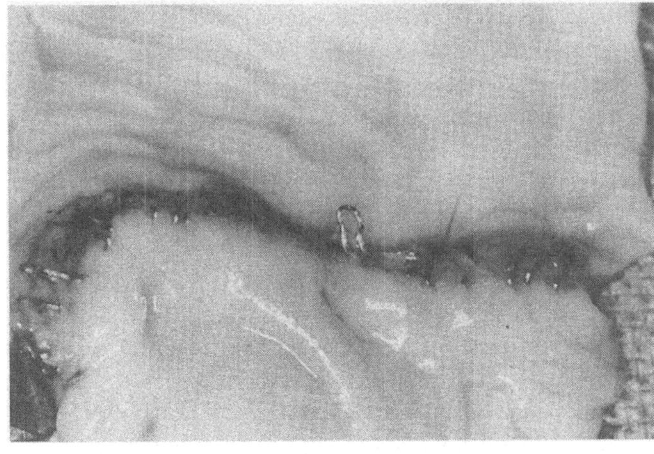

Abb. 4. Zirkulär evertierend mit Einzelklammern angefertigte Anastomose (Technik II) am Dünndarm, 14 Tage postoperativ. Einzelne Klammern treten bereits durch die Mukosa ins Lumen vor.

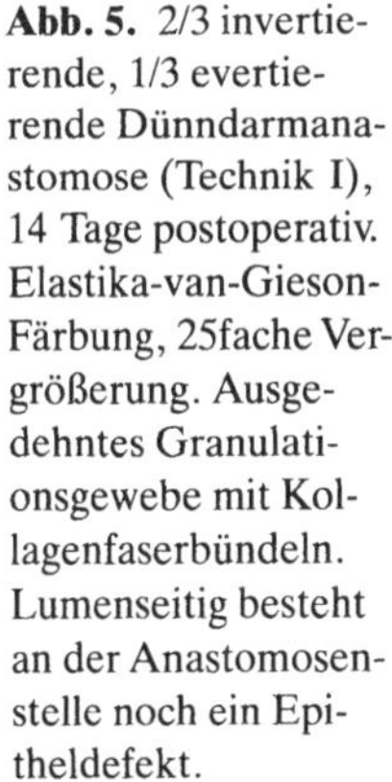

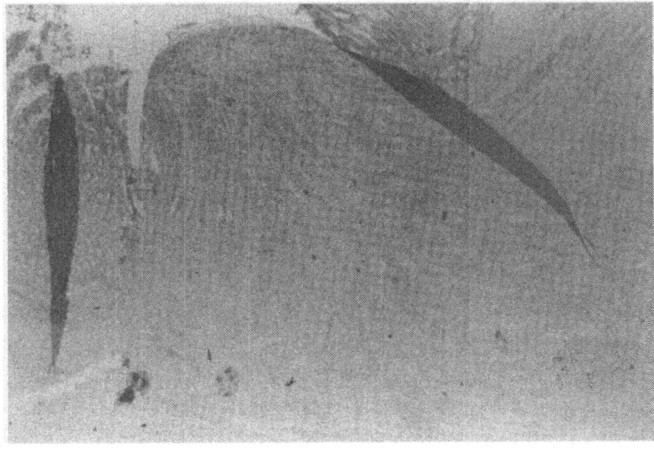

Abb. 5. 2/3 invertierende, 1/3 evertierende Dünndarmanastomose (Technik I), 14 Tage postoperativ. Elastika-van-Gieson-Färbung, 25fache Vergrößerung. Ausgedehntes Granulationsgewebe mit Kollagenfaserbündeln. Lumenseitig besteht an der Anastomosenstelle noch ein Epitheldefekt.

Bei allen Techniken bestanden in der Submukosa inflammatorische Zellproliferationen. Die Bindegewebeproliferation und Vaskularisation war in den Techniken I und II etwas stärker, sie unterschieden sich jedoch nicht signifikant von der Technik III. Bei einigen evertierend angelegten Anastomosen fanden sich submukös gelegene Mukozelen. Bei Anastomosen der Technik III bestand im Bereich des Mesenterialansatzes jeweils ein erbsgroßer intramuraler Abszeß. Diese Tiere zeigten jedoch makroskopisch keinen Anhalt für eine Peritonitis oder Stenose. In allen Fällen kam es technikbedingt zu einer sekundären Wundheilung [9]. Dabei bildeten sich bei den Techniken I und II häufig stärkere, makroskopisch serosaseitig deutlich erkennbare Anastomosenwülste aus. Insgesamt ergab die histologische Untersuchung keine deutlichen Unterschiede zwischen den verschiedenen angewandten Techniken.

Diskussion

Die vorliegende – noch nicht abgeschlossene – Studie hat das Ziel, laparoskopische Techniken zur intraabdominellen End-zu-End-Anastomosierung zu entwickeln und zu überprüfen. Im Vordergrund stand dabei zunächst die technische Durchführbarkeit, weshalb die laparoskopischen Anastomosen am Dünndarm erfolgten. Die technischen Anforderungen sind wegen der kleineren Lumina höher, technische Fehler werden somit sicherer entdeckt und die technische Durchführbarkeit der Methode unterliegt einer schärferen Prüfung. Vorteilhaft ist außerdem, daß der Dünndarm beim Schwein wesentlich leichter zugänglich ist als der Dickdarm und auch weniger störanfällig bezüglich seiner Heilung. Allen 3 vorgestellten Techniken ist das Plazieren von jeweils 3 Haltefäden gemeinsam, wodurch die Darmenden für die Klammerung adaptiert werden und sich zu einer Dreiecksform aufspannen lassen. Das variable Ausrichten der zu klammernden Darmwände mit Hilfe der Haltefäden erwies sich als essentiell, erforderte aber 2 5-mm-Trokare zum Dirigieren der Fäden mit Faßzangen. Partiell invertierte Anastomosen erwiesen sich in unserer Untersuchungsreihe als technisch am anspruchsvollsten. Zirkulär evertierte Anastomosen waren in Einzelklammertechnik laparoskopisch am schnellsten und einfachsten herzustellen und hatten größere Lumina. Sie zeigten nicht mehr Verwachsungen als partiell invertierte Anastomosen. Im Vergleich zur Einzelklammertechnik war die Anastomosierung mit dem linearen Stapler in Triangulationstechnik schwieriger als erwartet und erfordert mobilere Darmenden. Die Ausrichtung der zu klammernden Darmwände auf das relativ lange und starre Instrument sowie das Mißverhältnis zwischen der Staplergröße und dem zur Verfügung stehenden Raum im Abdomen (des Schweines) begründen diesen Unterschied. Als Vorteil der Einzelklammertechnik sahen wir weiter, daß ein unkontrolliertes Mitfassen der gegenüberliegenden Darmwand bis zu den letzten Klammern ausgeschlossen werden konnte. Bei der Triangulation mit dem Endo-TA-Gerät fehlt diese Kontrolle für die abschließend zu setzende Klammerreihe. Nur durch kräftiges Anspannen des dieser Nahtreihe gegenüberliegenden Haltefadens ließ sich eine entsprechende Komplikation vermeiden. Der verwendete abwinkelbare Hernienstapler erwies sich als gut geeignetes Instrument, das u.E. auch an schwer zugänglichen Regionen der Abdominalhöhle oder bei wenig beweglichen Anastomosenenden gut eingesetzt werden kann. Hier deutet sich ein wesentlicher Vorteil gegenüber voluminöseren starren Geräten wie dem TA-Gerät oder zirkulären Staplern an.

Die von uns ermittelten Anastomosenweiten, -indizies und die gemessenen Berstungsdrucke entsprechen den Angaben in der Literatur [16, 22], wobei bekannt ist, daß gestapelte Anastomosen bereits kurz nach ihrer Fertigstellung höhere Belastungsdrucke aufweisen als handgenähte Anastomosen [8]. Die etwas höheren Berstungsdrucke der Anastomosen mit Einzelklammertechnik dürften Folge der hier verstärkten sekundären Wundheilung mit vermehrter Bindegewebeproliferation sein. Evertierte Anastomosen zeigten weitere Lumina als partiell invertierte Anastomosen, was ebenfalls Angaben der Literatur entspricht [1, 18]. Die angiographisch und histologisch untersuchte Gefäßversorgung der Anastomosen war bei allen Techniken gut, weshalb die verwendeten Klammern auch aus dieser Sicht als geeignet angesehen werden dürfen.

Die am Dünndarm gewonnenen Erkenntnisse und Ergebnisse bestätigten sich bei den lediglich orientierenden Untersuchungen am Kolon. Obwohl das Kolon nicht vorbereitet und daher stuhlgefüllt war, beobachteten wir keinerlei septische Komplikationen und keine bzw. nur unwesentliche Verwachsungen mit der Umgebung. Alle Dickdarmanastomosen verheilten komplikationslos. wenngleich die Zahl der Kolonanastomosen noch zu klein ist, um endgültige Aussagen machen zu können, kann aufgrund dieser Ergebnisse zumindest vermutet werden, daß auch Kolonanastomosen in den geschilderten Techniken suffizient herstellbar sind.

Insgesamt zeigen die vorläufigen Ergebnisse unserer noch nicht abgeschlossenen Studie, daß End-zu-End-Anastomosen laparoskopisch intraabdominell mit einzeln plazierten Klammern und mit einem linearen Stapler in Triangulationstechnik suffizient hergestellt werden können. Zum jetzigen Zeitpunkt scheint uns aus klinischer Sicht die komplett evertierende Einzelklammeranastomose die besten Resultate zu zeigen. Obwohl erste Ergebnisse die Anwendbarkeit der Methoden auch am Kolon möglich erscheinen lassen, müssen vor der klinischen Erprobung noch weitere experimentelle Überprüfungen stattfinden. Wir halten die bisher erzielten Resultate aber für ermutigend und sogar eine Beeinflussung der Staplertechniken in der konventionellen Chirurgie für möglich.

Literatur

1. Abramowitz HB, McAlister WH (1969) A comparative study of small-bowel anastomoses by angiography and microangiography. Surgery 66: 564–569
2. Brune I, Schönleben K (1992) Laparoskopische Sigmaresektion. Chirurg 63: 342–344
3. Cuschieri A, Berci G (1992) Laparoscopic biliary surgery, 2nd edn. Blackwell, London Edinburgh Boston
4. Dallemagne B, Weerts JM, Jehaes C, Markiewicz S, Lombard R (1993) Techniques and results of endoscopic fundoplication. End Surg 1: 72–75
5. Fowler DL, White SA (1991) Laparoscopy-assisted sigmoid resection. Surg Laparosc Endosc 1: 183–188
6. Függer R, Herbst F, Gnant M et al. (1992) Die experimentelle laparoskopische Sigmaresektion. Min Invas Chir 1: 167–168
7. Graffner H, Andersson L, Löwenhielm P, Walther B (1984) The healing process of anastomoses of the colon: a comparative study using single, double-layer or stapled anastomosis. Dis Colon Rectum 27: 767–771

8. Howell GP, Ryan JM, Morgans BT, Cooper J (1991) Assessment of the use of disposable skin staplers in bowel anastomoses to reduce laparotomy time in penetrating ballistic injury to the abdomen. Ann RCSE 73: 87–90
9. Jansen A, Becker AE, Brummelkamp WM, Keeman JN, Klapper PJ (1991) The importance of the apposition of the submucosal intestinal layers for primary wound healing of intestinal anastomoses. Surg Gynecol Obstet 152: 51–58
10. Kathkouda N, Mouiel J (1991) A new technique of surgical treatment of chronic duodenal ulcer without laparotomy by video-coelioscopy. Am J Surg 161: 361–364
11. Köckerling F, Gastinger I, Schneider B, Krause W, Gall FP (1992) Laparoskopische abdominoperineale Rektumexstirpation mit hoher Durchtrennung der Arteria mesenterica inferior. Chirurg 63: 345–348
12. Köckerling F, Gastinger I, Remmel E, Gall FP (1992) Die laparoskopische tubuläre Rektum- und Kolonresektion. Zentralbl Chir 117: 103–110
13. Lange V, Meyer G, Schardey HM, Schildberg FW (1991) Laparoscopic creation of a loop colostomy. J Laparoendoscop Surg 1: 307–312
14. Lange V, Meyer G, Rau H, Schildberg FW (1992) Minimal-invasive Eingriffe bei solitären Lebercysten. Chirurg 63: 349–352
15. Meyer G, Lange V, Dienemann H, Schildberg FW (1993) Die Video-Thorakoskopische atypische Lungenresektion. Zentralbl Chir 118: 549–559
16. Okudaira Y, Kholoussy AM, Sharf H, Yang Y, Matsumoto T (1984) Experimental study of singly placed staples for an everted intestinal anastomosis. Am J Surg 147: 234–236
17. Pietrafitta JJ, Schultz LS, Graber JN, Hickok DF (1992) An experimental technique of laparoscopic bowel resection and reanastomosis. Surg Laparosc Endosc 2: 205–211
18. Ravitch MM, Brolin R, Kolter J, Yap S (1981) Studies in the healing of intestinal anastomoses. World J Surg 5: 627–637
19. Schleef J, Barthel M, Neufang T, Lepsien G, Schafmayer A, Peiper HJ (1992) Die laparoskopische Hernioplastik: Technik, erste Erfahrung mit 50 operierten Patienten. Min Invas Chir 1: 35–40
20. Sharpe DR, Redwine DB (1992) Laparoscopic segmental resection of the sigmoid and rectosigmoid colon for endometriosis. Surg Laparosc Endosc 2: 120–124
21. Soper NJ, Brunt LM, Fleshman J, Dunnegan DL, Clayman RV (1993) Laparoscopic small bowel resection and anastomosis. Surg Laparosc Endosc 3: 6–12
22. Wetherall AP, Cooper GJ, Ryan JM, Taylor DEM, Howell GP, Rice P (1992) Use of disposable skin staplers for bowel anastomosis to reduce laparotomy time in war. Ann RCSE 74: 200–204

Der standardisierte Vergleich atraumatischer chirurgischer Nadeln: Methoden und Ergebnisse

W. Timmermann, S. Pecht, O. Jürgensen und A. Thiede

Die chirurgische Naht ist eines der wichtigsten Arbeitsmittel in der Hand des operativ tätigen Mediziners. Im Bereich der Viszeralchirurgie werden hierzu zumeist fixe Nadel-Faden-Kombinationen mit sog. atraumatischen Nadeln verwendet. Das Auswahlkriterium dieser Nadel-Faden-Kombinationen ist häufig der Faden, während der Nadel bisher wenig Beachtung geschenkt wurde. Durch die mit modernen monofilen Fäden möglichen fortlaufenden Nahttechniken kommt der Eigenschaft der Nadel auch im Bereich der Viszeralchirurgie wieder eine zunehmende Bedeutung zu. Es sollte daher versucht werden, objektiv meßbare Kriterien für Nadeleigenschaften aufzustellen und mit Hilfe dieser Kriterien auf dem Markt befindliche Nadeln zu vergleichen. Als solche Eigenschaften wurden Biegungsstabilität, Elastizität, Durchstichskraft und Bruchstabilität definiert.

Material und Methoden

Nahtmaterial

Aus dem auf dem Markt befindlichen Nadelangebot wurden für diese Untersuchung repräsentativ ausgewählt Rundkörpernadeln mit normaler Spitze und 10, 17 und 26 mm gestreckter Länge von je 2 Herstellern sowie Nadeln mit schneidender Spitze und 17 mm gestreckter Länge von 4 Herstellern.

Die Messungen für Biegungsstabilität, Elastizität und Durchstichkraft erfolgten unter Verwendung eines Instron-Universal-Testing-Instrument-1026. Diese Zugfestigkeitsmaschine besitzt 2 Klemmbacken, die sich mit konstanter, variabel vorwählbarer Geschwindigkeit voneinander wegbewegen. Währenddessen wird die Kraft, die für diese Bewegung zu überwinden ist, ständig gemessen und von einem angeschlossenen Meßschreiber graphisch aufgetragen.

Messung der Biegungsstabilität

Die zu testenden Nadeln wurden in einem Nadelhalter fixiert. Dieser wiederum wurde über eine speziell entwickelte Halterung in die untere Klemmbacke des Instron-Meßgerätes eingespannt. Der Fixierungspunkt der Nadel im Nadelhalter wurde so gewählt, daß eine Tangente an der Nadelspitze einen Winkel von 90° zur Waagerechten bildete. Durch ein an der oberen Klemmbacke fixiertes Metallplättchen erfolgte der Zug an der Nadelspitze annähernd senkrecht nach oben. Die aufgewendete Kraft im Verhältnis zur Biegung der Nadel wurde auf dem angeschlossenen Meßschreiber registriert. Die Zuggeschwindigkeit betrug 50 mm/min, der Vorschub des Papiers 200 mm/min. Von den erhaltenen Meßkurven (Abb. 1) wurde die Kraft in N abgelesen, an der die Steigung der Tangente an die Kraft-Weg-Kurve 45° betrug. Dieser Punkt wurde als Beginn der Nadelverbiegung definiert, was anhand der Kurven plausibel war, da jenseits dieses Punktes nur geringe Kraftänderungen an der Nadelspitze zu starker Verbiegung führten. Pro Nadeltyp und Nadelhersteller wurden 10 Meßwerte bestimmt und Mittelwerte sowie Standardabweichungen angegeben.

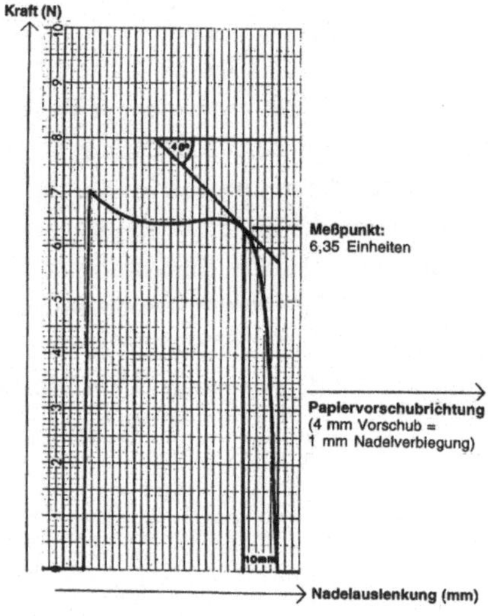

Erläuterung zum Erhalt der Meßwerte:
1. Biegungsstabilität: 6,35 E (1 E = 1 N) = 6,35 N
2. Elastizität: 6,35 E / 10 mm Skala = 6,35 N / 2,5 mm = 2,54 N / mm

Abb. 1. Beispiel für eine Verbiegungskurve

Elastizitätsmessung

Mit Hilfe der Meßkurven ließ sich auch die Nadelelastizität ermitteln. Wieder wurde der Punkt mit einer Steigung von 45° gewählt. Die zu diesem Punkt gehörigen Werte für Kraft und Nadelauslenkung wurden bestimmt und die Werte analog einer Federkonstanten in N/mm angegeben.

Durchstichtest

Für diese Tests wurden die Nadeln vorab über einer Plastikeinmalspritze annähernd geradegebogen. Anschließend wurden sie mit ihrem stumpfen Ende in einer modifizierten Halterung im Instron-Meßgerät fixiert. Dann wurden die Nadeln mit einer konstanten Geschwindigkeit von 50 mm/min durch ein Silikonplättchen von 2,5 mm

Dicke gestochen. Die für diesen Vorgang erforderliche Kraft wurde, in Abhängigkeit vom zurückgelegten Weg, auf dem Meßschreiber registriert. Es wurden je Nadeltyp und Nadelhersteller 10 Nadeln getestet. Als Meßpunkt wurde die beim Durchstich maximal aufgewendete Kraft definiert und pro Nadel abgelesen (Abb. 2). Es erfolgt die Angabe von Mittelwert und Standardabweichung.

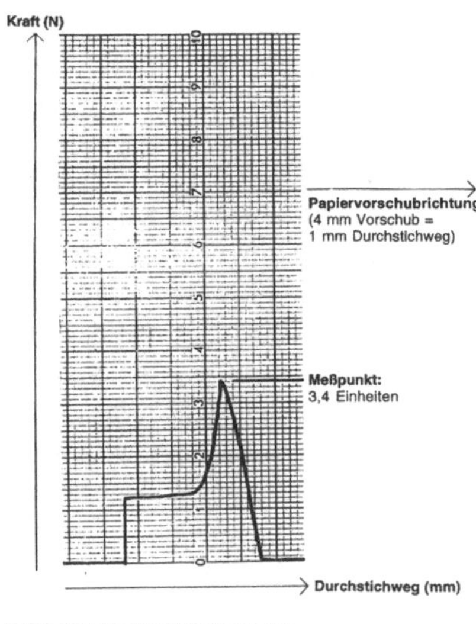

Abb. 2. Beispiel für eine Durchstichkurve

Bestimmung der Bruchfestigkeit

Die Nadeln wurden am Übergang vom mittleren zum hinteren Drittel in einen Nadelhalter eingespannt. Dieser wiederum war in einem Kugellager derart befestigt, daß er um seine Längsachse gedreht werden konnte. Durch 2 entsprechend der Nagelgröße verstellbare Anschläge in einer Halterung wurde bei Drehung des Nadelhalters die Nadel um 70° am Nadelhalter abgeknickt und dann mit Hilfe des 2. Anschlages in ihre ursprüngliche Ausgangsform zurückgebogen. Der Biegewinkel war durch 2 Anschläge an der Rückseite der Apparatur definiert. Die Anzahl der Biegungsmanöver, definitionsgemäß ein Vor- und Zurückbiegen bis zum Bruch der Nadel, wurde festgestellt. Pro Nadeltyp und -hersteller erfolgten 10 Tests. Ermittelt wurden Median sowie Minima und Maxima.

Ergebnisse

Bei Vergleich der Nadeln verschiedener Hersteller des gleichen Grundtyps und verschiedener Größe (Tabelle 1) zeigt sich, daß die Biegungsstabilität im Prinzip mit der Größe der Nadel zunimmt.

Tabelle 1. Ergebnisse des Vergleichs von Rundkörpernadeln verschiedener gestreckter Länge von 2 Herstellern (jeweils n = 10)

	Biegungsstabilität (N, Standardabweichung)		Durchstichkraft (N, Standardabweichung)		Bruchstabilität (N, Min)	
26 mm	6,9	(0,4)	0,6	(0,05)	9	(7)
	7,5	(0,3)	0,8	(0,07)	15	(11)
17 mm	1,6	(0,1)	0,45	(0,03)	20	(14)
	4,7	(0,2)	0,67	(0,04)	3	(3)
10 mm	1,2	(0,1)	0,4	(0,04)	20	(15)
	0,4	(0,1)	0,6	(0,07)	6	(4)

Innerhalb der einzelnen Größen gibt es jedoch in Abhängigkeit vom Hersteller Differenzen bis zum Faktor 3 (17- und 10-mm-Nadeln). Die zum Durchstich durch das Testmaterial erforderlichen Kräfte zeigen ebenfalls eine Abnahme in Abhängigkeit von der Nadelgröße. Dabei fällt es auf, daß die Nadeln eines Herstellers immer geringere Durchstichkraft als die des anderen aufweisen. Die Bruchstabilität zeigt ebenfalls deutliche Differenzen, wobei hier keine Abhängigkeit von der Größe der Nadeln erkennbar ist. Auffällig ist die teilweise erhebliche Differenz der Bruchstabilität bei gleicher Nadelgröße in Abhängigkeit vom Nadelhersteller. Eine Korrelation der Eigenschaften Biegungstabilität, Durchstichkraft und Bruchstabilität untereinander ist in dieser Untersuchung nicht erkennbar.

Bei der erweiterten Analyse eines Nadeltyps von 4 verschiedenen Herstellern (Tabelle 2) bestätigen sich die oben genannten Aussagen. Es gibt erhebliche Differenzen in allen Nadeleigenschaften in Abhängigkeit vom Hersteller, während eine fixe Korrelation bestimmter Nadeleigenschaften bei den einzelnen Nadeln nicht festgestellt werden kann. Die untersuchten und dargestellten Nadeleigenschaften sind mit relativ geringen Streuungen in allen Tests reproduzierbar.

Tabelle 2. Ergebnisse des Vergleichs einer Nadel der gestreckten Länge 17 mm halbrund mit trokarförmiger Spitze von 4 verschiedenen Herstellern (jeweils n = 10)

	Biegestabilität (N, Standardabweichung)		Elastizität (N/mm, Standardabweichung)		Durchstichkraft (N, Standardabweichung)		Bruchstabilität (n, Min)	
A	2,0	(0,06)	0,7	(0,08)	1,6	(0,17)	32	(25)
B	1,5	(0,02)	0,8	(0,14)	1,0	(0,08)	4	(3)
C	9,0	(0,13)	2,3	(0,26)	0,8	(0,05)	8	(5)
D	4,1	(0,15)	1,3	(0,17)	1,3	(0,14)	21	(17)

Diskussion

Die vorgestellten Untersuchungsmethoden lassen reproduzierbare Aussagen über Eigenschaften von Nadeln zu, die für deren praktische Handhabung von Bedeutung sind. Es zeigt sich, daß Nadeln der gleichen Größe und Gestalt mit sehr unterschiedlichen Eigenschaften auf dem Markt erhältlich sind und daß es keine konstante Korrelation bestimmter Nadeleigenschaften gibt. Das bedeutet für den Anwender, daß je nach Einsatzgebiet der Nadeln solche mit gewünschten Eigenschaften ausgewählt und wohl auch gezielt produziert werden können. Zur Optimierung der chirurgischen Arbeitsmittel kann daher auch eine Nadel-Faden-Kombination erstellt werden, die optimale Fadeneigenschaften mit optimalalen Nadeleigenschaften verbindet. Voraussetzung ist es, daß die Anwender hierfür ein Bewußtsein entwickeln und mit entsprechenden Wünschen an die Industrie herantreten. Als günstige und zu fordernde Eigenschaften für eine Nadel sind zumindest bei fortlaufender Naht eine hohe Biegungsstabilität sowie eine hohe Bruchfestigkeit anzusehen, wie dies bei Nadeltyp D in Tabelle 2 der Fall ist. Als Einzelknopfnadel wäre z.B. eine Nadel vom Typ C in der Tabelle 2 günstiger, da diese Nadel höhere Stabilität mit geringer Durchstichkraft und akzeptabler Bruchstabilität vereinigt.

Qualitätssicherung durch einen standardisierten Darmnahtkurs

H. Waldner, U. Brunner, M. Siebeck und L. Schweiberer

Einleitung

Traditionell ist die direkte Unterweisung eines Assistenten durch den chirurgischen Lehrer ein Eckpfeiler der operativen Ausbildung in der Chirurgie (Schwartz et al. 1992). Die kontinuierliche Überwachung und die Möglichkeit, Fehler sofort zu korrigieren, sichern die hohe Qualität chirurgischer Eingriffe, auch bei sog. Ausbildungsoperationen. Ganz anders ist die Situation bei Operationskursen. Nach einer theoretischen Einführung erfolgt eine lockere Überwachung meist mehrerer Kursteilnehmer durch einen Tutor.

Ziel unserer Untersuchungen war es, am Beispiel eines Nahtkurses am präparierten Schweinedarm für die Assistenten unserer Klinik zu prüfen,

- wie sich die Selbsteinschätzung der Kenntnisse und
- praktischen Fähigkeiten und
- die chirurgisch-handwerkliche Geschicklichkeit ändern.

Methoden

Am präparierten Schweinedarm wurden 4 verschiedene Anastomosen geübt. Die Übungen wurden 3mal wiederholt. Zur Teilnahme eingeladen waren 10 Assistenten im 1. Ausbildungsjahr und 10 Assistenten im 4. oder höherem Ausbildungsjahr. Die Teilnahme am Kurs war freiwillig.

Die einzelnen Übungsstunden waren identisch aufgebaut. Nach einer kurzen etwa 10minütigen Erklärung der durchzuführenden Anastomose anhand von Dias wurde die Durchführung der Anastomose auf einem Video gezeigt. Anschließend sollten die Kursteilnehmer die Anastomose selbständig durchführen. Bei Problemen konnten sie einen Tutor befragen.

Die Übungen wurden an in 20%iger Alkohollösung fixiertem Schweinedarm durchgeführt. Zur Erleichterung der Übung war die Mukosa des Dünndarms mit Muzikarminlösung gefärbt. Geübt wurde eine End-zu-End-Anastomose am wendbaren Dünndarm, eine End-zu-End-Anastomose am nichtwendbaren Dünndarm, eine Jejunotransversostomie sowie eine Gastroenterostomie. Bei der Jejunotransversostomie mußte als eine zusätzliche Schwierigkeit der Lumenunterschied zwischen den beiden Darmabschnitten ausgeglichen, bei der Gastroenterostomie die unterschiedliche Wanddicke berücksichtigt werden. Die Anastomosen wurden einreihig mit Einzelknopfnähten ausgeführt. Bei der Vorderwand sowie am wendbaren Darm wurde die extramuköse Stichtechnik benutzt. Es wird dabei jeweils die Serosa, Muskularis und Submukosa unter Aussparung der Mukosa mit der Naht gefaßt. Am fixierten Darm wird die Rückwand in Rückstichtechnik verschlossen. Es wird dabei zunächst die gesamte Darmwand, beim Rückstich nur die Mukosa, gefaßt (Wilker 1988).

Zur Selbsteinschätzung ihrer Kenntnisse mußten die Kursteilnehmer einen Fragebogen ausfüllen. Die Anastomosen wurden am Ende des Kurses von 2 unabhängigen Oberärzten nach festgelegten Kriterien beurteilt. Die Evaluation des Kurses erfolgte verblindet.

Die Selbsteinschätzung der Kursteilnehmer mit Fragebogen fand vor dem eigentlichen Übungskurs sowie jeweils nach Durchführung von 4 Anastomosen statt. Die Kursteilnehmer sollten dabei ihre Kenntnisse über die Technik des extramukösen Stichs, der Knotentechnik sowie über die Durchführung einer End-zu-End-Anastomose am wendbaren Dünndarm, am nichtwendbaren Dünndarm, bei einer Ileotransversostomie oder einer Gastroenterostomie einschätzen. Sie konnten dabei angeben, ob sie die jeweilige Technik selbständig durchführen können, unter Anleitung durchführen können, ob ihnen die Technik bekannt ist oder unbekannt.

Bei der Beurteilung der Anastomosen wurde auf die Korrektheit und Gleichmäßigkeit des Nahtabstandes, die Knotentechnik sowie die technische Korrektheit des extramukösen Stiches bzw. des Rückstiches geachtet. Die Beurteilung erfolgte nach einem Benotungssystem, wobei 1 der besten Bewertung mit über 75% richtigen Ergebnissen und 5 der schlechtesten mit weniger als 25% richtigen Ergebnissen entsprach. Eine Insuffizienz wurde beim Nahtabstand als 5 beurteilt, unabhängig von der Korrektheit der übrigen Nähte.

Ergebnisse

Von den 12 möglichen Anastomosen wurden von den Kursteilnehmern durchschnittlich 5 Anastomosen durchgeführt. Vor allem die älteren Assistenten, die nach eigener Einschätzung die Anastomosentechnik beherrschten, blieben nach einigen Übungsstunden häufig aus.

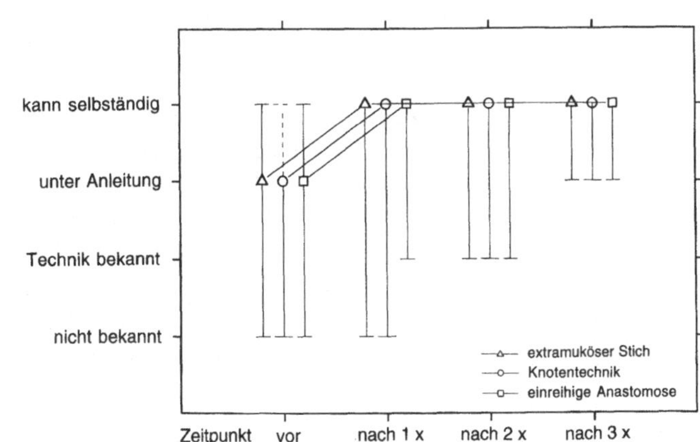

Abb. 1. Ergebnisse des Selbstbefragungsbogens. Angegeben sind jeweils Median- sowie Maximal- und Minimalwerte für die angegebenen Techniken.

Bereits vor dem Kurs fühlten sich die meisten Teilnehmer in der Lage, eine End-zu-End-Anastomose am wendbaren Dünndarm mit extramuköser Stichführung und exakter Knotentechnik unter Anleitung durchzuführen. Nach jeweils einer Übung der Anastomosen fühlten sich die meisten Kursteilnehmer in der Lage, die Anastomosen selbständig durchzuführen. Am Ende des Kurses gaben alle Teilnehmer an, daß sie diese Anastomosen zumindest unter Anleitung beherrschten (Abb. 1). Vor dem Kurs gab die Mehrzahl der Teilnehmer an, daß ihnen die Technik der schwierigeren Anastomosen, der End-zu-End-Anastomose am fixierten Darm, die Ileotransversostomie sowie die Gastroenterostomie nicht bekannt sei. Bereits nach einmaligem Üben der Anastomosen fühlten sich die meisten aber in der Lage, diese Anastomosen, zumindest unter Anleitung, am Ende des Kurses selbständig durchzuführen (Abb. 2).

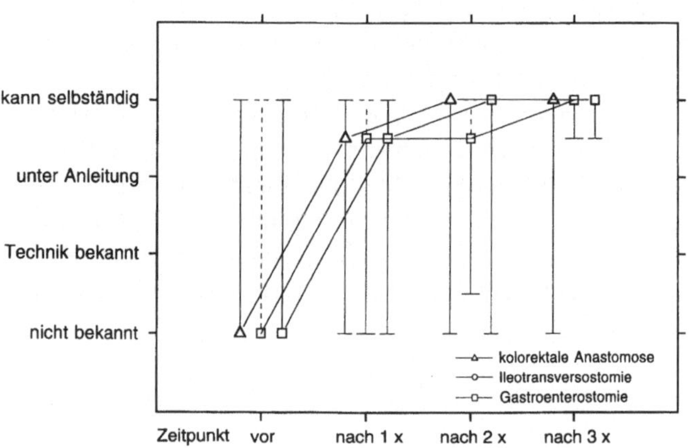

Abb. 2. Ergebnisse des Selbstbefragungsbogens. Angegeben sind jeweils Mediansowie Maximal- und Minimalwerte für die angegebenen Techniken.

Die Auswertung der Anastomosen ergab für die älteren Assistenten, daß bereits vor dem Kurs die Knotentechnik sowie die Technik des extramukösen Stiches im Mittel mit gut beurteilt wurde. Der Nahtabstand wurde hingegen im Mittel nur mit ausreichend beurteilt; es fanden sich hier auch bei 3 von 10 Anastomosen Insuffizienzen (Abb. 3).

Im Verlauf des Übungskurses kam es weder beim Nahtabstand noch bei Knotentechnik oder extramuköser Stichtechnik zu einer wesentlichen Änderung der Ergebnisse (Abb. 3).

Um den Effekt der häufigen Wiederholung einer Übung zu erfassen, wurde eine Einzelauswertung bei den Kursteilnehmern durchgeführt, die mehr als 6 Anastomosen durchgeführt hatten. Es wurden jeweils die Ergebnisse für den Nahtabstand bei der 1. und letzten Übung verglichen. Für die End-zu-End-Anastomose am wendbaren und fixierten Dünndarm fand sich dabei bei 6 von 10 Teilnehmern eine Verbesserung des Ergebnisses, bei 2 Teilnehmern war das Ergebnis unverändert. Bei den schwierigen Anastomosen, Ileotransversostomie und Gastroenterostomie, fand sich hingegen nur bei 3 von 10 Teilnehmern eine Verbesserung, bei 5 Teilnehmern zeigte sich eine Verschlechterung des Ergebnisses. Bei den übrigen weiterhin eine Insuffizienz (Abb. 4).

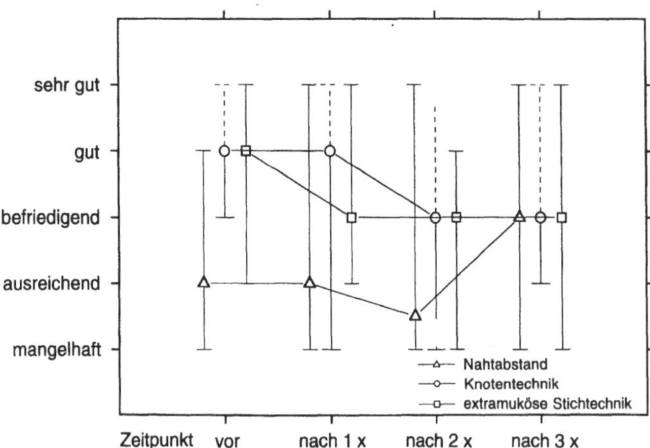

Abb. 3. Ergebnisse der Auswertung der Anastomosen. Angegeben sind die Werte für die 1. Anastomose vor dem Übungskurs sowie für die Anastomosen nach einmaliger, 2- oder 3maliger Durchführung der 4 Anastomosen. Sehr gut entspricht mehr als 75% richtigen Ergebnissen, mangelhaft weniger als 25% richtigen Ergebnissen. Beim Nahtabstand führt eine Insuffizienz zur Bewertung der gesamten Anastomose als mangelhaft.

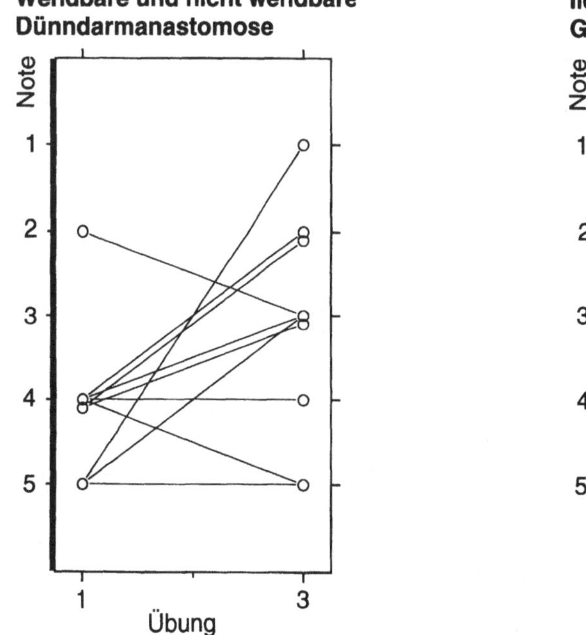

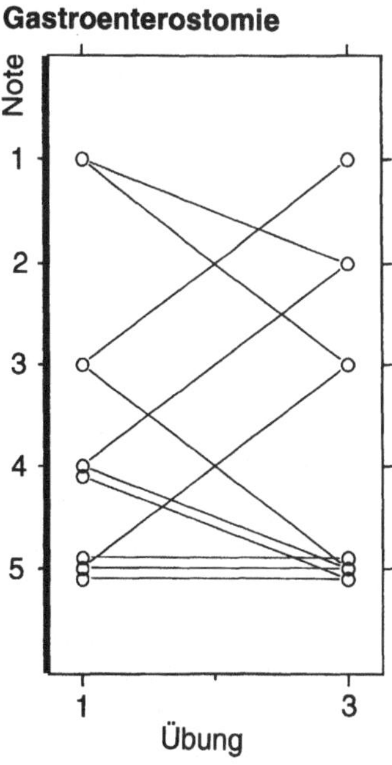

Abb. 4. Beurteilung des Nahtabstands für die Teilnehmer, die mehr als 6 Übungen absolviert haben. Angegeben sind die Ergebnisse für die 1. und letzte Anastomose am wendbaren bzw. nichtwendbaren Darm. Sehr gut entspricht mehr als 75% richtigen Ergebnissen, mangelhaft weniger als 25% richtigen Ergebnissen.

Diskussion

Die hohe Qualität chirurgischer Operationen stellt keinen stabilen Zustand dar, sondern muß durch dauernde Anstrengungen erhalten werden. In der Viszeralchirurgie nimmt die operative Anlage von Darmanastomosen eine zentrale Stellung ein. Die Anlage dieser Anastomosen erfolgt nach allgemein anerkannten Standards. Zur Vermittlung dieser Standards gewinnen Operationskurse eine zunehmende Bedeutung, da die steigende Anzahl von Ärzten in Weiterbildung zum Chirurgen die persönlichen Möglichkeiten, Erfahrungen zu sammeln, reduziert (Reznick 1993). Durch unsere Untersuchung konnten wir zeigen, daß im Rahmen eines derartig standardisierten Nahtkurses die Selbsteinschätzung der Teilnehmer abgefragt werden kann und daß durch eine Überprüfung der fertiggestellten Anastomosen nach prospektiv festgelegten Kriterien eine Abweichung zwischen der durchgeführten Anastomose vom vorgegebenen Standard nachgewiesen werden kann. Untersucht wurde die Prozeßqualität, die korrekte Durchführung der Stichtechnik und der Knoten. Beurteilt wurde als Ergebnis der Nahtabstand und eine evtl. vorhandene Nahtinsuffizienz. Anhand der prospektiv festgelegten Kriterien war es möglich, die Auswertung reproduzierbar durchzuführen. Um diese Reproduzierbarkeit weiter zu verbessern, ist für die nächsten Kurse geplant, objektive Tests zur Überprüfung einer Insuffizienz zu verwenden. Geplant ist dabei das Füllen der Darmabschnitte mit Flüssigkeit oder Gas, um die Insuffizienz nachzuweisen, wie dies auch bei experimentellen Untersuchungen durchgeführt wird.

Auffällig in diesem Kurs war die Diskrepanz zwischen der Selbsteinschätzung der Assistenten und der abschließenden Beurteilung der Anastomose. Schon nach der 1. Übung zeigte sich eine deutliche Verbesserung. Die meisten Teilnehmer gaben an, die Anastomosen zumindest unter Anleitung, teilweise auch selbständig durchführen zu können. Die Auswertung der Anastomosen ergab hingegen im Durchschnitt keine Verbesserung der extramukösen Stichtechnik und der Knotentechnik im Verlauf des Kurses. Beim Nahtabstand zeigte sich im Durchschnitt eine geringfügige Verbesserung. Diese Verbesserung des Ergebnisses ist besonders ausgeprägt bei den Kursteilnehmern, die mehr als 6 Übungen durchgeführt hatten. Bei ihnen zeigte sich für die leichten Anastomosen eine deutliche Verbesserung über den Kurs im Sinne einer Lernkurve und einer Abnahme der Insuffizienzen. Auch Steele et al. (1992) konnten zeigen, daß durch häufige Wiederholung die Qualität einer Darmanastomose verbessert werden kann. Für die schwierigeren Anastomosen war dieser Effekt jedoch nicht sicher nachweisbar. Diese Diskrepanz zwischen der Selbsteinschätzung der Kursteilnehmer und dem Ergebnis der Auswertung der Anastomosen kann z.T. auch durch die nur lose Anleitung der Kursteilnehmer durch die Tutoren erklärt werden. Es fehlt die sofortige Rückkoppelung, Fehler können eingeübt werden. Daß durch eine konsequente Anleitung des einzelnen Teilnehmers durch Tutoren das Ergebnis bei Nahtkursen verbessert werden kann, konnte von Barnes (Barnes 1987) gezeigt werden.

Durch einen standardisierten Operationskurs nach festgelegten Kriterien zur Evaluation ist eine reproduzierbare Überprüfung der chirurgisch-handwerklichen Geschicklichkeit bei der Naht von Darmanastomosen möglich. Es bietet sich hiermit die Möglichkeit, den chirurgisch -handwerklichen Ausbildungsstand der Kursteilnehmer zu überprüfen. Die Einbeziehung meßtechnisch erfaßbarer Evaluationsmethoden ist dabei von Vorteil. In unserem Kurs konnten wir damit zeigten, daß durch häufiges Üben die Qualität der Anastomosen verbessert werden kann. Die Diskrepanz zwischen Selbsteinschätzung und den Ergebnissen der Auswertung der Anastomosen zeigt die Notwendigkeit einer engen Überwachung der Kursteilnehmer durch die Tutoren.

Literatur

Barnes RW (1987) Surgical handicraft: Teaching and learning surgical skills. Am J Surg 153: 422–427

Reznick RK (1993) Teaching and testing technical skills. Am J Surg 165: 358–361

Schwartz RW, Donnelly B, Young B, Nash PP, Witte FM, Griffen WO (1992) Undergraduate surgical education for the twenty-first century. Ann Surg 216: 639–648

Steele RJC, Walder C, Herbert M (1992) Psychomotor testing and the ability to perform an anastomosis in junior surgical trainees. Br J Surg 79: 1065–1067

Wilker D (1988) Enterale Anastomosen. In: Kern E (Hrsg) Breitner Chirurgische Operationslehre, Bd III. Urban & Schwarzenberg, München Wien Baltimore

Teil II. Oberer Gastrointestinaltrakt

Anastomosentechniken am Ösophagus

V. D. MOHR und W. HOHENBERGER

Einleitung

In den letzten 2 Jahrzehnten haben die technische Vervollkommnung des chirurgischen Nahtmaterials, der Trend zur Verwendung geringerer Mengen von Fremdmaterial bei der Anastomosenherstellung, die Entwicklung der Klammernahttechnik und Fortschritte der Mikrochirurgie die chirurgischen Möglichkeiten bei der Herstellung von Anastomosen am Ösophagus erweitert und die Ergebnisse verbessert (Thiede et al. 1993).

Im folgenden sollen die derzeit gängigen Techniken für die Herstellung von Anastomosen am Ösophagus und ihre Ergebnisse dargestellt und gewertet werden.

Indikationen und Strategien der Ösophagusresektion

Anastomosen am Ösophagus werden am häufigsten anläßlich der Resektion eines Magen-, Ösophagus- oder Hypopharynxkarzinoms erforderlich.

Seltener sind benigne Erkrankungen und Verletzungsfolgen Anlaß für Resektionen am Ösophagus mit anschließender Anastomose zur Wiederherstellung der enteralen Kontinuität.

Bei Malignomen sind lokoregionäre Metastasierungswege und erforderliche Sicherheitsabstände zum Rand des makroskopisch erkennbaren Primärtumors wesentliche Entscheidungsgrundlagen für die Strategie der Resektion. Hieraus leiten sich der erforderliche Resektionsumfang und die geeigneten Zugangswege ab.

Hypoopharynxkarzinome und sehr hoch sitzende Ösophaguskarzinome erfordern zur Erreichung eines ausreichenden Sicherheitsabstandes praktisch immer die Einbeziehung des Larynx in das Resektat. Der Lymphabstrom erfolgt über zervikale, paratracheale und tracheobronchiale Lymphknoten (Shah 1990; Weber et al. 1993). Zervikale und paratracheale Lymphknotendissektionen gehören daher aus diagnostischen und therapeutischen Gründen zur Standardtherapie. Manche Chirurgen dehnen die Dissektion nach medianer Sternotomie in das vordere Mediastinum bis zu den tracheobronchialen Lymphknoten aus (Harrison 1975; Orringer 1984).

Das Ösophaguskarzinom breitet sich aufgrund der Architektur der vor allem in der Mukosa gelegenen Lymphgefäßnetze longitudinal in der Ösophaguswand aus (Siewert u. Hölscher 1990). Die chirurgische Therapie des Ösophaguskarzinoms besteht daher in der subtotalen Ösophagusresektion.

Je nach Einstellung zur Radikalität der Lymphknotendissektion sind folgende Resektionsstrategien etabliert:

1. das **abdominozervikale Vorgehen** mit transdiaphragmaler Auslösung des Ösophagus und der anhaftenden Lymphknoten über eine Oberbauchlaparotomie und eine linksseitige zervikale Inzision. Für die Dissektion im oberen Mediastinum wird in neuerer Zeit das Operationsendoskop eingesetzt.
2. das **thorakoabdominozervikale Vorgehen** ist vor allem für fraglich resektable Tumoren sinnvoll, weil durch Beginn mit dem thorakalen Zugang der obere thorakale Ösophagusabschnitt und die Region der Trachealbifurkation am besten exploriert und auch disseziert werden können. Nach Beendigung des thorakalen Operationsabschnittes wird der Patient zur Mobilisierung des Magens vom Abdomen und der Lymphknotendissektion entlang der A. hepatica communis, am Truncus coeliacus und entlang der A. lienalis umgelagert. Die Wiederherstellung der enteralen Kontinuität erfolgt durch eine zervikale Anastomose nach Hochzug des Interponates retrosternal oder im Bett des Ösophagus im hinteren Mediastinum. Vor allem japanische Chirurgen führen zusätzlich eine Dissektion der zervikalen Lymphknoten durch.
3. das **abdominorechtsthorakale** Vorgehen ist nur sinnvoll, wenn ein Tumor aufgrund der präoperativen Diagnostik sicher resektabel ist oder seine Resektabilität auch durch transdiaphragmale Exploration des Mediastinums zu beurteilen ist. Diese Voraussetzungen gelten für Ösophaguskarzinome unterhalb der Trachealbifurkation sowie bei Karzinomen des übrigen Ösophagus ohne extramurales Wachstum und ohne perinoduläre Infiltration bei Vorliegen von Lymphknotenmetastasen. Außerdem wird dieses Vorgehen favorisiert, wenn bewußt auch lokal palliative Resektionen aus Mangel an Alternativen in Kauf genommen werden. Der im Vergleich zum thorakoabdominozervikalen Vorgehen geringere Sicherheitsabstand nach oral kann meistens vernachlässigt werden, weil der zervikale Zugang allenfalls einen zusätzlichen Gewinn von 1–2 cm Ösophagusstrecke ermöglicht.

Bei Magenkarzinomen ist je nach Tumortyp ein oraler Sicherheitsabstand von 3–5 cm erforderlich, der am frischen, nicht gestreckten Präparat gemessen wird (Hermanek 1986; Gall 1986; Hohenberger 1986). Somit werden subtotale Magenresektionen nur bei Karzinomen vom intestinalen Typ und sehr kleinen Karzinomen vom diffusen Typ in der distalen Magenhälfte durchgeführt. Alle anderen Magenkarzinome erfordern die abdominelle Gastrektomie.

Das Kardiakarzinom kann über einen abdominolinksthorakalen Zugang durch den 7. oder 8. Interkostalraum mit geradliniger Schnittverlängerung in den Oberbauch und radiärer Zwerchfellinzision reseziert werden. Dieses Vorgehen gestattet eine radikale Lymphknotendissektion bis in Höhe der unteren Lungenvenen. Alternativ kann eine Resektion über eine Oberbauchlaparotomie mit transdiaphragmalem Zugang zum unteren thorakalen Ösophagus erfolgen; hier kann aber die Verlagerung des Herzens zur Dissektion im Mediastinum zu schwerwiegenden Herzrhythmusstörungen führen. Die Durchführung einer subtotalen Ösophagusresektion in Ergänzung zur Gastrektomie verbessert die langfristigen Behandlungsergebnisse bei Karzinomen dieser Lokalisation nicht, erhöht aber die postoperative Letalität.

Seltene Indikationen zur Resektion des Oeophagus sind Perforationen, Verätzungen und Stenosen.

Technik

Transpositions- und Interpositionsverfahren zur Wiederherstellung der enteralen Kontinuität

Magen. Die am häufigsten genutzte Rekonstruktionsmethode nach Ösophagusresektionen ist die Magentransposition. Der Magen wird dabei durch Resektion entlang einer Linie von der Funduskuppel zum proximalen Antrum mit Erhaltung der A. gastrica dextra schlauchförmig umgebildet (Abb. 1) (Akiyama et al. 1978). Die Erhaltung der A. gastroepiploica dextra und der A. gastrica dextra sichern die Perfusion des Interponates. Der Magenschlauch kann in einen retrosternalen Tunnel im vorderen Mediastinum oder durch den Hiatus oesophageus in das hintere Mediastinum gelegt werden.

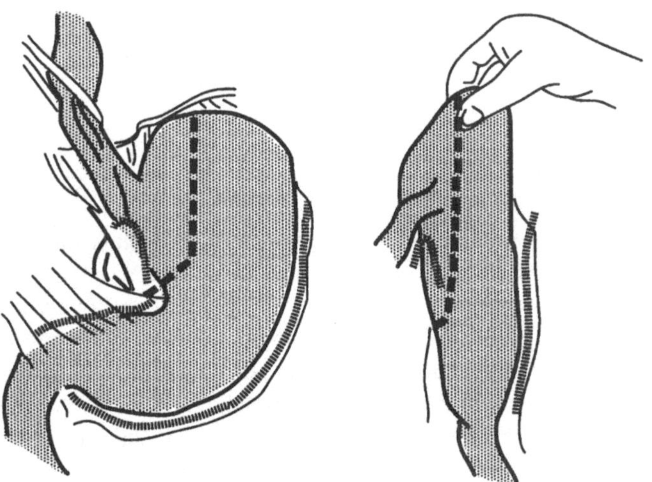

Abb. 1. Magentransposition zum Ösophagusersatz: Mobilisation und Resektionsgrenzen zur Schlauchmagenbildung

Kolon. Nach Voroperationen am Magen oder bei zusätzlich erforderlicher simultaner Gastrektomie wird das Kolon als Ersatzorgan verwendet.

Der am häufigsten verwendete Kolonabschnitt ist das Colon transversum, das nach zentraler Durchtrennung der A. colica media und ggf. auch der A. colica dextra mit der rechten Kolonflexur zur geplanten oralen Anastomosenebene hochgezogen wird. Die arterielle Versorgung des Interponates erfolgt über die A. colica sinistra (Abb. 2).

Ein alternatives Verfahren mit sicherer Durchblutung des Interponats ist die Verwendung des linksseitigen Kolons. Dazu wird der Dickdarm aboral im Colon descendens durchtrennt, dann wird dieser Darmabschnitt anisoperistaltisch zur Anastomosenebene hochgezogen. Die Perfusion erfolgt über die A. colica media.

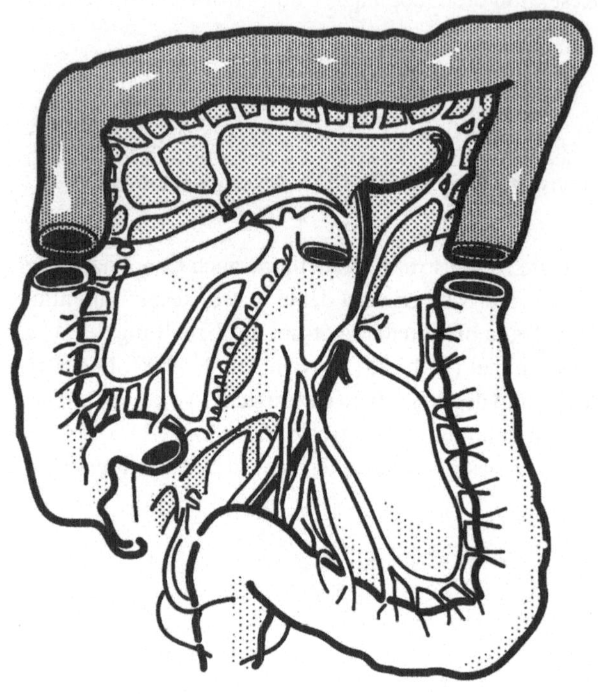

Abb. 2. Koloninterposition zum Ösophagusersatz: Mobilisation des Colon transversum mit Perfusion über die A. colica sinistra

Die Verwendung des rechtsseitigen Kolons stellt vor allem nach vorangegangenen Operationen im rechten Oberbauch das unsicherste Verfahren dar. Schwierigkeiten können entstehen bei begrenzter Mobilität des Interponats durch eine A. colica dextra oder bei unzureichender Ausbildung der Randarkade unterhalb der rechten Kolonflexur. Vorausgegangene Operationen der Pankreaskopfregion (Duodenalstumpfinsuffizienz, Lymphknotendissektion) können zu einer Behinderung des venösen Abstroms der V. colica media mit konsekutiver venöser Infarzierung des Interponates führen.

Jejunum. Nach der Gastrektomie ist die Interposition einer nach Roux gestielten Jejunumschlinge das bevorzugte Verfahren zur Rekonstruktion der Kontinuität. Die gestielte Jejunumschlinge wird retrokolisch zur Anastomosenebene hochgezogen.

Zum Ersatz des zervikalen Ösophagus eignet sich der freie Jejunumtransfer mit mikrochirurgischem Anschluß an die V. jugularis interna und die A. thyroidea superior (Abb. 3) (Steffen et al. 1991).

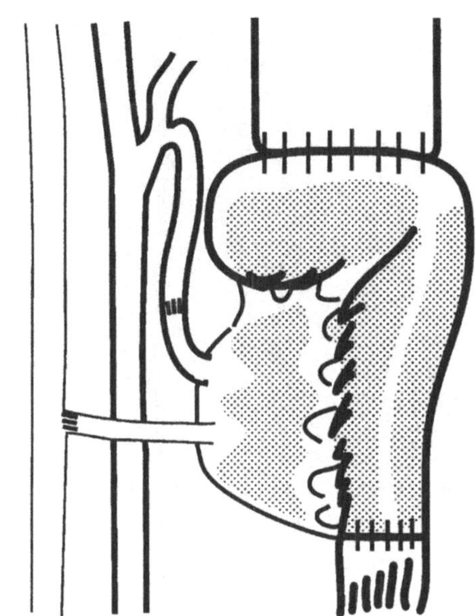

Abb. 3. Pharyngeale Anastomose mit Interposition eines freien Jejunumsegments. Kraniale End-Seit-Mesopharyngojejunostomie, kaudale End-End-Jejunoösophagostomie

Anastomosen in typischen Lokalisationen

Pharyngeale Anastomosen. Nach Pharyngolaryngektomie wird das Ersatzorgan – Magenschlauch, Kolon oder freies Jejunum – mit dem Mesopharynx anastomosiert. Diese Anastomose ist nur in Handnahttechnik ausführbar. Sie erfolgt als End-zu-End-Anastomose mit dem Magenfundus, dem Querschnitt des durchtrennten Kolon oder – bei Verwendung des rechten Kolons als Interponat – dem querinzidierten Zäkum.

Die Mesopharyngojejunostomie mit freiem Jejunum wird als End-zu-Seit-Anastomose durchgeführt. Hier muß auf eine ausreichend lange Anastomose mit dem Dünndarm geachtet werden (Steffen et al. 1991).

Der Verlust der Sprachbildung nach Laryngektomie wird durch den modifizierten tracheopharyngealen Shunt nach Roka mit Verwendung des rechtsseitigen Kolons als Interponat teilweise kompensiert. Nach einer End-zu-End-Pharyngozäkostomie wird das terminale Ileum End-zu-Seit auf die Trachea anastomosiert. Zusätzlich wird kaudal dieser Anastomose ein laterales Tracheostoma angelegt. Durch den Ausstrom von Luft über die Bauhin-Klappe bei digitaler Okklusion des Tracheostoma kann eine basale Sprechfunktion wiedergewonnen werden (Abb. 4) (Roka et al. 1990).

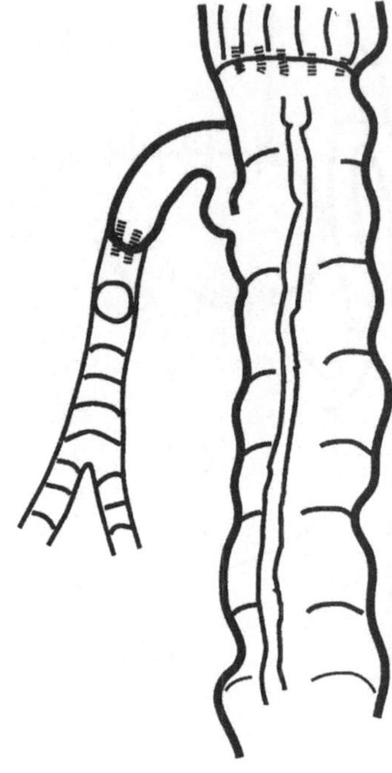

Abb. 4. Modifizierter tracheopharyngealer Shunt. (Nach Roka et al. 1990)

Zervikale Anastomosen. Nach subtotalen Ösophagusresektionen werden zervikale Anastomosen zwischen Ösophagusstumpf und Magenfundus bzw. Kolon üblicherweise in Handnahttechnik gefertigt. Klammernahtanastomosen sind zwar auch am Hals technisch durchführbar, aber äußerst umständlich. Dies gilt auch für die funktionelle End-zu-End-Anastomose unter Einsatz linearer Stapler. Eine ergänzende Zugentlastung des Interponats kann bei Magenhochzug durch die Fixation des Magenfundus an der prävertebralen Faszie erreicht werden (Abb. 5) (Orringer u. Stirling 1988).

Die Ösophagogastrostomie wird als End-zu-End- oder End-zu-Seit-Anastomose ausgeführt. Die Anastomose wird mehrheitlich einreihig genäht. Dabei wird am Öso-

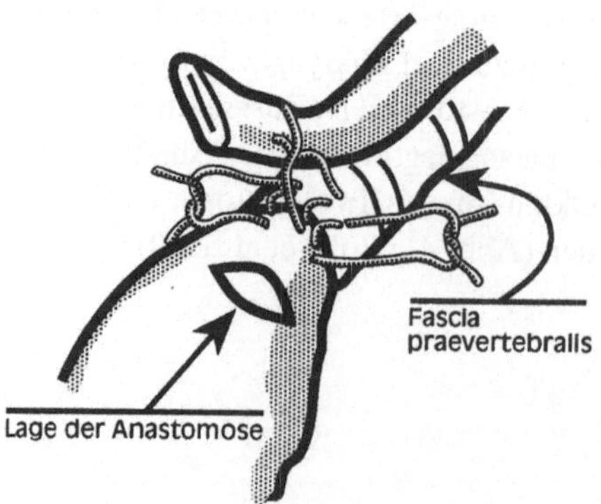

Abb. 5. Zervikale Ösophagogastrostomie: Fixation des Magenfundus an der prävertebralen Faszie

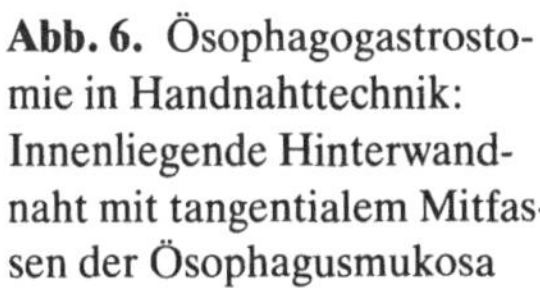

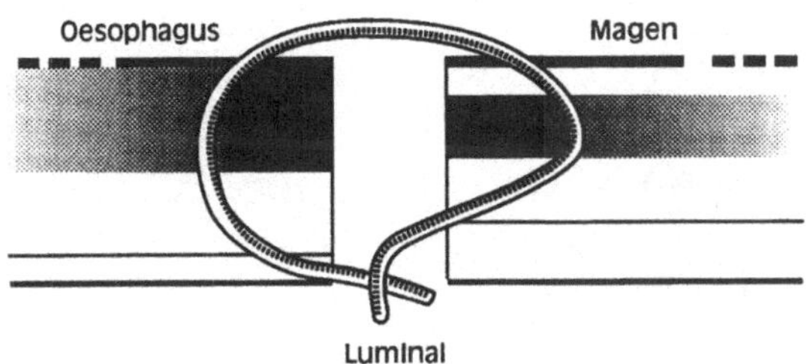

Abb. 6. Ösophagogastrostomie in Handnahttechnik: Innenliegende Hinterwandnaht mit tangentialem Mitfassen der Ösophagusmukosa

phagus die Mukosa tangential mitgefaßt, weil sie im Gegensatz zur Schleimhaut des übrigen Gastrointestinaltrakts eine bessere Haltefähigkeit besitzt (Abb. 6). Die Hinterwandnaht erfolgt durch innenliegende schleimhautadaptierende Nähte. Die Vorderwandnaht wird einreihig allschichtig ausgeführt.

Ösophagoileostomien bei Verwendung des rechtsseitigen Kolons werden End-zu-End anastomosiert. Im persönlichen Vorgehen bei Ösophagokolostomien wird die Klammernahtreihe des mit dem linearen Stapler verschlossenen Dickdarms so weit abgetragen, daß die Weite des entstehenden Lumens mit dem zu anastomosierenden Ösophagusquerschnitt korrespondiert. Die End-zu-End-Anastomose in Handnahttechnik erfolgt zwischen dieser partiellen Öffnung des Kolonquerschnittes und dem Ösophagus (Abb. 7).

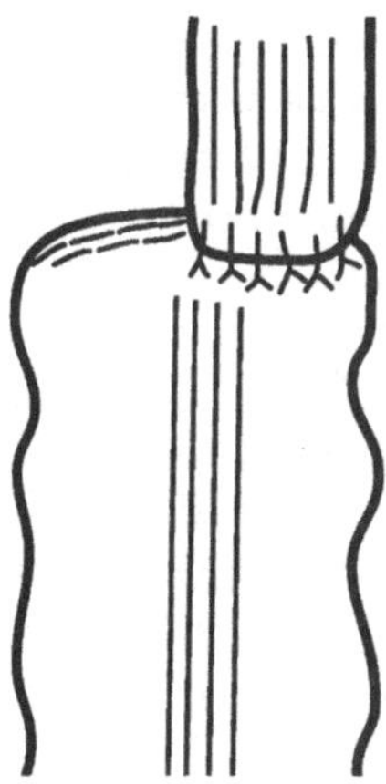

Abb. 7. Zervikale Anastomose bei Koloninterposition: End-zu-End-Ösophagokolostomie in Handnahttechnik

Thorakale Anastomosen. Bei rechtsthorakalem Zugang werden Ösophagogastrostomien in Höhe der Pleuralkuppel von uns bevorzugt in Klammernahttechnik gefertigt. Das Klammernahtgerät wird dabei entweder über eine gesonderte querverlaufende Inzision im Magenkorpus oder aber über eine kurzstreckige Eröffnung der Klammernahtreihe an der kleinkurvaturseitigen Resektionslinie eingeführt. Die Approximation von Ösophagus und Magen erfolgt dabei End-zu-End mit dem Magenfundus (Abb. 8).

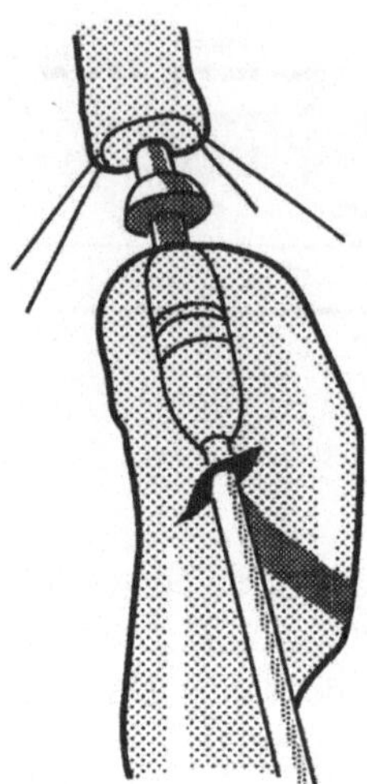

Abb. 8. Ösophagogastrostomie in Klammernahttechnik

Bei Ösophagogastrostomien in Handnahttechnik wird die Hinterwand mit innenliegenden schleimhautadaptierenden Nähten unter tangentialem Mitfassen der Ösophagusmukosa, die Vorderwand mit außenliegenden einreihig allschichtigen Einzelknopfnähten gefertigt.

Ösophagojejunostomien oberhalb des Zwerchfells können fast nie als End-zu-End-Anastomosen gefertigt werden. Hier werden überwiegend End-zu-Seit-Anastomosen in Klammernahttechnik durchgeführt. In der eigenen Erfahrung lassen sich diese Anastomosen in etwa 80% mit einem EEA 28 bzw. einem ILS 29 anlegen (Hohenberger u. Mohr 1993). Der Kopf des Klammernahtgerätes muß mit Geduld in den Ösophagus vorgeschoben werden. Das überstehende Jejunumende sollte etwa 1,5 cm lang sein, um Blindsackphänomenen und Durchblutungsstörungen der Anastomosenregion vorzubeugen. Das Vorgehen wird auf S. 79 beschrieben.

Eine technische Variante der Ösophagojejunostomie in Klammernahttechnik stellt die von Fasching beschriebene Doppelklammernahttechnik dar, die eine Tabakbeutelnaht am Ösophagus entbehrlich macht. Der mit einem Faden armierte Kopf des Klammernahtgerätes wird dabei vor Durchtrennung mit einem linearen Stapler in den Ösophagus eingebracht und nach Durchtrennung an dem Faden durch die Klammernahtreihe nach distal gezogen (Abb. 9, Fasching 1989).

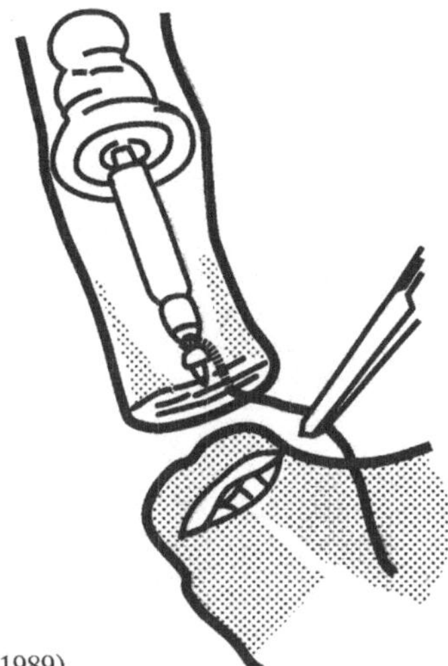

Abb. 9. Ösophagojejunostomie in Klammernahttechnik. Modifizierte Doppelklammernahttechnik. (Nach Fasching 1989)

Abdominelle Anastomosen. Ösophagojejunostomien unterhalb des Zwerchfells können sowohl in Handnaht- als auch in Klammernahttechnik mit guter Sicherheit durchgeführt werden. Bei der Handnahttechnik kann die Approximation sowohl End-zu-End als auch End-zu-Seit erfolgen. Nach Anlage von innenliegenden Ecknähten wird die Hinterwandnaht mit innenliegenden einreihigen Einzelknopfnähten auf Distanz vorgelegt, die zunächst die Ösophagusmukosa tangential mitfassen und anschließend durch die übrige Ösophaguswand von innen nach außen sowie am Jejunum serosubmukös von außen nach innen geführt werden. Vor dem Knoten der Hinterwand werden Ösophagus- und Jejunumende in „Aortenklappentechnik" aneinandergebracht. Nach Anlage außenliegender Ecknähte, die die gleichen Wandschichten wie bei der Hinterwandnaht fassen, wird die Vorderwand der Anastomose mit außenliegenden Einzelknopfnähten hergestellt.

Bei der Klammernahtanastomose in End-zu-Seit-Technik wird zunächst eine Tabakbeutelnaht am distalen Ösophagusstumpf angelegt. Der Kopf des Klammernahtgerätes mit einem Durchmesser möglichst von 28 bzw. 29 mm wird in den Ösophagusstumpf eingebracht. Die Tabakbeutelnaht wird über dem Kopf geknotet. In die orale Jejunumöffnung wird dann der Zentraldorn mit Trokar eingeführt. Der Trokar wird antimesenterial durch die Jejunumwand etwa 3–5 cm distal der oralen Öffnung hindurchgeschoben. Nach Entfernung des Trokars wird der Kopf des Klammernahtgerätes konnektiert. Das Klammernahtgerät wird geschlossen, ausgelöst und anschließend entfernt. Das offene Ende der Jejunumschlinge wird mit einem linearen Klammernahtgerät mit einem Abstand von 1,5 cm zum Rand der Anastomose verschlossen (Abb. 10).

Sowohl Seit-zu-Seit-Enteroanastomosen am Jejunum zur Pouchbildung als auch Anastomosen zwischen distalem Ösophagus und einem Pouch können mit Klammernahtgeräten oder auch in Handnahttechnik ausgeführt werden. Zu technischen Einzelheiten der Bildung verschiedener Pouchvarianten wird auf die einschlägige Literatur verwiesen (Cuschieri 1990; Herfarth et al. 1987; Thiede et al. 1987, 1993).

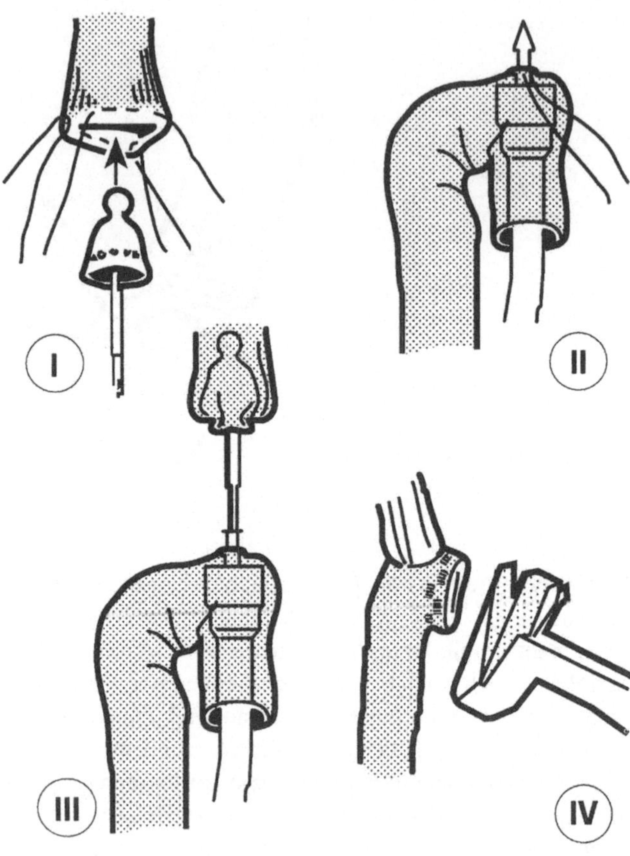

Abb. 10. Ösophagojejunostomie in Klammernahttechnik

Aboraler Anschluß von Interponaten

Kolon. Kologastrostomien können im Sinne der funktionellen End-zu-End-Anastomose mit dem linearen Stapler gefertigt oder in extramuköser Handnahttechnik als End-zu-Seit-Anastomose zwischen Kolon und Magenvorderwand angelegt werden.

Koloduodenostomien werden als End-zu-End-Anastomosen in extramuköser Handnahttechnik durchgeführt.

Jejunum. Bei Interposition von freiem gefäßgestielten Jejunum erfolgt die aborale Jejunoösophagostomie mit dem proximalen thorakalen Ösophagus als End-zu-End-Anastomose in Handnahttechnik (Steffen et al. 1991).

Die Jejunoduodenostomie bei Rekonstruktion nach Seo, Longmire und Gütgemann erfolgt als End-zu-End-Anastomose in extramuköser Handnahttechnik. Fußpunktanastomosen bei Rekonstruktion nach Roux-Y werden am einfachsten in extramuköser Handnahttechnik als End-zu-Seit-Jejunojejunostomien hergestellt. Die technisch möglichen Klammernahtanastomosen sind in dieser Lokalisation weder aus Zeit- noch aus Kostengründen sinnvoll.

Ergebnisse

Die für die Herstellung von Anastomosen am Ösophagus geeigneten Verfahren müssen vor allem in bezug auf ihre Sicherheit und die postoperativ erzielbare Lebensqualität bewertet werden. Die Sicherheit eines Verfahrens läßt sich vor allem durch die Rate der Anastomoseninsuffizienzen, der Stenosen der Anastomosenregion und durch die Häufigkeit von Transponat- bzw. Interponatnekrosen messen. Die Lebensqualität kann durch Bewertung der subjektiven Beschwerden der Patienten (Dysphagie, Regurgitation, Diarrhöe) und die Entwicklung des Körpergewichts eingeschätzt werden. Der Vergleich von Ergebnissen der Literatur wird durch die Fülle von Faktoren erschwert, die zur Charakterisierung einer Anastomose am Ösophagus beitragen: Neben der Anastomosenebene (pharyngeal, zervikal, thorakal, abdominal) spielen hier vor allem die Art des interponierten Organs (Magen, Kolon, Jejunum) und die gewählte Nahttechnik (Handnaht mit fortlaufender oder Einzelknopfnaht, Klammernaht mit Geräten unterschiedlichen Durchmessers) eine Rolle.

Kontrollierte Studien zum Vergleich von Handnaht und Klammernaht für die zervikale bzw. thorakale Anastomosenebene liegen nicht vor. Die publizierten Ergebnisse stammen überwiegend aus retrospektiven Studien an historischen Patientenkollektiven.

Bei der *Pharyngojejunostomie* nach Interposition von freiem Jejunum werden Anastomoseninsuffizienzen in 3,7–10% und Stenosen in 10% beschrieben (Avci u. Autan 1991; Steffen et al. 1991).

Die Ergebnisse der *Ösophagogastrostomie in der zervikalen und thorakalen Anastomosenebene* können der Tabelle 1 entnommen werden. Sie zeigen unabhängig von Handnaht oder Klammernaht bei thorakalen Anastomosen eine geringere Insuffizienzrate als bei zervikalen Anastomosen. Auf der thorakalen Anastomosenebene ist die Klammernaht der Handnaht offenbar überlegen.

Tabelle 1. Ergebnisse nach Ösophagogastrostomie (Angaben in %). (Quellen: Orringer u. Stirling 1988; Page et al. 1990; Patil et al. 1992; Ribet et al. 1992; Wahl et al. 1992; Wang et al. 1992; Wong et al. 1987)

	Anastomosenebene	Klammernaht	Handnaht
Anastomoseninsuffizienz	Zervikal	25,6	4,4–26,3
	Thorakal	1,7–6,3	3,3–17,8
Stenose	Zervikal	23	3,3–25,0
	Thorakal	10,7–14,0	3,3–6,1

Zu den auffällig hohen Stenoseraten bei thorakalen Klammernahtanastomosen merkt Wong an, daß das Stenoserisiko mit zunehmendem Durchmesser des Kopfes der Klammernahtgeräte abnimmt. Für das Gerät ILS mit einem Durchmesser ≥29 mm war das Stenoserisiko dem der Handnaht vergleichbar (Wong et al. 1987).

Transponatnekrosen werden bei thorakalen Anastomosen in 1,2% berichtet (Peracchia et al. 1988). Paresen des N. laryngeus recurrens werden bei zervikaler Anastomose in 12,1–20,0%, bei thorakaler Anastomose in 3,3% beschrieben (Orringer u. Stirling 1988; Ribet et al. 1992).

Nach 12 Monaten klagten Patienten mit Ösophagogastrostomie in 15% über Dysphagie, in 21% über Regurgitation und in 7% über Diarrhöe. Endoskopisch bestanden bei diesen Patienten Stenosen in 10%, Anastomosenulzera in 6,2% und eine Ösophagitis in 28,7%. Die subjektiven Beschwerden und endoskopischen Befunde waren deutlich häufiger bei thorakalen als bei zervikalen Anastomosen nachweisbar (DeLeyn et al. 1992).

Bei *Ösophagokolostomien* werden Anastomoseninsuffizienzen in 3,5–4,0%, Stenosen in 2,3% und Interponatnekrosen in 3,2–7,6% beobachtet (Isolauri et al. 1987; DeMeester et al. 1988). Rekurrensparesen traten in 0,8% auf (Isolauri et al. 1987).

Nach 12 Monaten klagten über schwere Dysphagie 17%, Regurgitation 20% und Diarrhöe 7% der Patienten mit Ösophagokolostomie (Isolauri et al. 1987).

Die Ergebnisse der abdominellen End-zu-End- bzw. End-zu-Seit-Ösophagojejunostomie ohne Pouchbildung sind in Tabelle 2 zusammengefaßt. Handnaht und Klammernaht führen in dieser Anastomosenebene zu vergleichbaren Ergebnissen.

Tabelle 2. Ergebnisse nach abdominaler Ösophagojejunostomie ohne Pouchbildung (Angaben in %). (Quellen: Fujimoto et al. 1991; Kataoka et al. 1989; Campion et al. 1988)

	Klammernaht	Handnaht
Anastomoseninsuffizienz	3,4–6,2	2,2–9,0
Stenose	3,0–4,2	0,5

Für Ösophagojejunostomien mit Pouchbildung werden Insuffizienzraten von 2,7–6,7% in Abhängigkeit von kurativer oder palliativer Resektion (Herfarth et al. 1987) bzw. 10,3–33% bei Klammernahttechnik und 7,6% bei Handnahttechnik beschrieben (Cuschieri 1990; Thiede et al. 1987). Die Lebensqualität – gemessen am Umfang subjektiver Beschwerden und an der Entwicklung des Körpergewichts – war bei supradiaphragmaler End-zu-Seit-Ösophagojejunostomie signifikant geringer als bei abdomineller Pouch-Ösophagojejunoplicatio (Roder et al. 1988).

Für *Kologastrostomien* bzw. *Koloduodenostomien* werden Anastomoseninsuffizienzen in 0–1,2% und Stenosen in 2,3% der Fälle berichtet (Isolauri et al. 1987; DeMeester et al. 1988).

Wertung

Anastomosentechniken, die aus persönlicher Sicht in den verschiedenen Anastomosenebenen empfohlen werden können, sind in Tabelle 3 zusammengefaßt.

Anastomoseninsuffizienzen bei zervikalen Ösophagogastrostomien treten auch in der persönlichen Erfahrung immer wieder ohne erkennbaren Anlaß auf. Wir bevorzugen aus diesem Grund zur Ösophagogastrostomie die thorakale Anastomose mit dem zirkulären Klammernahtgerät. Wenn das Kolon spannungsfrei nach zervikal interpo-

Tabelle 3. Empfohlene Anastomosentechniken am Ösophagus

Anastomosen-ebene	Anastomosenart	Transponat Interponat	Approximation	Nahttechnik
Pharyngeal	Mesopharyngo-gastrostomie	Magenschlauch	End-End	Handnaht
	Mesopharyngo-kolostomie	Kolon	End-End	Handnaht
	Mesopharyngo-jejunostomie	Freies Jejunum	End-Seit	Handnaht
Zervikal	Ösophagogastro-stomie	Magenschlauch	End-End, End-Seit	Handnaht
	Ösophagokolo-stomie	Querkolon, linkes Kolon	End-End	Handnaht
	Ösophagoileo-stomie	Rechtes Kolon mit terminalem Ileum	End-End	Handnaht
Thorakal	Ösophagogastro-stomie	Magenschlauch	End-End, End-Seit	Klammernaht
	Ösophagojejuno-stomie	Gestieltes Jejunum	End-Seit	Klammernaht
Abdominal	Ösophagojejuno-stomie	Gestieltes Jejunum	End-Seit, End-End	Handnaht Klammernaht

niert werden kann, sind Ösophagokolostomien in unserer Erfahrung den zervikalen Ösophagogastrostomien überlegen. Wir verwenden vor allem das Colon transversum, weil Spannungsfreiheit mit dem rechten Kolon nicht immer erzielt werden kann und venöse Abflußstörungen vor allem nach vorausgegangenen Operationen mit Lymphknotendissektion im rechten Oberbauch möglich sind.

Anastomosen am thorakalen Ösophagus nach Gastrektomie mit Resektion des distalen Ösophagus sind – unabhängig vom Zugangsweg – mit der Hand wegen der Tiefe des Operationsfeldes und mangelnder Übersicht nicht hinreichend sicher zu nähen. Wir fertigen daher in diesen Fällen eine End-zu-Seit-Ösophagojejunostomie in Klammernahttechnik in der beschriebenen Weise. Aus Gründen der Standardisierung fertigen wir auch die Ösophagojejunostomie auf Höhe des Hiatus oesophageus in Klammernahttechnik.

Literatur

Akiyama H, Miyazono H, Tsurumaru M, Hashimoto C, Kawamura T (1978) Use of the stomach as an esophageal substitute. Ann Surg 188: 606–610

Avci C, Avtan L (1991) La reconstruction de l'hypopharynx et l'oesophage cervical avec une greffe jejunale a double pedicule. Chirurgie 117: 653–659

Campion J-P, Nomikos J, Launois B (1988) Duodenal closure and esophagojejunostomy experience with mechanical stapling devices in total gastrectomy for cancer. Arch Surg 123: 679–683

Chasseray VM, Kiroff GK, Buard JL, Launois B (1989) Cervical or thoracic anastomosis for esophagectomy for carcinoma. Surg Gynecol Obstet 169: 55–62

Cuschieri A (1990) Jejunal pouch reconstruction after total gastrectomy for cancer: experience in 29 patients. Br J Surg 77: 421–424

DeLeyn P, Coosemans W, Lerut T (1992) Early and late functional results in patients with intrathoracic gastric replacement after oesophagectomy for carcinoma. Eur J Cardiothorac Surg 6: 79–85

DeMeester TR, Johanson K-E, Franze I, Eypasch E, Lu C-T, McGill JE, Zaninotto G (1988) Indications, surgical technique, and long-term functional results of colon interposition or bypass. Ann Surg 208: 460–473

Fasching W (1989) Doppelklammertechnik am Oesophagus. Chirurg 60: 301–302

Fujimoto S, Takahashi M, Endoh F et al. (1991) Stapled or manual suturing in esophagojejunostomy after total gastrectomy: a comparison of outcome in 379 patients. Am J Surg 162: 256–549

Gall FP (1986) Histologie- und stadiengerechte Chirurgie beim Magenkarzinom. In: Gall FP, Hermanek P, Hornig D (Hrsg) Magenkarzinom – Epidemiologie, Pathologie, Therapie, Nachsorge. Zuckschwerdt, München Bern Wien San Francisco, S 80–89

Harrison DFN (1975) Laryngectomy for subglottic lesions. Laryngoscope 85: 1208–1210

Herfarth C, Schlag P, Buhl K (1987) Surgical procedures for gastric substitution. World J Surg 11: 689–698

Hermanek P (1986) Magenkarzinom – Typing, Grading, Staging. In: Gall FP, Hermanek P, Hornig D (Hrsg) Magenkarzinom – Epidemiologie, Pathologie, Therapie, Nachsorge. Zuckschwerdt, München Bern Wien San Francisco, S 36–46

Hohenberger W (1986) Die Chirurgie des Magenkarzinoms. Schweiz Rundschau Med (Praxis) 75: 1263–1268

Hohenberger W, Mohr VD (1993) Rekonstruktion der ösophagoenteralen Passage in Klammernahttechnik beim Kardiakarzinom. In: Fuchs K-H, Engemann R, Thiede A (Hrsg) Klammernahttechnik in der Chirurgie. Springer, Berlin Heidelberg New York Tokyo, S 63–68

Isolauri J, Markkula H, Autio V (1987) Colon interposition in the treatment of carcinoma of the esophagus and gastric cardia. Ann Thorac Surg 43: 420–424

Kataoka M, Masaoka A, Hayashi S, Honda H, Hotta T, Niwa T, Honda K (1989) Problems associated with the EEA stapling technique for esophagojejunostomy after total gastrectomy. Ann Surg 209: 99–104

Orringer MB (1984) Partial median sternotomy: anterior approach to the upper thoracic esophagus. J Thorac Cardiovasc Surg 87: 124–129

Orringer MB, Stirling MC (1988) Cervical esophagogastric anastomosis for benign disease. J Thorac Cardiovasc Surg 96: 887–893

Page RD, Khalil JF, Whyte RI, Kaplan DK, Donelly RJ (1990) Esophagogastrectomy via left thoracophrenotomy. Ann Thorac Surg 49: 763–766

Patil PK, Patel SG, Mistry RC, Deshpande RK, Desai PB (1992) Cancer of the esophagus: esophagogastric anastomotic leak – a retrospective study of predisposing factors. J Surg Oncol 49: 163–167

Peracchia A, Bardini R, Ruol A, Asolati M, Scibetta D (1988) Esophagovisceral anastomotic leak. A prospective statistical study of predisposing factors. J Thorac Cardiovasc Surg 95: 685–691

Ribet M, Debrueres B, Lecomte-Houcke M (1992) Resection of advanced cancer of the thoracic esophagus: cervical or thoracic anastomosis? J Thorac Cardiovasc Surg 103: 784–789

Roder JD, Herschbach P, Henrich G, Nagel M, Böttcher K, Siewert JR (1992) Lebensqualität nach totaler Gastrektomie wegen Magenkarzinoms. Dtsch Med Wochenschr 117: 241–247

Roka R, Piza-Katzer H, Niederle B, Hausmaninger C, Grasl M (1990) Rekonstruktion von Defekten des Pharynx und des zervikalen Oesophagus. In: Langhans P (Hrsg) Aktuelle Therapie des Oesophaguskarzinoms. Springer, Berlin Heidelberg New York Tokyo, S 241

Shah JP (1990) Patterns of cervical lymph node metastasis from sqamous carcinomas of the upper aerodigestive tract. Am J Surg 160: 405–409

Siewert JR (1990) Oesophaguscarcinom. In: Siewert JR, Harder F (Hrsg) Chirurgische Gastroenterologie, 2. Aufl. Springer, Berlin Heidelberg New York Tokyo, S 553–660

Siewert JR, Hölscher AH (1990) Adenocarcinom des gastrooesophagealen Übergangs (sog. Kardiacarcinom). In: Siewert JR, Harder F (Hrsg) Chirurgische Gastroenterologie, 2. Aufl. Springer, Berlin Heidelberg New York Tokyo, S 661–674

Steffen R, Mayer B, Knoop M, Jahnke V, Neuhaus P (1991) Technik des mikrovaskulären Jejunumtransfers zum Ersatz des zervikalen Oesophagus. Chirurg 62: 332–335

Thiede A, Fuchs KH, Hamelmann H (1987) Pouch and Roux-en-Y reconstruction after gastrectomy. Arch Surg 122: 837–842

Thiede A, Lünstedt B, Debus S (1993) Anastomosentechniken im oberen Gastrointestinaltrakt. Chirurg 64 (im Druck)

Wahl W, Junginger T, Böttger T (1992) Klammernahttechnik zur Schlauchmagenbildung und Anastomosierung nach Ösophagusresektion. Langenbecks Arch Chir 377: 107–111

Wang L-S, Huang M-H, Huang B-S, Chien K-Y (1992) Gastric substitution for resectable carcinoma of the esophagus: an analysis of 368 cases. Ann Thorac Surg 53: 289–294

Weber RS, Marvel J, Smith P, Hankins P, Wolf P, Goepfert H (1993) Paratracheal lymph node dissection for carcinoma of the larynx, hypophyarynx and cervical esophagus. Otolaryngol Head Neck Surg 108: 11–17

Wong J, Cheung H, Lui R, Fan YW, Smith A, Siu KF (1987) Esophagogastric anastomosis performed with a stapler: the occurrance of leakage and stricture. Surgery 101: 408–415

Qualität der Staplerösophagojejunostomie bei Gastrektomie

K. WELLMANN, G. EICKMANN und B. ULRICH

1897 wurde durch Schlatter [8] erstmals erfolgreich eine Gastrektomie durchgeführt. Seit dieser Zeit sind die verschiedensten Rekonstruktionsverfahren entwickelt und angewandt worden. Trotz – oder gerade aufgrund – der enormen technischen Weiterentwicklung ist die Diskussion um die bestmögliche Wiederherstellung der Ösophagus-Darm-Passage mit oder ohne Ersatzmagenbildung nach wie vor nicht abgeschlossen. Unbestritten ist, daß die Prognose – also die Langzeitüberlebensrate – nach Gastrektomie von der Art und Ausdehnung der Grunderkrankung abhängt; dagegen aber ist die postoperative Morbidität und Letalität von der Operationsmethode und den damit verbundenen möglichen Komplikationen bestimmt. Die postoperative Letalität wird in der Literatur mit Zahlen zwischen 4 und 30% [1, 6, 9, 11], die Komplikationsrate mit Werten zwischen 28 und 60% [9, 13] angegeben.

Im Vordergrund steht als schwerwiegendste Operationsfolge die Insuffizienz der ösophagoenteralen Anastomose, die nach Literaturangaben mit 17,4% angegeben wird [9]. Diese hat mit 42,6% den höchsten Anteil an der postoperativen Letalität [7].

In unserer Klinik wird die Roux-Y-Anastomosierung als Standardverfahren nach Gastrektomie durchgeführt. Um die Qualität dieses von uns bevorzugten Verfahrens zu überprüfen – und mit den in der Literatur angegebenen Zahlen zu vergleichen –, haben wir das eigene Patientengut retrospektiv ausgewertet. Vom 01.01.87 bis 31.12.92 wurden in unserer Klinik 138 Patienten aufgrund eines Magenkarzinoms operiert. Es handelte sich dabei um 78 Männer und 60 Frauen. Bei 84 von diesen Patienten wurde eine Gastrektomie durchgeführt. Die Patienten waren im Median 65 Jahre alt (36 bis 91 Jahre), wobei sich die Patienten in 45 Männer und 39 Frauen aufteilten.

Bei allen Patienten wird die Rekonstruktion mittels Roux-Y-Anastomosierung mit End-zu-Seit-Ösophagojejunostomie durchgeführt. Hierbei erfolgt die Gastrektomie in Abhängigkeit von Tumorlokalisation und -ausbreitung als Standardoperation mit großem Netz und Lymphadenektomie der Kompartimente 1 und 2; – bei entsprechend hoher Tumorlokalisation mit Milz und Teillymphadenektomie des Kompartment 3 und gegebenenfalls einer auf benachbarte Organe erweiterten Resektion.

Der Duodenalstumpf wird mit einem linearen Klammernahtgerät (TA 55) verschlossen. Der abführende Jejunumschenkel wird retrokolisch hochgezogen.

Es wird dann die End-zu-Seit-Ösophagojejunostomie in der Regel mit dem EEA-Stapler der Kopfgröße 28 mm angelegt. Bei hohen intrathorakalen Anastomosen wird die Anastomose mit dem CEEA angelegt, indem der Kopf zunächst in den Ösophagus eingebracht und mit einer Tabakbeutelnaht fixiert wird. Es wird dann das

Gerät durch die belassene Öffnung in die aborale Jejunumschlinge eingeführt und eine geeignete Stelle des Jejunums für die Anastomose ausgewählt.

Diese Stelle liegt in der Regel 3–5 cm aboral der Durchtrennungsebene. Danach wird das offene Ende der anastomosierten Jejunumschlinge analog zum Vorgehen beim Duodenalstumpf mit dem linearen Klammernahtgerät TA 55 verschlossen und der überstehende Gewebesaum bei liegendem TA-Gerät mit dem Elektrokauter verschorft, um Nachblutungen aus den Schnitträndern zu verhindern. Hierbei wird ein direkter Kontakt des Elektrokauters mit der Klammernahtreihe vermieden! Eine Versenkung mittels seromuskulärer Einzelknopfnähte wird somit nicht erforderlich (Abb. 1).

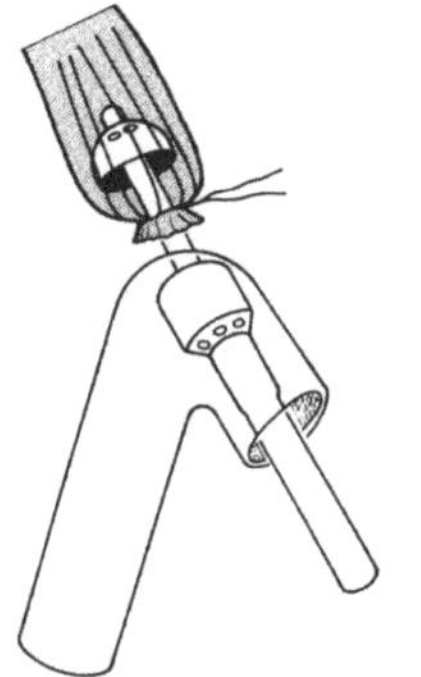
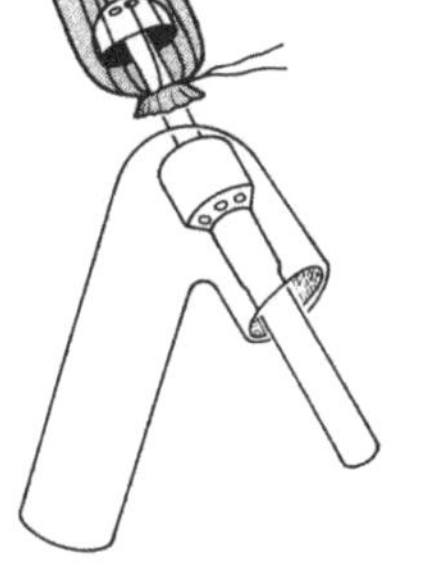

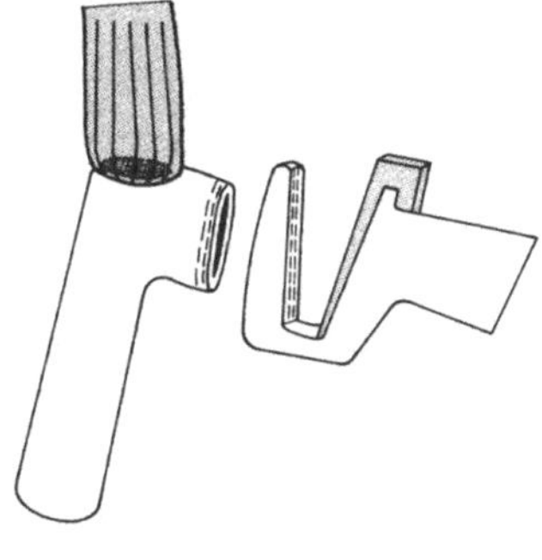

Abb. 1. Anastomosentechnik

Herstellen der zirkulären Klammernahtanastomose

Verschluß des Jejunumstumpfes mit linearem Klammernahtgerät

Die zuführende Schlinge wird im Sinne der Roux-Y-End-zu-Seit-Anastomose wenigstens 40 cm aboral der Ösophagojejunostomie in den Dünndarm implantiert. Dies erfolgt in einreihiger Nahttechnik von Hand.

Wir haben in der Regel wie schon erwähnt ein Klammernahtgerät mit einem 28er Kopf verwendet, nur in 2 Fällen wurde ein 31-mm-Stapler verwendet (Tabelle 1).

Tabelle 1. Verwendete Klammernahtgeräte

EEA 28	70
CEEA 28	10
EEA 31	2
ILS 28	2

Der Tumor war bei über 70% der Patienten im Korpus- (41,8%) oder im Antrumbereich (30,1%) lokalisiert. Immerhin fand sich aber auch bei 17,6% der Patienten ein Kardiakarzinom (Abb. 2).

Bei 50% der Patienten handelte es sich bereits um ein Stadium IIIb (8) oder IV (35) nach UICC.

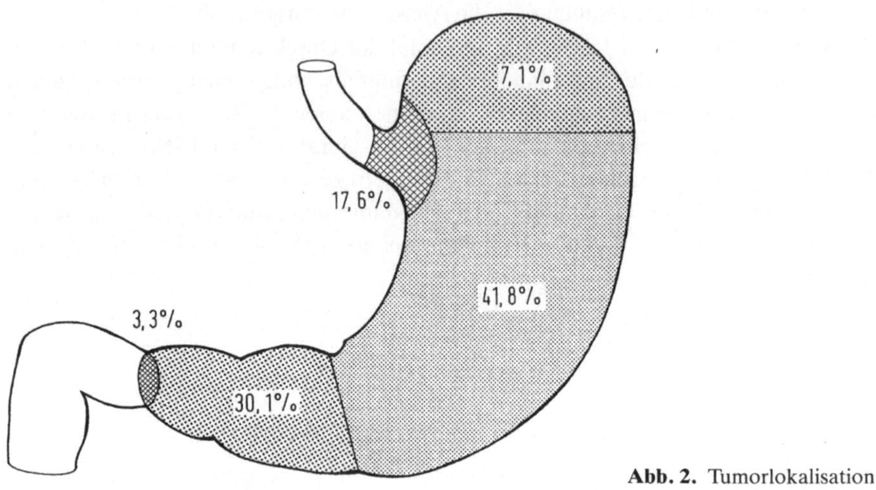

Abb. 2. Tumorlokalisation

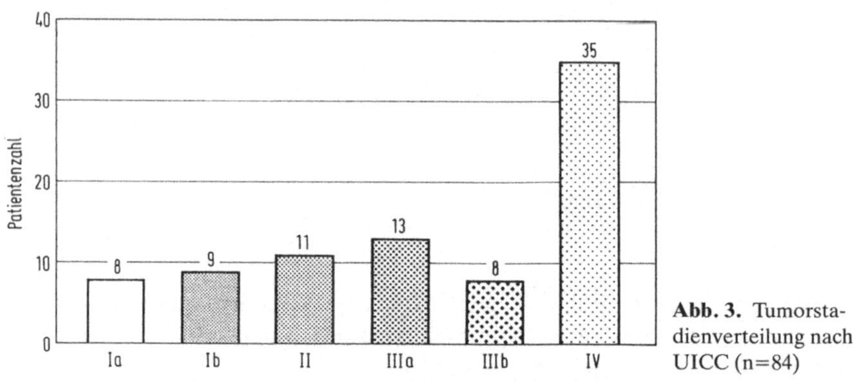

Abb. 3. Tumorstadienverteilung nach UICC (n=84)

Lediglich bei 20% der Patienten fand sich ein Stadium Ia oder Ib (17) (Abb. 3).

Bei der oben erwähnten Operationsmethode fanden sich insgesamt bei 47,6% der Patienten Komplikationen.

Intraoperativ handelte es sich hierbei in 3 Fällen um eine Blutung, 2mal wurde schon intraoperativ durch die bei uns standardmäßig durchgeführte Blauprobe eine Anastomoseninsuffizienz nachgewiesen, so daß das Leck durch Übernähung jeweils beseitigt werden konnte und in keinem Fall postoperativ zu weiteren Komplikationen führte. In 2 Fällen kam es zu einer Durchblutungsstörung an der Jejunumschlinge, so daß eine Nachresektion erforderlich wurde. Bei einem Patienten konnte die Anastomose nicht im Gesunden hergestellt werden (Tabellen 2–4).

Tabelle 2. Intraoperative Komplikationen

Blutung	3
Anastomoseninsuffizienz	2
Durchblutungsstörung an der Jejunumschlinge	2
Anastomose nicht im Gesunden herstellbar	1

Tabelle 3. Postoperativ-systemische Komplikationen

Kardial	9
Pulmonal	29
Thrombose	0
Niereninsuffizienz	1
Durchgangssyndrom	5
Leberkoma/Gerinnungsstörung	3

Tabelle 4. Postoperativ/operationsbedingte Komplikationen

Anastomoseninsuffizienz	3
Duodenalstumpfinsuffizienz	1
Anastomosenstenose	0
Anastomosenblutung	1
Anastomosenfistel	1
Pankreatikojejunostomie-Insuffizienz	1
Peritonitis	9
Wundheilungsstörung	6
Ileus	0
Blutung	5
Abszeß	3

Bei den postoperativen Komplikationen unterschieden wir zwischen systemischen und operationsbedingten Komplikationen.

Bei den systemischen Komplikationen sind die respiratorischen Insuffizienzen an erster Stelle zu nennen. Dies korreliert auch mit den Angaben in der Literatur [9], weshalb einige Autoren eine postoperative prophylaktische Nachbeatmung in Form einer assistierten Beatmung mit PEEP empfehlen.

Bei 3 Patienten fanden sich schwere Gerinnungsstörungen, die durch ein Leberkoma bei Leberzirrhose bedingt waren (Tabelle 3).

Bei den operationsbedingten Komplikationen fanden wir 9mal eine Peritonitis, 6mal eine Wundheilungsstörung, einen Ileus (in der Literatur mit 3–5% angegeben), in 5 Fällen fand sich postoperativ eine Blutung. 2 dieser Patienten mußten revidiert werden (Blutung am Zwerchfell, eine Anastomosenblutung). Weiterhin fanden sich 3 Anastomoseninsuffizienzen, von denen eine klinisch als enterokutane Fistel bei Diabetes mellitus imponierte, in einem Fall (1,2%) entwickelte sich eine Duodenalstumpfinsuffizienz (Tabelle 4).

Die Prognose nach Gastrektomie ist stark abhängig vom Tumorstadium.

So fand sich in unserem Krankengut bei allen Patienten, die aufgrund eines Magenkarzinoms operiert wurden, für die T1-Tumoren eine Fünfjahresüberlebensrate von 91,7%, für T2-Tumoren 27,2%, für T3-Tumoren 19,2% und bei T4-Tumoren 0%. Die Fünfjahresüberlebensrate aller gastrektomierten Patienten betrug in unserem Patientengut 28,3% (Abb. 4).

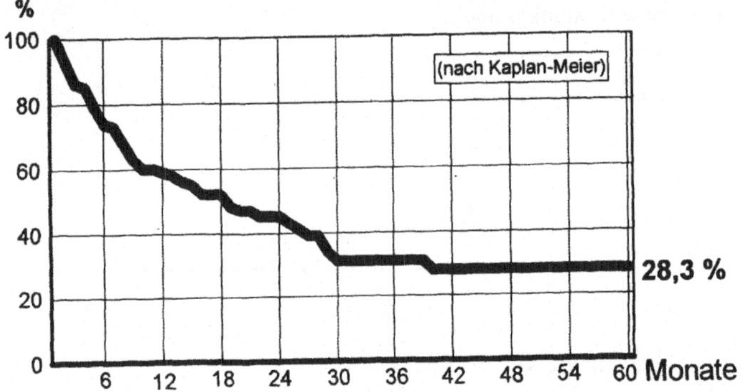

Abb. 4. Überlebensrate nach Gastrektomie (n=84)

Als wesentlichste Parameter für den Erfolg eines Rekonstruktionsverfahrens sind die Anastomoseninsuffizienzrate und die Letalität anzusehen.

Zusammenfassend haben wir im eigenen Patientengut 5 Anastomosen-Insuffizienzen nach Gastrektomie gesehen. Direkt intraoperativ konnten hiervon 2 (2,4%) behoben werden, so daß wir eine postoperative Anastomosen-Insuffizienzrate von 3,6% fanden. Auch die perioperative Letalität – definiert als Krankenhausletalität – liegt mit 9,5% im Rahmen der in der Literatur angegebenen Zahlen [2, 4, 5, 9, 12].

Betrachtet man die Todesursachen der 8 verstorbenen Patienten, so handelt es sich in 1 Fall um eine Letalität aufgrund einer Anastomoseninsuffizienz und in einem weiteren Fall aufgrund einer Duodenalstumpfinsuffizienz, so daß 25% der Todesursachen operationstechnisch bedingt sind (Tabelle 5).

Tabelle 5. Todesursachen nach Gastrektomie (n=8)

Anastomoseninsuffizienz	1
Duodenalstumpfinsuffizienz	1
Pankreatikojejunostomie-Insuffizienz	1
Lungenembolie	1
Niereninsuffizienz	1
Leberkoma/Gerinnungsentgleisung	3

Im Literaturvergleich [1–5, 9–11] fand sich in früheren Jahren eine Letalität von 10–30%, heute konnte die Letalität auf <10% gesenkt werden (eigenes Patientengut 9,5%). Die Anastomoseninsuffizienz wird im Durchschnitt mit 17,4% angegeben

[1, 3, 5–7, 9, 13], wobei die Anastomoseninsuffizienzen bei den Verfahren der End-zu-End-Ösophagoenterostomie häufiger vorzukommen scheinen als bei den Rekonstruktionen in Form einer End-zu-Seit-Verbindung mit dem Jejunum.

Im eigenen Patientengut hatten wir eine Rate von 3,6% Anastomoseninsuffizienzen. Die Insuffizienzrate nach Staplerverschluß des Duodenalstumpfes bei totaler Gastrektomie wird in der Literatur zwischen 0 und 10% angegeben, im eigenen Patientengut mit 1,2% [3, 6].

Die Roux-Y-Anastomose ist nach Einführung der Staplertechnik zeitlich nicht aufwendig und selbst bei intrathorakalen Anastomosen durch die Konstruktion des abnehmbaren Gerätekopfes technisch relativ einfach durchzuführen. Eine genaue Kenntnis der Geräte und exakte Anwendung sowie die obligate intraoperative Anastomosenprüfung mittels Blaulösung bilden die Grundlage für gute postoperative Ergebnisse.

Aufgrund unserer eigenen Erfahrungen und im Vergleich mit der Literatur sind wir der Meinung, daß die Rekonstruktion nach Gastrektomie mittels Roux-Y-Anastomosierung in der End-zu-Seit-Technik mit dem Stapler ein gutes und vergleichsweise komplikationsarmes Verfahren darstellt. Wir werden diese Technik auch weiterhin durchführen.

Literatur

1. Burri G, Oehy K, Vogt B (1988) Ist bei ösophagointestinalen Anastomosen die Verwendung maschineller Klammernahtgeräte vorteilhaft? Helv Chir Acta 55: 707–710
2. Butler JA, Dubrow TJ, Trezona T, Klassen M, Nejdl RJ (1989) Total gastrectomy in the treatment of advanced gastric cancer. Am J Surg 158: 602
3. Campion JP, Nomikos J, Launois B (1988) Duodenal closure and esophagojejunostomy. Experience with mechanical stapling devices in total gastrectomy for cancer. Arch Surg 123: 979–983
4. Hassler H, Bochud R, Nöthiger F, Stafford A (1986) Total gastrectomy: Is the early postoperative morbidity and mortality influenced by the choice of surgical procedure? World J Surg 10: 128
5. Hölscher AH, Siewert JR (1992) Stapler am Gastrointestinaltrakt – pro und contra. Langenbecks Arch Chir 377: 56–64
6. Junginger T, Walgenbach S, Pichlmaier H (1983) Die zirkuläre Klammeranastomose (EEA) nach Gastrektomie. Chirurg 54: 161–165
7. Peiper H, Siewert JR (1978) Magenersatz. Chirurg 49: 81
8. Schlatter C (1897) Über Ernährung und Verdauung nach vollständiger Entfernung des Magens – Ösophagoenterostomie – beim Menschen. Bruns Beitr Klin Chir 757
9. Siewert JR (1991) Magenkarzinom in der Chir. Gastroenterologie. Springer, Berlin Heidelberg New York Tokyo
10. Viste A, Eide GE, Soreide O (1987) Stomach cancer: a prospective study of anatomic failure following total gastrectomy. Acta Chir Scand 153: 303–306
11. Winter J, Ulrich B (1985) Technik und Ergebnisse der Ersatzmagenbildung nach Kremer. Akt Chir 20: 232–235
12. Zimmermann G, Müller G, Stoß F (1984) Oesophagojejunale Anastomose bei Gastrektomie. Chir Praxis 35: 255
13. Troidl H, Kusche J, Vestweber KH, Eypasch E, Maul U (1987) Pouch versus esophagojejunostomy after total gastrectomy: a randomized clinical trial. World J Surg 11: 699

Die einreihige allschichtige Nahttechnik als Standardverfahren an Magen, Dünn- und Dickdarm

TH. ZOEDLER, W.U. SCHMIDT, O. HORSTMANN, J. HEISE, H. BECKER und H.D. RÖHER

Seit dem 19. Jahrhundert sind vielfältige manuelle Nahtverfahren für den Magen-Darm-Trakt konzipiert worden, die in neuerer Zeit durch Anwendung mechanischer Nähapparate ergänzt werden. Da nahezu alle schwerwiegenden, postoperativen Komplikationen ihren Ausgang von einer mißglückten Naht nehmen, ist eine intraoperativ einfach zu handhabende, zuverlässige Anastomosentechnik Voraussetzung erfolgreichen operativen Handelns. Ob nun einreihig, zweireihig, invertierend oder Stoß auf Stoß genäht wird, die Berichte über die Insuffizienzrate der beschriebenen Techniken unterscheiden sich nur minimal [4, 7]. So stellt sich die Frage, ob durch Vereinfachung und Standardisierung des Nahtverfahrens einerseits die Gefahr eines Nahtbruches gesenkt werden kann, andererseits gerade dem in Ausbildung befindlichen Kollegen das Erlernen der Technik erleichtert werden kann. Seit 1986 wird in unserer Klinik bei allen Anastomosen an Magen, Dünn- und Dickdarm eine einheitliche Nahttechnik angewandt. Hierbei werden Hinter- und Vorderwand mit einer fortlaufenden Naht jeweils semizirkulär einreihig allschichtig vereinigt. Dieses Verfahren hatte sich zuvor bereits in der chirurgischen Universitätsklinik Marburg über einen Zeitraum von 10 Jahren im klinischen Alltag bewährt und soll nun anhand einer kontrollierten Studie überprüft werden.

Methodik

Nahttechnik

Nach sparsamer Präparation der Darmstümpfe wird zunächst die Hinterwand mit einem fortlaufenden 4·0 Vikrylfaden vereinigt. Das Fadenende wird durch einen Knoten an der Serosaseite der mesenterialen Schnittkante verankert. Die Naht wird dann durch das offenliegende Darmlumen in schräger Stichrichtung fortgesetzt. Dabei soll die Nadel die Serosa mit einem Abstand von ca. 5 mm zur Schnittkante, die Mukosa jeweils aber nur knapp fassen.

Der Assistent hält dabei den Faden unter leichter Spannung. Ist die Naht der Hinterwand komplettiert, werden die Fadenenden im Lumen verknüpft. Die fortlaufende Naht der Vorderwand wird in gleicher Technik wie die der Hinterwand angelegt. Der Faden wird jedoch an der Serosaseite geführt. Der Abstand der einzelnen Stiche voneinander richtet sich nach der Wanddicke und beträgt im Mittel ebenfalls 5 mm.

Nach Abschluß dieser Nahtreihe werden die Fadenenden an der Serosaseite verknüpft.

Es entsteht so eine Stoß-auf-Stoß-Adaptation der Darmenden. Ein Anastomosenwulst wird vermieden.

Patienten und Dokumentation

Gegenstand der Untersuchung ist die Erfassung aller plan- und notfallmäßigen Operationen mit Anlage dieser Handnaht. Innerhalb eines Zeitraumes von 5 Jahren wurden 843 Patienten operiert, die 856 Anastomosen erhielten, im einzelnen 231 Anastomosen am Magen, 335 am Dünndarm und 290 am Dickdarm. Ausgenommen sind Ösophagojejunostomien und anteriore Rektumanastomosen, die in der Regel mit dem Stapler gefertigt werden. Der Verlauf und insbesondere das Eintreten einer klinischen Insuffizienz wurde fortlaufend dokumentiert, die Ergebnisse retrospektiv ausgewertet. Die klinische Anastomoseninsuffizienz wurde als Stuhlfistel definiert, als Fieber über 38°C bei endoskopisch oder radiologisch nachgewiesener Anastomoseninsuffizienz oder als Abszeß oder lokale Peritonitis mit Nachweis der Anastomoseninsuffizienz.

Ergebnisse (Tabelle 1)

Tabelle 1. Patienten, Anastomosen und Komplikationen

Anastomosen an	n	Insuffizienz	%
Magen	231	4	1,7%
Dünndarm	335	1	0,3%
Dickdarm	290	8	2,8%
Davon notfallmäßig an Magen	116	1	0,9%
Dickdarm	43	3	7,0%

Bei 231 Anastomosen am Magen traten in 2,6% Komplikationen auf, die Insuffizienzrate betrug 1,7%. Wegen Magenkarzinomen wurden 27 Patienten reseziert. Hier ergaben sich 2 Insuffizienzen, eine im Vergleich hohe Rate, die möglicherweise auf die obligate Unterbindung der A. gastrica sinistra zurückgeht. Bei den Ulkuspatienten fällt der große Anteil notfallmäßiger Operationen auf, der jedoch die Komplikationsbereitschaft nicht wesentlich erhöht. 2 Nachblutungen aus der Anastomose waren jeweils endoskopisch zu beherrschen. Die Gastroenteroanastomosen bei Whipple-Operationen waren problemlos. Am Dünndarm wurden 335 Anastomosen dokumentiert, die im wesentlichen der Passagerekonstruktion nach Magenresektionen und Pankreasresektionen dienten. Hier traten erwartungsgemäß kaum Komplikationen auf. Die Insuffizienzrate betrug 0,3%. Bei 1 von 31 Dünndarmresektionen wegen Morbus Crohn war allerdings eine Insuffizienz entstanden, die eine Relaparatomie erforderlich machte.

Bei Kolonanastomosen besteht eine Insuffizienzrate von 2,8%: bei 149 Resektionen wegen Karzinomen 5 Nahtbrüche, bei 57 Divertikelresektionen 3 und bei

73 Crohn-Resektionen keine Dehiszenz. 3 der 8 Patienten mit Insuffizienz mußten relaparatomiert werden, kein Patient verstarb. Die geringe Anzahl der Insuffizienzen von Crohn-Patienten ist möglicherweise darauf zurückzuführen, daß nur 4mal eine notfallmäßige Resektion durchgeführt wurde. Ein Einfluß bestehender Kortisonmedikation ließ sich nicht feststellen.

Bei den anderen Dickdarmresektionen war hingegen der Anteil notfallmäßiger Eingriffe recht hoch. Eine Insuffizienz ist bei 32 Magenperforationen entstanden, 1 bei 14 Divertikelperforationen und 2 bei 25 Dickdarmresektionen im Ileus wegen eines stenosierenden Karzinoms. Die Komplikationsrate betrug 3,8%, die Insuffizienzrate 2,5%.

Diskussion

Alle bisher beschriebenen Anastomosentechniken haben theoretisch unterschiedliche Vor- und Nachteile. Die einreihige allschichtige Naht soll wegen ungestörter Mukosadurchblutung einen günstigen Heilungsverlauf erwarten lassen [5], andererseits jedoch eher zu Insuffizienzen wegen Ausreißen des Fadens aus der Darmwand führen [3]. Die zweireihige Naht gibt eher zu Abszessen und Nekrosen in der Darmwand Anlaß [5], soll jedoch dennoch wegen des besseren Serosakontaktes sicher sein. Die fortlaufende Naht ist primär dichter [2], kann jedoch wiederum die Durchblutung der Anastomosenregion behindern [3]. Letztlich haben sich in der Praxis, da die Insuffizienzraten der verschiedenen Techniken annähernd gleich sind, alle Verfahren behaupten können. Da eine größere Sicherheit der Anastomose offenbar nicht von der Methodenwahl, sondern von anderen Faktoren abhängt, stellt sich vielmehr die Frage, ob bei Einhaltung der Sicherheitsanforderungen die Operation erleichtert werden kann.

Die hier beschriebene Anastomosentechnik hat sich bei einem sehr heterogenen Krankengut und bei einer Vielzahl von Operateuren in unserer Klinik als sicher erwiesen. Zunehmend findet diese Technik in verschiedenen Varianten weite Verbreitung [1, 2].

Die Handnaht wird von allen auch in der Weiterbildung begriffenen Kollegen nach kurzer Anlernphase beherrscht. Der erfahrene Assistent hat bei Anlage der Anastomose anders als bei der Einzelknopfnaht die Möglichkeit, den Schlingenzug genau zu dosieren und damit ein Durchschneiden der Fäden oder eine zu lockere Schlinge zu vermeiden.

Eine Stenosierung der Anastomose durch zu heftigen Fadenzug ist durch Verwendung des Vikrylfadens und durch die semizirkuläre Vorgehensweise nahezu ausgeschlossen. Eine mechanische Behinderung durch die fortlaufende Nahttechnik läßt sich weder nach klinischen Kriterien noch bei röntgenologischen Spätkontrollen nachweisen. Gegenüber anderen fortlaufenden Nahttechniken am Gastrointestinaltrakt hat das hier vorgestellte Verfahren den Vorteil der Durchführbarkeit auch bei nicht wendbaren Anastomosen.

Aus diesen Gründen ergibt sich für die Anlage von Anastomosen im Bauchraum mit Ausnahme der Ösophagojejunostomie und der tiefen Rektumanastomose in unserer Klinik keine Indikation für die Benutzung eines Nahtapparates. Dies ist auch mit den geringen Kosten der Handnaht begründet: 20 DM für die fortlaufende Handnaht stehen ca. 200 DM für die zweireihige Einzelknopfnaht und ca. 500 DM für die Staplernaht gegenüber. Das Argument der Zeitersparnis, das von den Befürwortern der Nähapparate häufig vorgebracht wird, gilt für diese Technik nicht, da der Zeitaufwand für das Anfertigen der Anastomose dem für das Vorbereiten der Darmenden für den Nähapparat entspricht.

Literatur

1. Frileux P, Quilchini M-A, Tiret E, Nordlinger B, Hannoun L, Parc R, Loygue J (1988) Single-layer anastomosis in surgery of the large bowel. A prospective study on 316 cases in a university hospital. Int J Colorectal Dis 3: 32–35
2. Harder F, Kull Ch (1987) Fortlaufende einreihige Darmanastomose. Chirurg 58: 269–273
3. Hell K (1983) Gastrointestinale Anastomosen gestern und heute. Coloproctology 5: 66–57
4. Irvin TT, Goligher JC, Johnston D (1973) A randomized prospective clinical trial of single-layer and two-layer inverting intestinal anastomoses. Br J Surg 60: 457
5. Schäfer K, Stanka H, Ernst R, Zumtobel V (1990) Ausdehnung und Bedeutung von Mikrozirkulationsstörungen für die Pathogenese der Nahtinsuffizienz bei Colonanastomosen. Chir Gastroenterol 6: 303–312
6. Scheele J, Groitl H, Pesch H-J (1984) Auto Suture oder Handnaht? Tierexperimentelle Untersuchungen zum Einfluß der Anastomosentechnik auf die Wundheilung am Verdauungstrakt am Beispiel des Hundekolons. Coloproctology 6: 65–76
7. Wayand W, Rieger R, Umlauft M (1984) Ein- oder zweireihig? Eine prospektive kontrollierte Studie zum Vergleich zweier Nahttechniken bei gastrointestinalen Anastomosen. Chirurg 55: 650–652

Intestinale Anastomosentechniken im oberen Gastrointestinaltrakt – derzeitige Wertung

B. Lünstedt, S. Debus und A. Thiede

Einleitung

Nahttechniken und Anastomosenverfahren stellen auch heute noch eine Herausforderung für den Chirurgen dar. Durch die Einführung neuer Nahttechniken in den letzten 10 Jahren hat sich das Bild der Nahtverfahren und damit zunehmend auch die Anastomosentechnik deutlich und durchgreifend verändert. Dem Chirurgen stehen heute mehrere nahezu gleichwertige Nahtverfahren zur Verfügung, die einen unterschiedlichen Standardisierungsgrad aufweisen. Mechanische Nähte wie Klammernähte und Kompressionsanastomosen weisen die höhere Standardisierbarkeit auf, dic sich allerdings überwiegend nur bei elektiven chirurgischen Eingriffen erzielen läßt. Dies beruht darauf, daß die mechanischen Nahtverfahren auf die unveränderten Darmwanddicken eingestellt sind. Die Einsetzbarkeit hängt aber auch von der jeweiligen Erfahrung des Chirurgen in der angewendeten Technik ab. Die Praktikabilität der unterschiedlichen Nahtverfahren unterscheidet sich in manchen anatomischen Regionen und kann bestenfalls bei Anwendung von Klammernahtinstrumenten zu einer Indikationserweiterung führen. Es soll eine Wertung der Anastomosenverfahren im oberen Gastrointestinaltrakt vorgenommen werden.

Nahttechniken

Als Standardnahtverfahren haben sich in Deutschland die *Handnahttechnik* und die *Klammernaht* im Gastrointestinaltrakt durchgesetzt. Als weitere aktuelle Ergänzung ist die *Kompressionsanastomose* mit einem biofragmentierbaren Anastomosenring (BAR) zu nennen, die jedoch gegenüber den beiden Standardverfahren noch nicht in gleichem Maße erprobt ist [7].

Handnaht

Es hat sich die serosubmukös gestochene Naht in Form der Einzelknopfnaht oder auch in fortlaufender Technik bewährt und wird von der überwiegenden Zahl der Chirurgen angewendet. Sie ist einfach in der Anwendung, überall einsetzbar und bietet keinerlei Nachteile gegenüber aufwendigen und mit mehr Fremdmaterial behafteten Nahttechniken [8, 9, 12, 17]. Als Nahtmaterial wird üblicherweise vollsynthetisches, absorbierbares, geflochtenes oder monofiles Material verwendet. Die Stärken der Fäden betragen bei den geflochtenen, kurzfristig auflösbaren Materialien 2metric

(3-0 USP) und bei den längerfristig auflösbaren monofilen Materialien die Stärke 1,5-metric (4-0 USP) [16].

An der Hinterwand kann der Knoten intraluminal plaziert werden, die Voraussetzungen für eine ungestörte Anastomosenheilung wie Spannungsfreiheit und ausreichende Durchblutung der zu anastomosierenden Gewebe müssen berücksichtigt werden. Typische Fehlermöglichkeiten sind die zu dicht am Wundrand gestochene Naht und die zu starke Nahtspannung, die dem subjektiven Gefühl des Chirurgen unterliegt. Der korrekte Abstand der Nähte beträgt 0,4 cm zum Wundrand und 0,5 cm zum Nachbarfaden (Abb. 1).

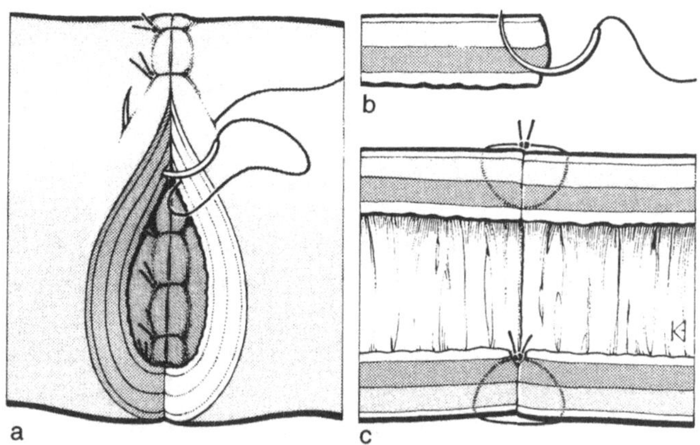

Abb. 1. Serosubmuköse Naht im Gastrointestinaltrakt

Die fortlaufende Naht darf nicht zu dicht gestochen sein, und ein lumeneinengendes Anziehen des Fadens muß vermieden werden. Dieses Nahtverfahren ist überall anwendbar und gilt als Verfahren der Wahl und muß auch beim Versagen der anderen Nahtverfahren zur Korrektur beherrscht werden. Ein Erlernen der Handnahttechniken ist als Basis somit nach wie vor unerläßlich.

Klammernaht

Sie wird als zirkuläre oder gerade Naht angewendet und ist weitgehend standardisiert und durch den Chirurgen wenig beeinflußbar. Es werden jeweils 2 gegeneinander versetzte Klammernahtreihen plaziert, und es resultiert eine invertierte Naht bei der Anastomosierung und eine evertierte Nahtreihe bei der Transsektion. Die Klammern sind aus Titan und weisen in geschlossenem Zustand die Form eines offenen B auf und verbleiben auf Dauer als Fremdkörper im Organismus. Mit Hilfe eines inneren Ringmessers wird automatisch bei Fertigung der zirkulären Anastomosen das nach innen in das Lumen ragende Gewebe reseziert. Mit den Klammernahtgeräten können End-zu-End- und End-zu-Seit-Anastomosen erstellt werden. Der Umgang mit den Klammernahtgeräten muß ebenso exakt erlernt werden wie die Handnaht, um Fehler und Gefahren zu vermeiden (Abb. 2).

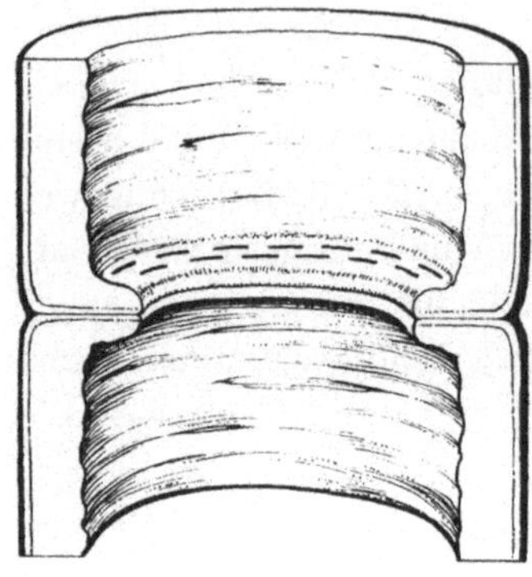

Abb. 2. Staplernaht im Gastrointestinaltrakt

Kompressionsanastomose

Diese Methode mittels eines auflösbaren Anastomosenringes (Valtrac) wurde 1985 von Hardy erstmals beschrieben. Mit Hilfe dieses Ringes, der aus hydrolytisch spaltbarer Polyglykolsäure (87,5%) und aus Bariumsulfat (12,5%) besteht, werden die zu vereinigenden Gewebe aneinandergebracht und gehalten. Es resultiert eine invertierte Anastomose. Der Ringdurchmesser ist variabel, und es kann zwischen mehreren Gewebeabständen im geschlossenen Zustand des Ringes gewählt werden, um so die Gewebestärke berücksichtigen zu können. Fixiert werden die Darmenden durch eine sehr exakt anzulegende Tabakbeutelnaht auf jeweils einer Ringhälfte. Geschlossen wird der Ring durch Fingerdruck (Abb. 3).

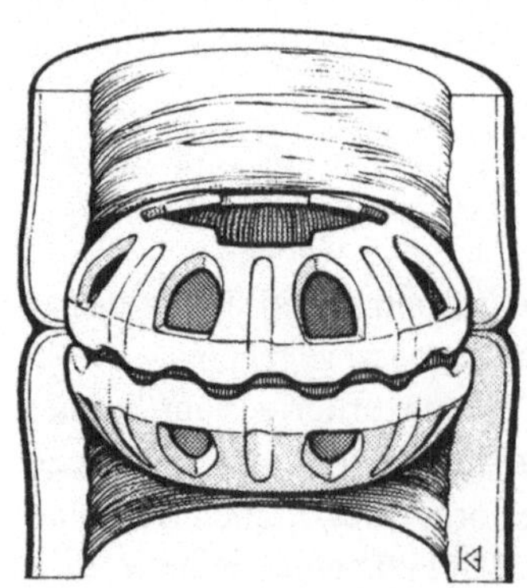

Abb. 3. Valtrac-Kompressionsanastomose im Gastrointestinaltrakt

Die Fragmentierung des Ringes beginnt nach 14 Tagen und kann bis zu 4 Wochen dauern. Eigene experimentelle Untersuchungen fanden eine annähernd gleiche biomechanische Belastbarkeit der verschiedenen Anastomosenverfahren ab dem 7. postoperativen Tag. Für die frisch erstellte Kolonanastomose am Tag 0 fand sich ein signifikant höherer Berstungsdruck für die Kompressionsanastomose, und bis zum 7. postoperativen Tag lagen die beiden mechanischen Nahtverfahren in ihrer Festigkeit über der der Handnaht (Abb. 4). In einem Langzeitversuch im wachsenden Organismus fanden sich keine signifikanten Unterschiede hinsichtlich der Stenosierung von Klammernähten und Kompressionsanastomosen bei der Kolonanastamose.

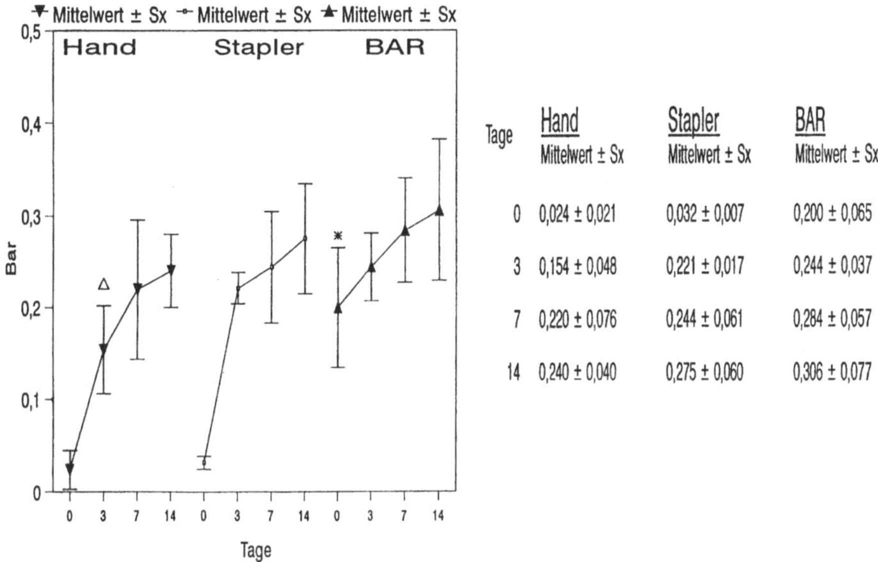

Tage	Hand Mittelwert ± Sx	Stapler Mittelwert ± Sx	BAR Mittelwert ± Sx
0	0,024 ± 0,021	0,032 ± 0,007	0,200 ± 0,065
3	0,154 ± 0,048	0,221 ± 0,017	0,244 ± 0,037
7	0,220 ± 0,076	0,244 ± 0,061	0,284 ± 0,057
14	0,240 ± 0,040	0,275 ± 0,060	0,306 ± 0,077

Abb. 4. Berstungsdruck der Kolonanastomose im postoperativen Verlauf

Hinsichtlich der *Durchblutung* lassen sich experimentell keine signifikanten Unterschiede zwischen der handgenähten und geklammerten Naht feststellen [6, 10, 27]. Ein Unterschied in der Kanzerogenität zwischen verschiedenen Nahtmaterialien und Metallklammern konnte ebenfalls nicht nachgewiesen werden [3]. Unter Wertung der experimentellen Ergebnisse lassen sich bis auf eine anfängliche höhere biomechanische Festigkeit der mechanischen Anastomosenverfahren keine für die Klinik bedeutsamen Unterschiede feststellen.

Intestinale Resektionen und Verschlüsse

Der Verschluß von Hohlorgangen ist besonders häufig bei ausgedehnten Resektionen von Ösophagus und Magen erforderlich. Neben der Konstruktion eines Magenschlauchs als Ösophagusersatz oder der Teilresektion des Magens, sind der Duodenalverschluß und der Blindverschluß ausgeschalteter Dünndarmschlingen zu nennen. Für den Verschluß von Hohlorganen können von den 3 genannten Nahtverfahren sowohl die geraden Klammernahtapparate TA, GIA (LS, PLC) als auch die Handnaht herangezogen werden. Für die Teilresektion des Magens hat sich der Einsatz von Klammernahtgeräten, bedingt durch klare Praktikabilitätsvorteile und Zeitgewinn gegenüber dem manuellen Verschluß durchgesetzt (Abb. 5).

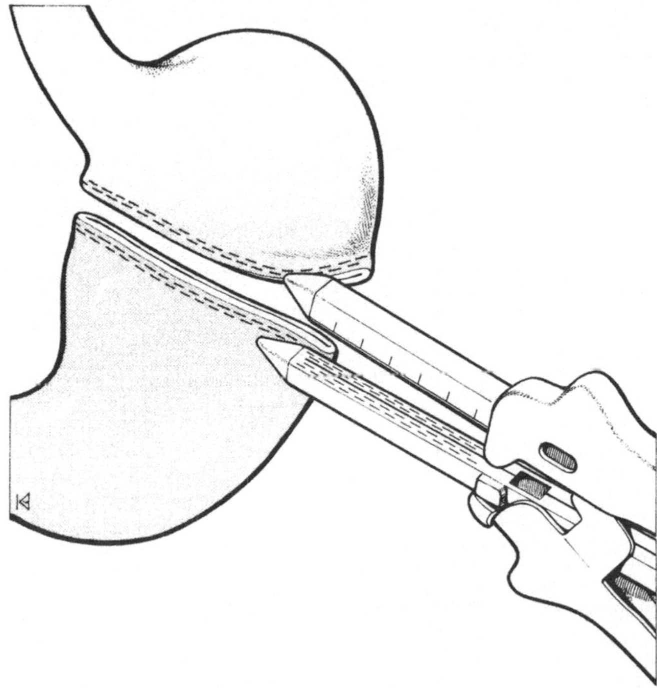

Abb. 5. Magenteilresektion mit dem geraden Klammernahtgerät GIA (PLC)

Untersuchungen zur Sicherheit der beiden Nahtverfahren im Vergleich gibt es nicht. Ob eine Serosierung der Klammernahtreihe erforderlich ist, bleibt ebenso offen und wird unterschiedlich gehandhabt. Die dezidierte Blutstillung der Klammernahtreihe, notfalls durch eine fortlaufende Naht, wird im eigenen Haus praktiziert. Eine Elektrokoagulation in der Nähe der Klammernahtreihe muß unterbleiben. Natürlich bleibt die Handnaht auch in dieser Indikation ein Standardverfahren, das hinsichtlich der Sicherheit dem mechanischen Verschluß nicht nachsteht. Für die Magenschlauchbildung als Ösophagusersatz sind die geraden Klammernahtgeräte (GIA, PLC) unübertroffen und weisen eine hohe Sicherheit auf, ohne daß hierzu kontrollierte Untersuchungen vorliegen (Abb. 6).

Der *Duodenalstumpfverschluß* bietet im Rahmen der Karzinomchirurgie des Magens keine größeren Probleme im Gegensatz zur Ulkuschirurgie mit massiven Wandveränderungen im Duodenalbereich. In den wenigen vergleichenden Studien zwischen Handnaht und Staplernaht finden sich noch relativ hohe Insuffizienzraten von bis zu 12% in der Handnahtgruppe, wobei hier die komplizierten Verschlüsse in

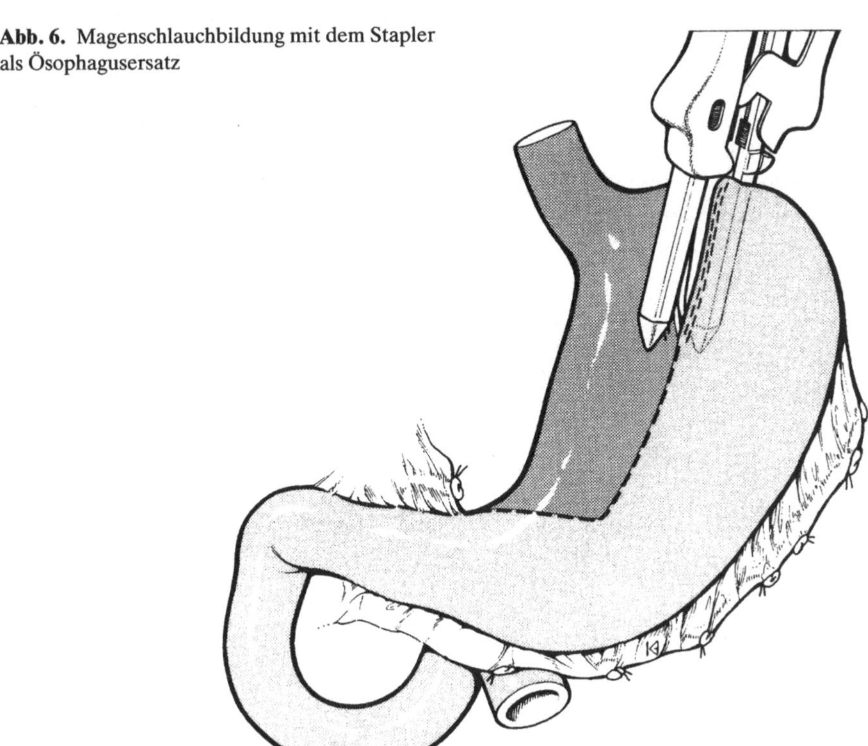

Abb. 6. Magenschlauchbildung mit dem Stapler als Ösophagusersatz

der Ulkuschirurgie mit einbezogen sind [1]. In der neueren Literatur finden sich allgemein sehr niedrige Insuffizienzraten von 0–1% [4, 11, 13,22]. Werte, die deutlich höher liegen, zeigen bei genauer Analyse der Fehlerquellen möglicherweise nicht-staplerbezogene Ursachen und mangelnde Erfahrung im Umgang mit den Geräten (Tabelle 1).

Tabelle 1. Duodenalstumpfinsuffizienzen nach Hand- und Staplernaht

Autor	n	Insuffizienz % Stapler	Insuffizienz % Hand
Chassin (1978)	68/31	4	6
Lowdon (1982)	54/66	1,8	12,1
Junginger et al. (1983)	31/31	0	3,2
Campion et al. (1988)	225	0,45	–
Seufert et al. (1990)	80	6,25	–
Burch et al. (1991)	160	–	2,5
West of Scotland Study Group (1991)	53/35	13,2	2,8
Hölscher u. Siewert (1992)	538	0,37	–
Eigene Daten (1990)	67	0	–

Im eigenen Krankengut trat bei einer prospektiv-randomisierten Studie zum Magenersatz bei 67 Duodenalstumpfverschlüssen mit dem geraden Klammernahtgerät (TA 55) keine Stumpfinsuffizienz auf. Ob eine zusätzlich seromuskuläre Deckung der Nahtreihe eine zusätzliche Sicherheit bringt, muß bezweifelt werden. Wir führen lediglich bei Bedarf blutstillende Nähte durch. Der Stapler bringt auch an dieser Lokalisation Praktikabilitätsvorteile mit sich, wobei die Handnaht bei schwierigen Duodenalverschlüssen nicht ersetzt werden kann (Abb. 7).

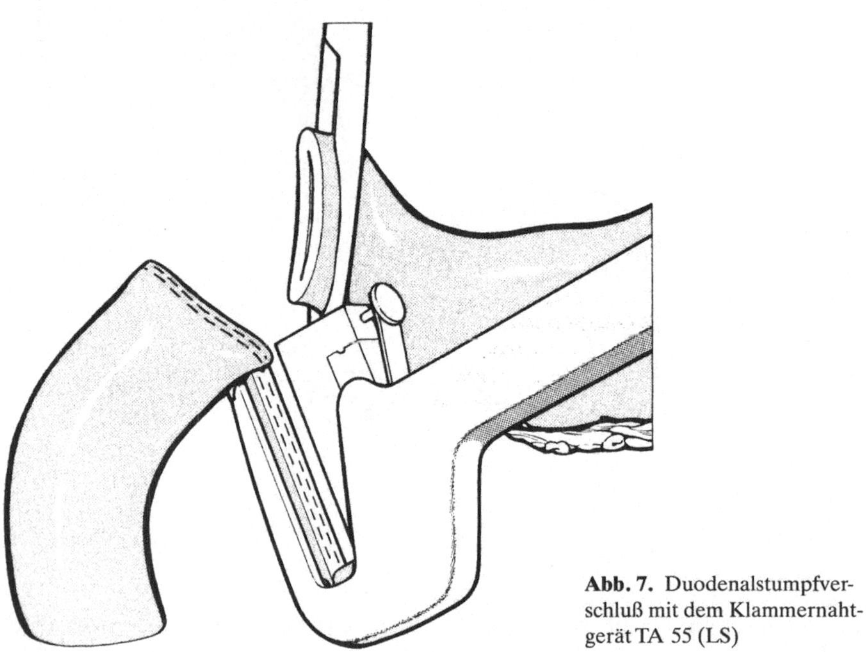

Abb. 7. Duodenalstumpfverschluß mit dem Klammernahtgerät TA 55 (LS)

Intestinale Anastomosen

Ösophagogastrostomie

Bei der Rekonstruktion nach Ösophagusresektion mit Magenschlauch wird diese Methode durch Insuffizienzen und postoperative Stenosen kompliziert. Einen erheblichen Einfluß auf die mit dieser Komplikation verbundene Letalität besteht in der Lokalisation der Anastomose. Die intrathorakale Anastomose führte in 56% und die zervikale Anastomose in 22% zu einem letalen Ausgang bei einer auftretenden Lekkage, wie Müller in einer Übersicht von 16 Autoren angibt [20]. Die Insuffizienzrate betrug dabei 22% für die zervikale und 9% für die intrathorakale Anastomose. Die Insuffizienzrate maschineller intrathorakaler Anastomosen betrug bei 3 neueren Studien (n=534) 2% [5, 19, 21]. Ein direkter Vergleich von Handnähten und maschinell erstellten Anastomosen ist in den meisten Studien nicht möglich, da die zervikale Anastomose überwiegend mit der Hand genäht wurde und die intrathorakale Anastomose überwiegend mit dem Stapler. Hieraus kann jedoch der Praktikabilitätsgewinn durch den Stapler bei der thorakalen Anastomose abgelesen werden, während der maschinelle Einsatz im Halsbereich diese Vorteile nicht aufweist. Die Stenoserate wird für die Stapleranastomosen durchschnittlich etwa um 50% höher angegeben als bei der Handanastomose, wobei die kleinste Magazingröße die Stenosierung besonders begünstigt [18, 28].

Ösophagojejunostomie

Eine Domäne für die Stapleranastomose stellt inzwischen die komplikationsträchtige Verbindung zwischen Jejunum und distalem Ösophagus dar (Abb. 8).

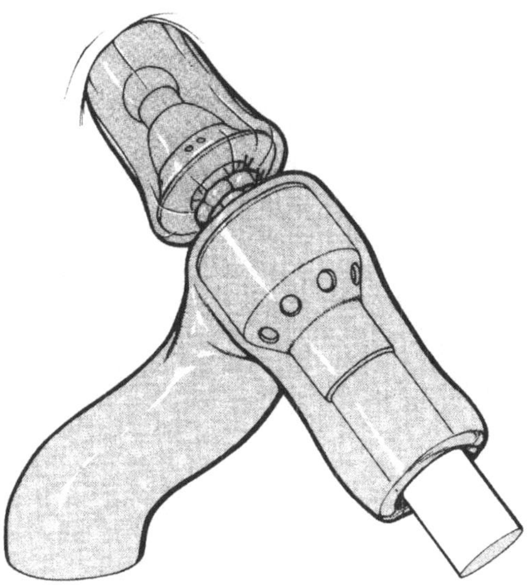

Abb. 8. Ösophagojejunostomie mit dem zirkulären Klammernahtgerät EEA (ILS)

Diese ehemals mit Insuffizienzraten von deutlich über 10% behaftete Anastomose kann heute auch in Ausbildungskliniken mit vielen Operateuren unterschiedlichen Ausbildungsgrades deutlich <10% gesenkt werden (Tabelle 2).

Die häufigste Rekonstruktionsform nach totaler Entfernung des Magens stellt die Y-Roux-Rekonstruktion mit oder ohne Magenersatzbildung dar (Abb. 9a). Durch den systematischen Einsatz der Stapler bei der gesamten Rekonstruktion läßt sich neben einer deutlichen Zeitersparnis von bis zu 60 min [24] auch eine Reduktion der Insuffizienzen gegenüber der Handnaht erreichen.

Alle retro- und prospektiven Studien mit größerer Fallzahl haben diesen Trend aufgezeigt (Tabelle 2). Gleich gute Ergebnisse für die Handanastomose in diesem Bereich wurden nur von Autoren mit ausgesprochender Spezialisierung und entsprechender Erfahrung erzielt [15, 22]. Eine zusätzliche Sicherung der Anastomose durch eine Plicatio wird von manchen Arbeitsgruppen durchgeführt [23]. Im eigenen Kran-

Tabelle 2. Insuffizienzraten der Ösophagojejunostomie nach Hand- und Staplernaht

Studie	n	Insuffizienz % Hand	Insuffizienz % Stapler
Retrospektiv			
Junginger et al. (1983)	31/31	29	12,5
Winter (1985)	109/91	13,6	5,5
Habu (1989)	1145/94	13,8	7,4
TU München (1987)	259/117	14,2	3,4
Moreno/Vara (1987)	55/52	22	9
Campion et al. (1988)	89/161	9	6,2
Prospektiv			
Viste (1987)	90/260	13,6	6,5
Seufert et al. (1990)	40/40	0	2,5

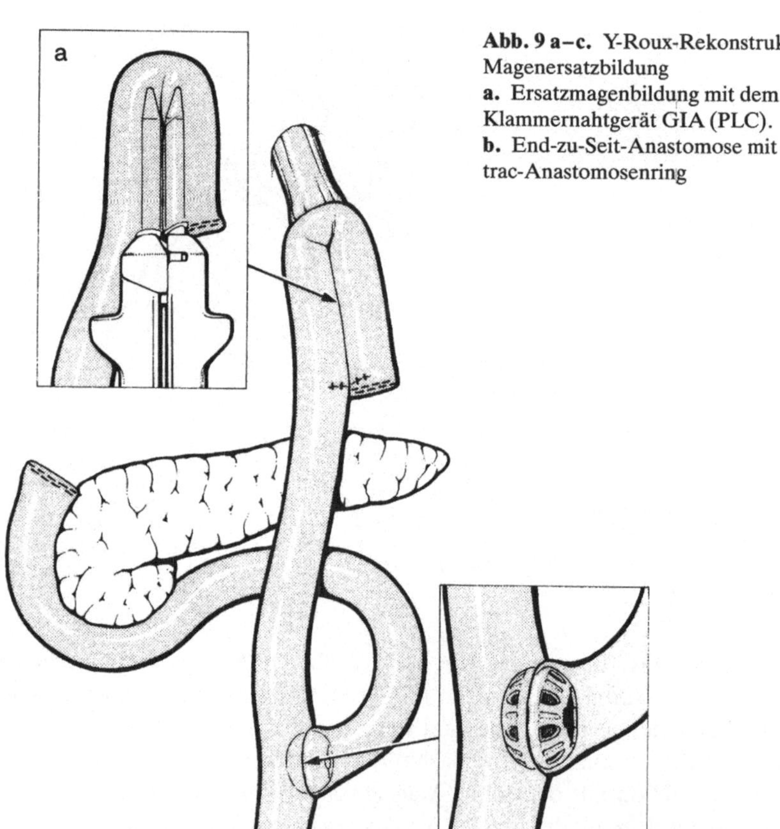

Abb. 9 a–c. Y-Roux-Rekonstruktion mit Magenersatzbildung
a. Ersatzmagenbildung mit dem geraden Klammernahtgerät GIA (PLC).
b. End-zu-Seit-Anastomose mit dem Valtrac-Anastomosenring

kengut traten bei 120 Ösophagojejunostomien mit maschineller Anastomose 8 Insuffizienzen (6,6%) auf. Eine Plicatio wurde in keinem Fall angelegt. Auch bei dieser Anastomose kommt der Handnaht wieder die große Bedeutung bei der intraoperativen Komplikation und Korrektur zu. Beim Versagen der maschinellen Anastomose, z.B. durch Einreißen des Ösophagus beim Einführen des Staplers, ist eine Korrektur häufig nur mit der Handnaht zu erzielen und dann unter sehr schwierigen Bedingungen.

Die Stenosierungsrate (0–4%) liegt an dieser Lokalisation deutlich niedriger und ergibt keine signifikanten Unterschiede zwischen der Hand- und der Staplernaht. Im eigenen Krankengut trat bei 120 prospektiv untersuchten Stapleranastomosen in diesem Bereich eine Stenose auf, die nach mehrfacher Dilatation ohne klinische Bedeutung war. Auch hier kommt der Magazingröße eine Bedeutung bei der Verhinderung der postoperativen Stenosierung zu [14]. Blutungen treten in ca. 11% bei Anwendung der Stapler im oberen Gastrointestinaltrakt auf [25], wobei 0,4–1,7% auf die zirkulären Stapler entfallen [14, 25]. Postoperativ ist mit einer Blutungskomplikation in 0–1,5% zu rechnen [2, 25].

Ersatzmagenbildung

Hier eignet sich der lineare Stapler (GIA, PLC) in idealer Weise (Abb. 9b). Kontrollierte Untersuchungen zur Sicherheit dieser invertierten Anastomose liegen nicht vor. Auch hier ist eine dezidierte intraoperative Blutstillung unumgänglich. Im eigenen Krankengut trat bei 120 Rekonstruktionen mit Pouchbildung keine postoperative Blutung oder Insuffizienz im Bereich des Ersatzmagens auf.

End-zu-Seit-Roux-Anastomose

Sie stellt im Dünndarm hinsichtlich der Komplikationen das geringste Risiko dar (Abb. 9c). Grundsätzlich lassen sich alle 3 Nahtverfahren (Hand, Stapler, BAR) anwenden. Unterschiede hinsichtlich der Sicherheit bestehen zwischen diesen Techniken nicht [16]. Als Standardmethode bietet sich hier die Handnaht an. Praktikabilitätsvorteile und leichte Zeitvorteile können für die Kompressionsanastomose mit dem Valtrac-Ring unter Zuhilfenahme von Tabakbeutelnahtklemmen verzeichnet werden. Der Einsatz von Klammernahtgeräten bei dieser Anastomose bringt keinerlei Vorteile. Der systematische Einsatz der Klammernahtgeräte in Verbindung mit der Kompressionsanastomose bietet sich sowohl bei der Y-Roux-Rekonstruktion nach Magenteilresektion (Abb. 10) als auch bei der vollständigen Magenresektion mit anschließender Y-Roux- (Abb. 11) oder Jejunuminterpositionsrekonstruktion (Abb. 12) an [26].

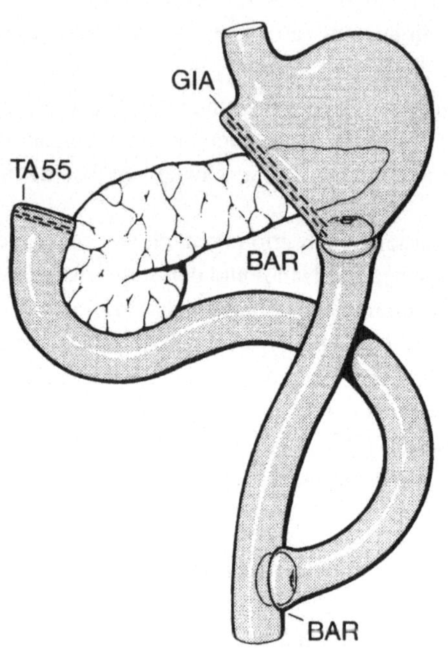

Abb. 10. Distale Magenresektion mit Y-Roux-Rekonstruktion und systematischem Einsatz von Stapler und Kompressionsanastomosen (EEA, TA, BAR)

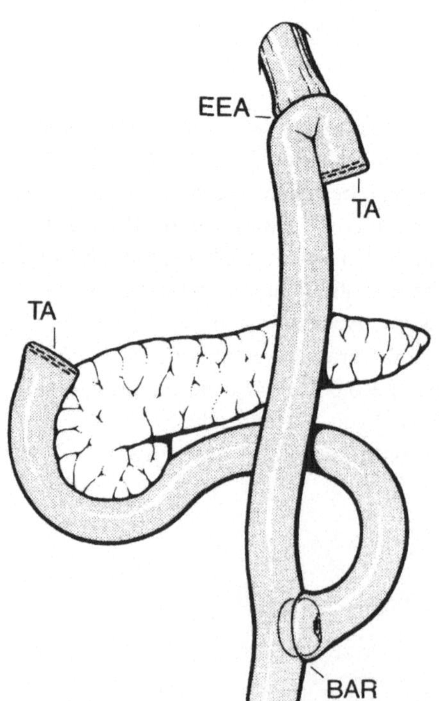

Abb. 11. Y-Roux-Rekonstruktion nach totaler Gastrektomie. Systematischer Einsatz der mechanischen Anastomosenverfahren (EEA, TA, BAR)

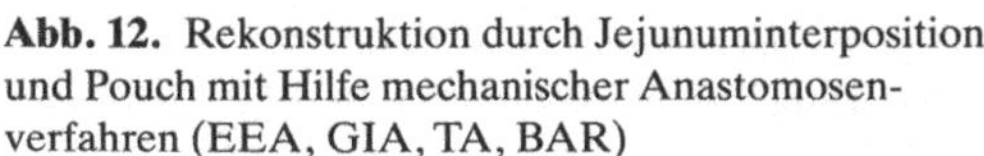

Abb. 12. Rekonstruktion durch Jejunuminterposition und Pouch mit Hilfe mechanischer Anastomosenverfahren (EEA, GIA, TA, BAR)

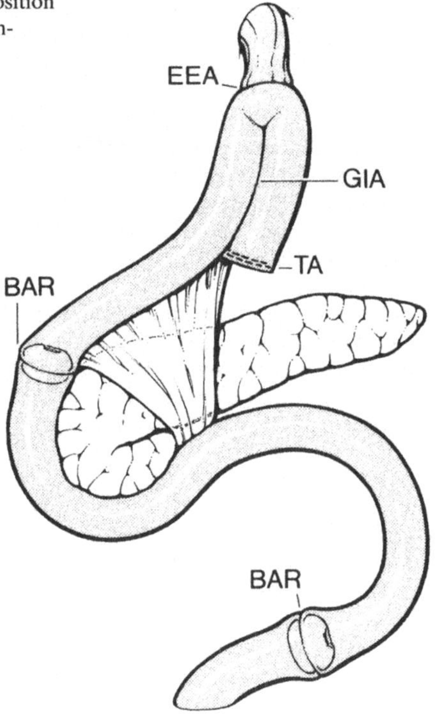

Schlußfolgerungen

Für den oberen Gastrointestinaltrakt stehen dem Chirurgen 3 verschiedene Nahtverfahren zur Verfügung. Sie sollten nicht als konkurrierende Verfahren angesehen werden, sondern bieten dem Chirurgen vielmehr die Auswahlmöglichkeit in unterschiedlichen Situationen. Für Resektionen und Verschlüsse von Hohlorganen bieten die Stapler Praktikabilitätsvorteile und im Bereich der Ösophagojejunostomie auch Sicherheitsvorteile. Die Valtrac-Kompressionsanastomose bietet bei gleicher Sicherheit eine Alternative für alle Anastomosenformen in mittleren Darmabschnitten. Die Handnaht ist und bleibt unverzichtbar als Basis bei der notfallmäßigen und elektiven Operation und für die Beherrschung von Komplikationen bei den anderen Nahtverfahren. Ihre sichere Beherrschung in der Anwendung ist damit Voraussetzung für den Einsatz alternativer Nahtverfahren.

Literatur

1. Burch, JM, Cox CL, Feliciano DV, Richardson RJ, Martin RR (1991) Management of the difficult duodenal stump. Am J Surg 162: 522
2. Burri G, Oehry K, Vogt B (1988) Ist bei oesophagogastrointestinalen Anastomosen die Verwendung maschineller Klammernahtgeräte vorteilhaft? Helv Chir Acta 55: 707

3. Calderisi RN, Freeman J (1984) Differential effects of surgical suture materials in 1,2 Dimethylhydrazine – induced rat intestinal neoplasia. Cancer Res 44: 2827
4. Campion JP, Nomikos J, Launois B (1988) Duodenal closure and esophagojejunostomy. Experience with mechanical stapling devices in total gastrectomy for cancer. Arch Surg 123: 979
5. Chasseray VM, Kiroff GK, Burd JL, Launois B (1989) Cervical or thoracic anastomosis for esophagectomy for carcinoma. Surg Gynecol Obstet 169: 55
6. Chung RS (1987) Blood flow in colonic anastomoses. Ann Surg 206/3: 335
7. Engemann R, Thiede A, (Hrsg) (1993) Intestinal anastomoses with bioabsorbable anastomosis rings. Springer, Berlin Heidelberg New York Tokyo
8. Everett NG (1975) A Comparison of one and two layer techniques for colorectal anastomosis. Br J Surg 62: 135
9. Goligher JC, Lee P, Simphkins K, Lintott D (1977) A controlled comparison of one- and two-layer techniques for high and low colorectal anastomoses. Br J Surg 64: 609
10. Graffner H, Andersson L, Löwenhielm P, Walther B (1984) The healing process of anastomoses of the colon. Dis Colon Rectum 27: 767
11. Hölscher AH, Siewert JR (1992) Stapler am Gastrointestinaltrakt – pro und contra. Langenbecks Arch Chir 377: 56
12. Irvin TT, Goligher JC (1973) Etiology of disruption of intestinal anastomoses. Br J Surg 60: 461
13. Junginger T, Walgenbach S, Pichlmaier H (1983) Die zirkuläre Klammeranastomose (EEA) nach Gastrektomie. Chirurg 54: 161
14. Kataoka M, Masaoka A, Hayashi S, Honda H, Hotta T, Niwa T, Honda K (1989) Problems associated with the EEA stapling technique for esophagojejunostomy after total gastrectomy. Ann Surg 209/1: 99
15. Khoury GA (1989) Esophageal surgery under Akiyama. Lancet 8629: 91
16. Lünstedt B, Debus ES (1990) Wundheilungsdauer und Gewebewiderstand als wichtige Kriterien für die Wahl des Nahtmaterials in der Kolonchirurgie. Chirurg 61: 717
17. Lünstedt B, Debus ES, Thiede A (1993) Anastomosenheilung bei verschiedenen Nahtverfahren im Gastrointestinaltrakt. Zentralbl Chir 118: 1
18. McManus KG, Ritchie AJ, McGuigan J, Stevenson HM, Gibbons JRP (1990) Sutures, staplers, leaks and strictures. Eur J Cardiothor Surg 4: 97
19. Muehrcke DD, Donnelly RJ (1989) Complications after esophagogastrectomy using stapling instruments. Ann Thorac Surg 48: 257
20. Müller JM, Jacobi C, Zieren U, Adili F, Kaspers A (1992) Die chirurgische Behandlung des Speiseröhrenkarzinoms Teil I. Zentralbl Chir 117: 311
21. Peracchia A, Bardini R, Ruol A, Asolati M, Scibetta D (1988) Esophagovisceral anastomotic leak. J Thorac Cardiovasc Surg 95: 685
22. Seufert RM, Schmidt-Matthiesen A, Beyer A (1990) Total gastrectomy and esophagojejunostomy – a prospective randomized trial of handsutured versus mechanically stapled anastomoses. Br J Surg 77: 50
23. Siewert JR, Böttcher K (1992) Oesophagojejunoplicatio in Staplertechnik. Langenbecks Arch Chir 377: 186
24. Thiede A, Fuchs K-H, Hamelmann H (1987) Pouch and Roux-en-Y Reconstruction after gastrectomy. Arch Surg 122: 837
25. Thiede A, Mollowitz W, Fuchs K-H, Schröder D, Hamelmann H (1988) Systematischer Einsatz von Klammernahtgeräten im oberen Gastrointestinaltrakt. Chir Praxis 39: 389
26. Thiede A, Engemann R, Vogel S, Lünstedt B (993) Multiple application of the bioabsorbable anastomosis ring in gastrointestinal surgery. In: Engemann R, Thiede A (eds) Intestinal anastomoses with bioabsorbable anastomosis rings. Springer, Berlin Heidelberg New York Tokyo
27. Walther B, Löwenhielm P, Strand SV, Stählberg F, Evelius B, Oscarson J, Evander A (1986) Healing of esophagojejunal anastomoses after experimental total gastrectomy. Ann Surg 203/4: 439
28. Wong J, Cheung H, Lui R, Fan YW, Smith A, Siu KF (1987) Esophagogastric anastomosis performed with a stapler: the occurrence of leakage and stricture. Surgery 101/4: 408

Technik der Pankreasanastomosen

H. Keck

Geschichte

Im Vergleich zu Eingriffen am Magen-Darm-Trakt wandten sich die Chirurgen erst sehr spät dem Pankreas zu. Dies ist wahrscheinlich auf die schwierige topographische Lage des Organs zurückzuführen und auf die lange Zeit unklaren exokrinen und endokrinen funktionellen Zusammenhänge und den daraus resultierenden Folgen einer Resektion für den Patienten. Die ersten Publikationen gegen Ende des letzten Jahrhunderts waren Einzelfallberichte mit meist letalem Ausgang. Es wurden Teil- oder Totalentfernungen des Organs durchgeführt, in der Regel kombiniert mit drainierenden Verfahren. Zielgerichtete, der entsprechenden Erkrankung Rechnung tragende Eingriffe wurden erst Mitte dieses Jahrhunderts entwickelt und standardisiert. Zu dieser Zeit waren auch die physiologischen und pathobiochemischen Eigenschaften des Pankreas durch klinische und experimentelle Untersuchungen besser bekannt. 1946 führte Whipple die erste Pankreaskopfresektion bei der chronischen Pankreatitis durch [42]. Catell schlug 1947 für die chronische Pankreatitis mit Abflußbehinderung die laterolaterale Pankreatikojejunostomie vor [7]. 1954 wurde von DuVal die Technik der kaudalen Pankreatikojejunostomie vorgestellt [9]. Longmire führte 1956 eine totale Pankreatektomie bei chronischer Pankreatitis durch [26]. 1960 wurde die laterolaterale Pankreatikojejunostomie von Partington und Rochelle propagiert [29]. 1962 schlug Warren die partielle Duodenopankreatektomie bei der Kopfpankreatitis vor [39]. 1964 propagierte Child und 1965 Frey die subtotale Pankreasresektion von links [8, 11]. Bei der Behandlung von Pankreasmalignomen war die Entwicklung ähnlich. 1912 erzielte Kausch mit der partiellen Duodenopankreatektomie den ersten chirurgischen Erfolg. Die Operation wurde zweizeitig durchgeführt. Zunächst erfolgte die Cholezystojejunostomie, in 2. Sitzung die Duodenopankreatektomie. Der Patient verstarb bei einer Reoperation 9 Monate später [21]. Durch Whipple, Parson und Mullins wurde 1935 die immer noch zweizeitige Technik weiter ausgebaut [40]. Im März 1940 führte Whipple dann die erste einzeitige, radikale partielle Duodenopankreatektomie durch [41]. Die mit dem Jejunum bzw. mit dem Magen hergestellte Anastomose gilt wegen ihrer Dehiszensgefährdung als „Achillesferse" der Pankreaschirurgie. Besonders nach einer Duodenopankreatektomie bei kleinem periampulärem Karzinom und gesundem Restpankreas ist die Anastomose als besonders kritisch anzusehen. Ein Großteil der letalen Komplikationen resultiert aus Nahtinsuffizienzen und konsekutiver Peritonitis [34]. Noch vor 30 Jahren betrug die Operationsletalität zwischen 20 und 25%. In den 70er Jahren konnte diese auf etwa 15% gesenkt werden. Verbesserte operative Techniken und Fortschritte in der prä- und postoperativen

Behandlung, modernes Nahtmaterial, zunehmende Erfahrung der Operateure, nicht zuletzt wegen der immer häufiger gestellten Indikation, haben zu einer deutlichen Verminderung der chirurgischen Komplikationen und einer weiteren Senkung der Frühletalität von inzwischen 0–5% geführt [6, 17, 20, 37].

Nomenklatur

Für die Anastomosierung des Pankreas mit dem Jejunum oder Magen ist entscheidend, wo am Pankreas die Naht angelegt wird. Wird die Schleimhaut-Schleimhaut-Naht durchgeführt, also die Anastomosierung des Pankreasganges mit dem Jejunum, liegt eine Pankreatikojejunostomie vor. Erfolgt die Parenchym-Schleimhaut-Naht, also die Anastomosierung mit dem Pankreasquerschnitt, wird diese Nahtverbindung als Pankreatojejunostomie bezeichnet. Dann ergibt sich für die Anastomosen mit dem Magen: Pankreatiko- bzw. Pankreatogastrostomie. In der Literatur werden pankreatiko- oder pankreatodigestive Anastomosen nicht immer genau differenziert, was aber für die Beurteilung der Zeitdauer der Durchgängigkeit bei beiden Anastomosentechniken wesentlich ist. Nach Reding [31, 32] bleiben pankreatikodigestive Verbindungen länger offen als pankreatikodigestive. Da für die pankreatikodigestive Anastomose ein erheblich dilatierter Gang von mindestens 10 mm Durchmesser vorliegen muß, ist diese Anastomosentechnik häufig nicht durchzuführen.

Aufgaben und Anforderungen an Pankreasanastomosen

Die Pankreasanastomosen haben primär die Aufgabe, das Pankreassekret abzuleiten und damit eine Druckentlastung des Gangapparates herbeizuführen. Ob auch eine längerfristige Schmerzbeseitigung erreicht werden kann, ist jedoch fraglich. Die Drainage soll bei suffizienter Anastomose langfristig offen sein. Ein direkter Zugang zur Anastomose, um über Endoskopie, Radiologie oder Sekretgewinnung eine objektiv kontrollierbare Funktionsprüfung vornehmen zu können, ist in den meisten Fällen nicht möglich, sodaß im Grunde keine der üblicherweise angewendeten Ableitungen den beschriebenen Anforderungen in idealer Weise entspricht. Lediglich die pankreatogastrale Anastomose läßt einen direkten Zugang zum Organ zu.

Operative Technik

Grundsätzlich unterscheidet man bei der operativen Therapie zwischen indirekten und direkten, also am Organ selbst angreifenden Operationsverfahren. Die direkten Verfahren lassen sich weiter unterteilen in drainierende-, drainierende und resezierende Kombinationsverfahren und rein resezierende Verfahren. Auf die indirekten Verfahren, die keine Pankreasanastomosen beinhalten, wird im folgenden nicht eingegangen. In Tabelle 1 sind die einzelnen Verfahren aufgeführt.

Tabelle 1. Operationsverfahren am Pankreas

Indirekte Verfahren
- Gallenwegseingriffe
- Biliodigestive Anastomose
- Papillotomie
- Uni-/bilaterale Spanchnikusresektion

Direkte Verfahren
Drainageverfahren ohne Resektion
- ▶ Partington-Rochelle
- ▶ Pankreatikoplastik (Rumpf-Pichelmayr)

Drainageverfahren mit Resektion
- ▶ DuVal
- ▶ Puestow (1) syn. Gillesby
- ▶ Puestow (2) syn. Mercardier

Resektionsverfahren
- ▶ Partielle Linksresektion (Mallet-Guy)
- ▶ Subtotale Resektion von links (Child)
- ▶ Partielle Duodenopankreatektomie (Kausch-Whipple)
  - Duodenumerhaltende Kopfresektion (Beger)
  - Pyloruserhaltende Kopfresektion (Traverso-Longmire)
- ▶ Totale Pankreatektomie

Drainageverfahren ohne Resektion

Zugang

Bei allen großen Oberbaucheingriffen verwenden wir die quere Oberbauchlaparotomie, bei besonders ungünstigen topographischen Verhältnissen mit medianer Verlängerung zum Xiphoid. Mit diesem Vorgehen erreicht man einen optimalen Zugang zu den Oberbauchorganen. Postoperative Komplikationen wie Hernienbildung und Wundheilungsstörungen sind selten. Die Freilegung des Pankreas erfolgt nach Eröffnung der Bursa omentalis durch das Lig. gastrocolium.

Laterolaterale Pankreato-Pankreaticojejunostomie (Partington-Rochelle) [29]. Indikation zu diesem Eingriff stellt die chronische Pankreatitis mit erheblicher globaler Gangerweiterung von mindestens 10 mm dar. Es handelt sich hierbei um das am häufigsten angewendete nichtresezierende Drainageverfahren mit niedriger Komplikationsrate und Frühletalität sowie günstigen Spätresultaten. Nach Freilegung des Organs läßt sich durch Palpation und Punktion, zunehmend auch nach intraoperativer Sonographie, der dilatierte Pankreasgang auffinden. Mit dem Elektrokauter wird unter sorgfältiger Blutstillung der Pankreasgang auf eine Länge von 7–8 cm gespalten. Auf eine Gangeröffnung bis in die Papillenregion verzichten wir, da es hier zu erheblichen Blutungen kommen kann. Der Pankreasgang, der in dieser Region häufig nicht mehr dilatiert ist, taucht hier in die Tiefe des Parenchyms ab. Blutungen, die bei der Parenchymdurchtrennung regelmäßig auftreten, werden entweder elektrokoaguliert oder mit feinem atraumatischem Nahtmaterial umstochen. Es erfolgt immer eine in Pankreasschwanz und Pankreaskopf gerichtete Sondierung des Ganges mit Überprüfung der Papillendurchgängigkeit. Inkrustierte Konkremente und Sludge, auch in den Gängen I. Ordnung, werden mit entsprechendem Instrumentarium entfernt. Etwa 40–50 cm distal des Treitz-Bandes wird nach Skelettierung des Mesenteriums die Jejunalschlinge in der Regel mit dem GIA-Stapler durchtrennt. Das aborale blind verschlossene Ende wird mit einigen Einzelknopfnähten einstülpend übernäht. Nach Längsinzision des linksseitigen Mesokolons in einem gefäßfreien Bezirk wird die aboral verschlossene Jejunalschlinge in den Oberbauch geleitet und isoperistaltisch vor das Pankreas gebracht. Nach Anlegen von 2 Haltenähten erfolgt die antimesenteriale Eröffnung des Dünndarms. Die Inzision mit dem Thermokauter wird etwa 3–4 mm kürzer als die Ausdehnung des eröffneten Pankreasganges angelegt. Die Pankreatojejunostomie führen wir als einreihige, allschichtige Einzelknopfnaht unter Auslassung der Dünndarmmukosa durch. Als Nahtmaterial verwenden wir 5 · 0 Vikryl mit der RB-1-Nadel (Rundbogen, 17 mm). Die Hinterwand wird innen geknotet. Etwa 40 cm von der Pankreasanastomose entfernt wird die Dünndarmkontinuität durch eine Roux-Y-Anastomose wieder hergestellt. Sämtliche Anastomosen am Pankreas werden bei uns in dieser Nahttechnik durchgeführt.

Transduodenale Pankreatikoplastik (Rumpf-Pichlmayr) [33]. Eingriffe am Sphinkterapparat gehören im Rahmen der Therapie der chronischen Pankreatitis zu den Drainageoperationen. Sie sind indiziert bei der schweren, kalzifizierenden Kopfpankreatitis ohne weitere Komplikationen wie Duodenal- oder Choledochusstenose. Zunächst wird gegenüber der Papille das Duodenum längs eröffnet. Über einer in den Pankreasgang vorgeschobenen Sonde wird die Papille 2–3 cm weit in den Pankreasgang hinein gespalten und der Gang anschließend mit entsprechendem Instrumentarium ausgeräumt. Die Papillotomie erfolgt im unteren linken Quadranten und ist von der herkömmlichen Choledochussphinkterotomie im rechten oberen Quadranten zu unterscheiden. Durch Schleimhaut-Schleimhaut-Einzelknopfnähte wird die Erweiterung fixiert. Das Duodenum wird abschließend in Längsrichtung verschlossen. Die betont lange Spaltung des Hauptganges wird u.U. von links (Partington-Rochelle) mit der beschriebenen Methode der transduodenalen Pankreatikoplastik kombiniert. Von beiden Seiten kann so eine breite Drainage erreicht werden. Wegen des bekannt hohen Nahtinsuffizienzrisikos nach Duodenotomie mit konsekutiver Sepsis und hoher Frühletalität kann auf den transduodenalen Zugang verzichtet und die Papille retrograd über den bis in Höhe der A. gastroduodenalis breit eröffneten Pankreasgang gespalten werden. Der im Pankreaskopf gelegene Ganganteil wird mit dem Elektrokauter umgekehrt V-förmig bis zur Papille eröffnet. Nach vollständiger Entfernung des Steinmaterials erfolgt anschließend die ca. 6 mm weite Papillotomie.

Drainageverfahren mit Resektion

DuVal [9]

Die Indikation für die Anwendung ist die proximal gelegene Stenose des Ductus pancreaticus mit distal gelegener globaler Gangerweiterung und entsprechendem Sekretstau. Diese Konstellation wird jedoch nur selten angetroffen [24]. Nach in der Regel erforderlicher Splenektomie und Resektion des Pankreasschwanzes erfolgt die zweireihige End-zu-End- oder, bei zu großem Kaliberunterschied, die End-zu-Seit-Pankreatikojejunostomie mit einer nach Roux-Y ausgeschalteten Dünndarmschlinge in Einzelknopfnahttechnik. Nach Frey [13] sind Drainageverfahren erst ab einem Gangdurchmesser von 8 mm sinnvoll, andere Autoren empfehlen 10 mm – 15 mm und mehr [20, 32]. Die erste Nahtreihe erfaßt die Wand des dilatierten Ductus pankreaticus und wird dünndarmseitig allschichtig gestochen. Die hinten beginnende Nahtreihe erfaßt alle Schichten des Jejunums und die parenchymatöse Schnittkante des Pankreas. Alternativ kann auch die einreihige Allschichtnaht, die parenchymseitig den Rand des gestauten Ganges mitfaßt und dünndarmseitig die Mukosa ausläßt, durchgeführt werden. Wir selbst verzichten auf das von DuVal beschriebene Verfahren wegen der bekannten schlechten Spätergebnisse, begründet in der hohen Rezidivrate bei frühzeitiger Restenosierung im Anastomosenbereich [1, 32].

Puestow (1) syn. Gillesby [30] und Puestow (2) syn. Mercardier [28]

Auch hier erfolgt nach Splenektomie die Pankreasschwanzresektion. Zusätzlich wird zu dem von DuVal beschriebenen Verfahren der Pankreasgang ventral bis in Höhe der Mesenterialgefäße gespalten. Hierdurch erreicht man auch bei multiplen Gangstenosen die sog. „chain of lakes", eine bessere Ableitung mit breiter Drainage des Ganges. Steinmaterial kann aus dem Gangsystem leichter extrahiert werden. Die Ableitung erfolgt ebenfalls über eine nach Roux-Y ausgeschaltete Dünndarmschlinge, die bei dem Verfahren nach Puestow (1) bis zur Kreuzung mit den Mesenterialgefäßen über das Pankreas gezogen und durch Einzelknopfnähte zirkulär am Pankreas befestigt wird. Bei dem Verfahren nach Puestow (2) wird die drainierende Dünndarmschlinge nicht quer, sondern schräg durchtrennt, man erhält dadurch ein weites, zungenförmiges Dünndarmlumen, welches mit dem mesenterialen Umfang am hinteren Resektionsrand des Pankreas durch allschichtige Einzelknopfnähte adaptiert wird. Der zungenförmige Dünndarmanteil wird als Pankreatojejunostomie mit dem Parenchym um den gespaltenen Gang herum vernäht.

Für den längerfristigen Erfolg dieses Eingriffes ist entscheidend, daß alle relevanten Stenosen im Gangbereich erfaßt sind, ansonsten ist mit anhaltenden Beschwerden oder baldigen Rezidiven zu rechnen. Am schlüssigsten wird bei den Drainageverfahren das Grundprinzip der konsequenten Stenosenbeseitigung bei den Methoden von Partington u. Rochelle [29], Rumpf u. Pichlmayr [33] und Frey u. Smith [15] verfolgt. Die alleinige Sphinkteroplastik sowie die begrenzten Resektionen im Bereich des Pankreasschwanzes sind nur in wenigen Fällen in der Lage, sämtliche Stenosen zu erfassen.

Resektionsverfahren

Linksresektion (Mallet-Guy) [27] und subtotale Linksresektion (Child) [8]

Indikationen für das subtotale Vorgehen stellen die Totalnekrose der Bauchspeicheldrüse bei der akuten Pankreatitis, eine diffus sklerosierende Pankreatitis und die ausgesprochen selten noch resezierbaren Pankreasschwanzkarzinome dar. Die gleichzeitige Splenektomie ist in der Regel nicht zu vermeiden. Nach ausgedehnter Mobilisation des Organs von links wird die A. lienalis zentral ligiert und durchtrennt; die Milzvene wird kurz vor der Einmündung in den Konfluenz ebenfalls durchtrennt. Nach vorsichtiger Ablösung des Pankreas von der V. porta und der V. mesenterica superior wird unter Erhaltung der A. pancreatico-duodenalis superior etwa 2 cm vom Duodenum entfernt das Pankreas abgesetzt. Der Verschluß der Resektionsfläche erfolgt durch Vikryl-Einzelknopfnähte. Bei der weniger ausgedehnten Linksresektion nach Mallet-Guy befindet sich die Resektionsebene in Höhe oder rechts der Pfortader. Der Verschluß erfolgt hier nach fischmaulförmigem Zuschnitt des Organs mit separater Ligatur des Ductus pancreaticus. Für beide Verfahren muß sichergestellt sein, daß der Pankreasgang im Kopfbereich frei von Stenosen ist. Frey et al. [12] sprechen bei fließenden Übergängen für das Resektionsausmaß bei der partiellen Resektion von einer 40–80%igen und bei der subtotalen von einer 80–95%igen Entfernung des Organs. Postoperativ ist gerade bei der subtotalen Linksresektion nach Child zwangsläufig mit einem insulinpflichtigen Diabetes mellitus zu rechnen [10, 14, 25]. Deswegen und wegen häufiger Komplikationen und Spätfolgen sollte die subtotale Linksresektion zumindest in der Behandlung der chronischen Pankreatitis nicht mehr eingesetzt werden. Die partielle Linksresektion wurde früher häufig bei diagnostizierter segmentärer Pankreatitis in der Korpus- und Schwanzregion durchgeführt. Nach Becker [2] waren diese segmentären Korpus-Schwanz-Pankreatitiden nach histologischer Aufarbeitung der zugesandten Resektionspräparate nur in 16% der Fälle nachweisbar. Folgt man dieser Aussage, so sind die partiellen Linksresektionen in der chirurgischen Therapie der chronischen Pankreatitis früher zu häufig durchgeführt worden. Nur die distale Pankreatitis mit Lienalisthrombose und Fundusvarizen sowie die einer inneren Drainage nicht zugänglichen symptomatischen Pseudozysten und die ausgesprochen seltenen noch operablen Pankreasschwanzkarzinome stellen heute noch eine Indikation zur Linksresektion dar.

Partielle Duodenopankreatektomie nach Kausch-Whipple [21, 41]

Indikationen zu diesem Eingriff sind das Pankreaskopfkarzinom und die schwere Kopfpankreatitis mit Choledochus- und/oder Duodenalstenose, die mit Steinen, Gangdestruktionen und Zysten einhergehen kann. In Einzelfällen kann diese Erkrankung auch zu einer portalen Hypertension durch Kompression der Pfortader durch den entzündlichen Tumor führen. Nur selten ist der Pankreaskopf isoliert verändert, in den meisten Fällen ist das linksseitige Pankreas in diesen Prozeß mit einbezogen. In den letzten Jahren zeigt sich in bezug auf die Lokalisation des entzündlichen Hauptbefundes eine deutliche Bevorzugung des Pankreaskopfes [2, 13]. Dies erklärt die in den letzten Jahren deutliche Zunahme der partiellen Duodenopankreatektomie nach Kausch-Whipple.

Von Beger et al. wurde 1980 die *duodenumerhaltende Pankreaskopfresektion* angegeben. Dabei bleibt, wie bei der subtotalen Linksresektion nach Child, im Duodenalbogen ein Parenchymsaum mit dem in ihm verlaufenden Ductus choledochus erhalten. Die A. pancreaticoduodenalis superior muß zur Sicherstellung der Durchblutung in diesem Bereich erhalten werden. Die Drainage des Pankreasschwanzes und des duodenumnahen Parenchymrestes erfolgt in eine ausgeschaltete Dünndarmschlinge. Eine Indikation besteht ausschließlich für benigne Prozesse, da aus unserer Sicht die Therapie maligner Tumoren aus onkologischen Radikalitätsgründen nicht zu vertreten ist.

Eine weitere Modifikation stellt die von Traverso u. Longmire 1978 [36] vertretene *pyloruserhaltende Duodenopankreatektomie* dar. Hierdurch soll eine verbesserte Verdauungsleistung erreicht werden. Gebhardt u. Gall haben bei diesem Verfahren bei etwa 60% der Patienten postoperative Anastomosenulzera nachweisen können, obwohl aufgrund der erhaltenen Duodenalpassage mit einer endokrinen Hemmung der Säuresekretion zu rechnen war. Bei dem ursprünglich durchgeführten Verfahren mit 2/3-Resektion des Magens konnten Ulzera nur in 2% nachgewiesen werden [18].

Das Duodenum wird 3–4 cm postpylorisch durchtrennt. Das distale Duodenum wird in üblicher Technik mit dem Pankreaskopf und dem distalen Ductus choledochus entfernt. Die Rekonstruktion erfolgt durch Drainage von Pankreasrest und proximalem Gallengangsstumpf in das abführende Jejunum. Abschließend erfolgt die End-zu-Seit-Duodenojejunostomie in diese Schlinge.

Auf die *totale Pankreatektomie* und die von Fortner 1973 [10] beschriebene *regionale totale oder subtotale Pankreatektomie* mit Resektionen von Segmenten der Pfortader, der V. mesenterica superior (Typ I), der A. mesenterica superior (Typ IIa) oder des Truncus coeliacus (Typ IIb) und der Rekonstruktion der Gefäßdefekte soll hier nicht eingegangen werden.

Es erfolgt bei klassischem Vorgehen die Resektion von Pankreaskopf, Duodenum mit Magenantrum, der Gallenblase und des distalen Gallenganges. Zur Vermeidung von ischämischen Stenosen sollte dieser zentral der Einmündung des Ductus cysticus abgesetzt werden. Bei der Resektion wegen eines Malignoms wird zusätzlich die Dissektion des Lymphknoten- und Bindegewebes der 1. und 2. Lymphknotenstation durchgeführt. Zur Rekonstruktion sind über 70 technische Varianten beschrieben, wobei das zweizeitige Vorgehen und die Drainage der Galle über eine Cholezystojejunostomie sicher obsolet sind.

Eigene Technik und Rekonstruktion

Von August 1985 bis Januar 1993 haben wir exklusive der palliativen Verfahren in der Karzinomchirurgie 185 Eingriffe am Pankreas durchgeführt. Insgesamt wurde bei 136 Patienten (73,7%) die Operation nach Kausch-Whipple durchgeführt, bei 95 Patienten (53,4%) mit maligner Grunderkrankung und bei 41 Patienten (22,2%) wegen einer chronischen Pankreatitis (Abb. 1).

Am zweithäufigsten führten wir die Pankreatojejunostomie nach Partington-Rochelle bei 19 Patienten (10,3%) durch. Die übrigen Verfahren haben zusammengenommen einen Anteil von nur 16%. Nach Gall (1987) hat ein Wandel der Indikation zu den Resektionsverfahren stattgefunden. So hat auch in Erlangen die partielle Duodenopankreatektomie allein bei der Therapie der chronischen Pankreatitis einen Anteil von 69% gehabt [17].

Nach erfolgter Resektion und ggf. Lymphadenektomie leiten wir nach Absetzen des Ductus hepaticus intraoperativ die Galleflüssigkeit über einen Drainageschlauch nach außen ab. Nach Entfernung des Resektates aus dem Situs wird an der zu anastomosierenden Pankreasresektionsfläche die sorgfältige Blutstillung durchgeführt. Blutende Gefäße werden mit 5-0 Prolene umstochen. Zur Drainage von Pankreasschwanz und Gallengang wird eine zweite nach Roux-Y ausgeschaltete Dünndarmschlinge präpariert. Diese wird blind verschlossen und retrokolisch rechts in den Oberbauch hinauf-

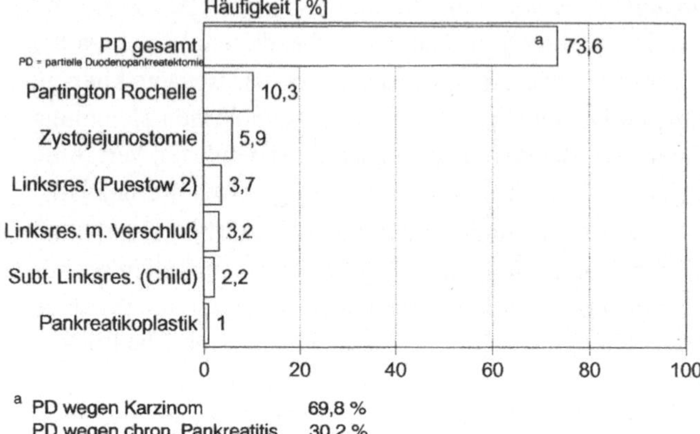

Abb. 1. Eingriffe am Pankreas von 8/85 bis 1/93 (n=185). (Chir. Universitätsklinikum Rudolf Virchow Berlin)

geführt. Nach antimesenterialer Eröffnung des Dünndarms, in der Ausdehnung etwas kürzer als der Querschnitt des Pankreas, führen wir die Pankreasanastomose als End-zu-Seit-Pankreatojejunostomie durch. Kaliberunterschiede von Pankreas und Dünndarm lassen sich bei dieser Technik leicht ausgleichen, zudem wird der mesenteriale Ansatz am Dünndarm nicht präpariert, so daß das Risiko einer Beeinträchtigung der Durchblutungsverhältnisse am Dünndarmstumpf vermieden wird. Die Anastomose führen wir wie auf S. 112 beschrieben als einreihige, allschichtige Einzelknopfnaht durch. Dünndarmseitig wird die Mukosa nicht gestochen. Wir verwenden 5-0 Vikryl mit einer Rundbogennadel. Die Magenanastomose wird mit der ersten Jejunalschlinge hergestellt. Nach Fertigstellen der End-zu-Seit-Fußpunktanastomose erfolgt die Einlage einer intraluminalen Schlingendrainage in die nach Roux-Y ausgeschaltete Jejunumschlinge, die Pankreas und Gallengang drainiert [22, 23]. Wir verwenden hierzu eine herkömmliche 14-16-Charr-Silikonmagensonde.

Die Rekonstruktion und die Lage der intraluminalen Schlingendrainage sind in Abb. 2 dargestellt. Am 12. postoperativen Tag führen wir bei komplikationslosem Verlauf die Röntgenkontrastmitteldarstellung über diese Drainage durch (Abb. 2).

In der frühpostoperativen Phase können mit der intraluminalen Schlingendrainage die Pankreato- sowie die Choledochojejunostomie effizient entlastet werden. Gerade in den ersten 3–4 postoperativen Tagen bei noch bestehender physiologischer Darmparalyse kann einer Stase von Schleim, Blut, Galle- und Pankreassekret mit resultierender Anastomosengefährdung vorgebeugt werden. Ein zusätzlich entlastender Effekt wird erzielt durch das Ausleiten der Drainage in der ableitenden Schlinge proximal der Fußpunktanastomose, die frühpostoperativ noch ödematös verschwollen und dadurch ein Passagehindernis darstellen kann. Ein wesentlicher Vorteil ist die Möglichkeit, bei klinischem Verdacht auf eine Anastomoseninsuffizienz sofort eine Kontrastmitteldarstellung zur Überprüfung der Anastomosen durchführen zu können, um evtl. ohne diagnostischen Zeitverlust chirurgisch tätig werden zu können. Mit den übrigen in Tabelle 2 aufgeführten Verfahren zur Anastomosenprotektion haben wir keine Erfahrungen.

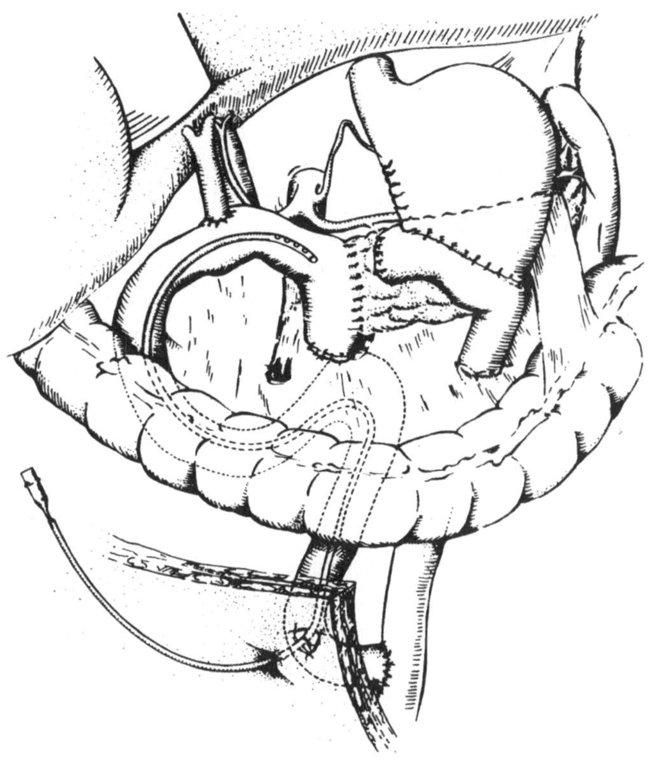

Abb. 2. Schematische Darstellung der Rekonstruktion und Lage der intraluminalen Schlingendrainage in situ

Tabelle 2. Verfahren zur Anastomosenprotektion

- Pankreato**gastrostomie**
- Pankreatojejunostomie mit **Jejunoplikatio**
- Anastomosen mit **3 gesonderten Jejunumschlingen**
- Pankreas**gangdrainage**
- Blind**verschluß** des Restpankreas
  - Pankreas**gangligatur**
  - **Gangokklusion** (Prolamin, Fibrin(-kleber))
- **Sekretionsbeeinflussung** (Somatostatin, Oktreotid)
- **Offene** Pankreasdrainage

Ergebnisse

Drainageinduzierte Komplikationen traten nicht auf. Postoperativ kam es bei 2 Patienten (**1,5%**) zu einer Insuffizienz an der Pankreatojejunostomie und bei einem Patienten an der Choledochojejunostomie (**0,7%**). Alle Insuffizienzen konnten nach Kontrastmittelgabe über die intraluminale Schlingendrainage als Kontrastmittelextravasat unmittelbar nachgewiesen werden. Nach sofortiger Intervention konnten durch Pankreasnachresektion am 2. postoperativen Tag bzw. durch Übernähung mit Drainageeinlage am 5. postoperativen Tag die Insuffizienzen an der Pankreasanastomose zum Ausheilen gebracht werden. Die Frühletalität beträgt **2,2%** bei 3/136 verstorbenen Patienten, wobei zu bemerken ist, daß keiner dieser Patienten an einer chirurgischen Komplikation verstorben ist.

Schlußfolgerungen

Die pankreatiko- bzw. die pankreatojejunale Anastomose gilt wegen ihrer Dehiszensgefährdung gerade bei gesundem Restpankreas als „Schwachpunkt" in der Pankreaschirurgie. Ein Großteil der letalen Komplikationen resultiert aus Nahtinsuffizienzen mit nachfolgender Peritonitis. Um die Insuffizienzrate zu senken, wurde eine Reihe von Verfahren zur Anastomosenprotektion entwickelt (Tabelle 2). Inwieweit diese Maßnahmen ihre Berechtigung haben, ist nach wie vor umstritten. Vergleicht man die Ergebnisse des klassischen pankreaskopfresezierenden Operationsverfahrens mit denen der duodenum- und pyloruserhaltenden Methoden und den einzelnen anastomosenprotektiven Modifikationen, so fallen keine wesentlichen Unterschiede auf. Operationsletalität, Komplikations- und operative Revisionsrate sind durchaus miteinander vergleichbar (Tabelle 3).

Es werden sowohl mit der einen als auch mit der anderen Methode gute Ergebnisse erzielt. Einen eindeutigen methodischen Vorteil kann kein Verfahren für sich in Anspruch nehmen. Nach Reding [31] entsteht nach Abschluß der Anastomosenheilung eine zunehmende periduktale Fibrose, die den Restpankreasgang perlschnurartig einengt und ihn nach Monaten komplett verschließt. Alle nachuntersuchten Anastomosen waren nach 1 Jahr verschlossen. Welches Operationsverfahren mit dem daraus resultierenden Rekonstruktionsverfahren letztlich gewählt wird, sollte das Ergebnis einer exakten Einschätzung des Patienten mit seinen Beschwerden, einer eingehenden Diagnostik und der korrekten Interpretation des intraoperativen Befundes sein. In der Chirurgie des Pankreas, sowohl in der Therapie des Karzinoms als auch in der Behandlung der chronischen Pankreatitis, bleibt für den Kranken das Entscheidende: die langfristige Schmerz- und Rezidivfreiheit, die Verträglichkeit der Nahrung, die Zunahme oder zumindest Konstanthaltung des Körpergewichtes sowie ein langfristiger Erhalt der exokrinen und endokrinen Restfunktion des Pankreas, also die Verbesserung der Lebensqualität.

Tabelle 3. Ergebnisse unterschiedlicher Rekonstruktionsverfahren und anastomosenprotektiver Maßnahmen nach Pankreaskopfresektion

Op-Verfahren	Autor	Lit.	[n]	Frühletalität	Nahtinsuff. Pankreas	Relap. (alle Komplik.)	Besonderes
Kausch-Whipple	Trede et al. (1990)	[37]	107	0,0%	8,4%	6,0%	Völker-Drainage Ductus hepaticus
Kausch-Whipple	Eigene (1993)		136	2,2%	1,5%	2,2%	Intraluminale Schlingendrainage
Duodenumerhaltend	Beger et al. (1990)	[4]	128	0,8%	k.A.	5,5%	
Pyloruserhaltend	Braasch et al. (1986)	[5]	87	2,3%	8,0%	13,8%	
Pankreatogastrostomie	Teichmann u. Herbig (1989)	[35]	33	6,0%	9,1%	k.A.	5 Nachblutungen an der Resektionsfläche
Gangokklusion	Gall et al. (1989)	[18]	289	1,0%	1,7%	7,3%	Prolamin
Gangokklusion	Waclawiczek u. Lorenz (1989)	[38]	36	0,0%	0,0%	2,8%	Fibrinkleber
Pankreasrest offen	Funovics et al. (1987)	[16]	19	0,0%	15,8% (Fisteln)	5,3%	
Gallengang und Pankreas separat	Funovics et al. (1987)	[16]	48	2,0%	18,8%	4,2%	

Literatur

1. Arnesjö B, Ihse I, Kugelberg C, Tylén U (1975) Pancreatico-jejunostomy in chronic pancreatitis. Acta Chir Scand 141: 139
2. Becker V (1984) Chronische Pankreatitis. Thieme, Stuttgart New York
3. Beger HG, Witte C, Krauzberger W, Bittner R (1980) Erfahrungen mit einer das Duodenum erhaltenden Pankreaskopfresektion bei chronischer Pankreatitis. Chirurg 51: 303–309
4. Beger HG, Büchler M, Bittner R, Uhl W (1990) Duodenum preserving resection of the head of the pancreas – an alternative to Whipple's Procedure in chronic pancreatitis. Hepatogastroenterology 37: 283–289
5. Braasch JW, Rossi RL, Watkins E et al. (1986) Pyloric and gastric preserving pancreatic resection. Ann Surg 204/4: 411–417
6. Cameron JL, Pitt HA, Yeo CJ et al. (1993) One hundred and forty-five consecutive pancreaticoduodenectomies without mortality. Ann Surg 217/5: 430–438

7. Catell RB (1947) Anastomosis of the duct of Wirsung. Surg Clin N Am 27: 636
8. Child CG (1964) III. Subtotal pancreatectomies. In: Cooper P (ed) The craft of surgery. Little & Brown, Boston, pp 1149–1167
9. DuVal MK (1954) Caudal pancreaticojejunostomy for chronic relapsing pancreatitis. Am Surg 140: 775
10. Fortner FG (1973) Regional resection of cancer of the pancreas: A new surgical approach. Surgery 73/2: 307–320
11. Frey WJ, Child CG (1965) Ninety-five percent distal pancreatectomy for chronic pancreatitis. Am Surg 152: 343
12. Frey CF, Child CG, Fry W (1976) Pancreatectomy for chronic pancreatitis. Ann Surg 184: 403
13. Frey CF (1981) Role of subtotal pancreatectomy and pancreaticojejunostomy in chronic pancreatitis. J Surg Res 31: 361
14. Frey CF (1987) 95% pancreatectomy. In: Gall FP, Gebhardt C, Groitl H (eds) Fortschritte in der Pankreaschirurgie. Zuckschwerdt, München Bern Wien San Francisco
15. Frey CF, Smith GJ (1987) Description and rationale of a new operation for chronic pancreatitis. Pancreas 2: 701
16. Funovics JM, Zöch G, Wenzel E, Schulz F (1987) Progress in reconstruction after resection of the head of the pancreas. Surg Gynecol Obstet 164: 545–548
17. Gall FP (1987) Chronische Pankreatitis: Chirurgische Therapie durch Resektionsverfahren. Langenbecks Arch Chir 373: 363–368
18. Gall FP, Gebhardt C, Meister R, Zirngibl H, Schneider MU (1989) Severe chronic cephalic pancreatitis: use of partial duodenopancreatectomy with occlusion of the pancreas duct in 289 patients. World J Surg 13: 809–817
19. Gebhardt C, Gall FP, Zirngibl H (1983) Chirurgische Behandlung der chronischen Pankreatitis. Dtsch Ärztebl 80: 17–22
20. Hollender LF, Peiper HJ (1988) Pankreaschirurgie. Springer, Berlin Heidelberg New York Tokyo
21. Kausch W (1912) Das Carcinom der Papilla duodeni und seine radikale Entfernung. Bruns Beitr Klin Chir 78: 439–486
22. Keck H, Steffen R, Waluja W, Neuhaus P (1991) Anastomosenprotektion durch ein spezielles Drainageverfahren bei der Kausch-Whipple-Operation. Chirurg 62: 561–565
23. Keck H, Steffen R, Neuhaus P (1992) Protection of pancreatic and biliary anastomosis after duodenopancreatectomy by external drainage. Surg Gynecol Obstet 174/4: 329–331
24. Kümmerle F, Frick S, Günther R (1982) Tendenzen in der Chirurgie der chronischen Pankreatitis. Dtsch Med Wochenschr 107: 531–536
25. Leger L, Lenriot JP, Lemaigre G (1974) Five to twentyfive year follow-up after surgery of chronic pancreatitis in 148 patients. Ann Surg 180: 185
26. Longmire jr WP, Jordan PH, Briggs JD (1956) Experience with resection of the pancreas in the treatment of chronic relapsing pancreatitis. Ann Surg 144: 681
27. Mallet-Guy P, Roissard de JP (1972) La place de pancréatectomies dans les pancréatite chronique. Bull Soc Int Chir 31: 114
28. Mercadier M, Clot JP, Camplez P (1967) Les exereses dans les pancreatites chroniques. Ann Chir 21: 633–644
29. Partington PR, Rochelle RF (1960) Modified Puestow procedure for retrograde drainage of the pancreatic duct. Am Surg 152: 1037
30. Puestow CB, Gillesby WJ (1958) Retrograde surgical drainage of pancreas for chronic relapsing pancreatitis. Arch Surg 76: 898–907
31. Reding R (1987) Chronische Pankreatitis. Aktuelle Gesichtspunkte zum Wert verschiedener Resektionsverfahren. Langenbecks Arch Chir 372: 369–371
32. Reding R (1988) Pankreasanastomosen. Chirurg 59: 820–827
33. Rumpf KD, Pichlmayr R (1983) Eine Methode zur chirurgischen Behandlung der chronischen Pankreatitis: die transduodenale Pankreaticoplastik. Chirurg 54: 722–727
34. Schreiber HW, Dahm K (1978) Nahtinsuffizienzen bei Gallengangs- und Pankreasnähten. Akt Chir 13: 309

35. Teichmann W, Herbig B (1989) Die Pankreatogastrostomie als Modifikation der Whipple'schen Operation. Chir Gastroenterol 5/3: 379–383
36. Traverso LW, Longmire WP (1976) Preservation of the pylorus during pancreaticoduodenectomy. A following evaluation. Surg Gynecol Obstet 6: 959–962
37. Trede M, Schwall G, Saeger HD (1990) Survival after pancreatoduodenectomy. 118 consecutive resections without an operative mortality. Ann Surg 211/4: 447–458
38. Waclawiczek HW, Lorenz D (1989) Der Schutz der pancreatico-digestiven Anastomose nach Pankreaskopfresektion durch Pankreasgangocclusion mit Fibrin (-kleber). Chirurg 60: 403–409
39. Warren KW et al. (1962) A long-term appraisal of pancreaticoduodenal resection for periampullary carcinoma. Am Surg 155: 653
40. Whipple AO, Parson WB, Mullins CR (1935) Treatment of carcinoma of the ampulla of Vater. Am Surg 102: 763
41. Whipple AO (1941) Rationale of radical surgery for cancer of the pancreas and ampullary region. Ann Surg 114: 612
42. Whipple AO (1946) Radical surgery for certain cases of pancreatic fibrosis associated with calcaneous deposits. Am Surg 124: 991–1006

Kombination verschiedener Anastomosentechniken bei der Rekonstruktion nach Gastrektomie

W. Mokros

Unter Berücksichtigung der weltweit unveränderten schlechten Prognose für die Patienten mit Magenkarzinom ist durch eine optimale Vorbereitung, durch standardisierte Operationstechnik und intensivmedizinische Nachbetreuung eine niedrige postoperative Morbidität und Letalität einerseits und andererseits eine akzeptable Lebensqualität Ziel chirurgischen Handelns. Unverändert ergibt sich für alle Magenpatienten eine Fünfjahresüberlebensrate von 10–15% [1]. Der Einsatz mechanischer Klammernahtgeräte hat zu einer Verkürzung der Operationszeit und letztlich zur Senkung postoperativer Komplikationen beigetragen [2, 3]. Der überwiegende Teil der Patienten mit Magenkarzinom kommt nach wie vor im fortgeschrittenen Tumorstadium III und IV zur operativen Behandlung [4, 6]. Auch im eigenen Krankengut ist die operative Behandlung von Magenfrühkarzinom und Patienten mit Stadium pT1 NO die Ausnahme.

In den letzten Jahren haben wir in der eigenen Einrichtung die Rekonstruktion nach Gastrektomie standardisiert, indem die unterschiedlichsten Anastomosentechniken kombiniert wurden. Grundlage unserer Verfahren bildet entweder die Methode der Roux-Anastomose oder die Jejunuminterposition zwischen Ösophagus und Duodenum, in beiden Fällen mit einer Pouchbildung. Welche der beiden Methoden zur Anwendung kommt, wird von den konkreten lokalen Bedingungen individuell entschieden.

Patienten

Die nachfolgend zu besprechenden Rekonstruktionsverfahren nach Gastrektomie betreffen den Zeitraum von Januar 1992 bis April 1993. In dieser Zeit wurden bei 52 Patienten wegen histologisch nachgewiesenem Karzinom unterschiedlicher Stadien eine Gastrektomie, teils erweiterte Gastrektomie ausgeführt. Die Resektionsquote für diesen Zeitraum betrug 85,2%, Primärletalität 0, Nahtinsuffizienz bei 1 Patienten. Im historischen Vergleich (Tabelle 1) zeigt sich ein deutlicher Fortschritt der Frühergebnisse nach Gastrektomie. In der Periode 1984 bis 1989 beobachteten wir bei 133 operierten Magenkarzinomen eine Primärletalität von 7,1%. Bei ausschließlicher Anwendung der Handnaht bei Rekonstruktionen betrug die Nahtinsuffizienzrate 11,9%. Seit Mitte 1990 stand uns das komplette Klammernahtinstrumentarium zur Verfügung. Bei 84 Patienten konnte die Insuffizienzrate auf 5,9% gesenkt werden,

Tabelle 1. Ergebnisse der operativen Behandlung des Magenkarzinoms

Jahr	n	Resektionsquote %	Primärletalität %	Nahtinsuffizienz %
1979-1983	107	51,4	19,6	24,3
1984-1989	133	63,2	7,1	11,9
7/90-12/91	84	86,6	1,3	5,9

wobei im wesentlichen die Ösophagojejunostomie mit Klammernahttechnik hergestellt wurde. Bei den in der letzten Periode operierten 52 Patienten kombinierten wir bei der Rekonstruktion die Klammernahttechnik mit dem Valtrac-Ring und der Handnaht. Unter Beachtung der gültigen Prinzipien der Präparation des Magenkarzinoms, einschließlich Lymphadenektonie, errechneten wir eine durchschnittliche Operationszeit von 150 min.

Bei 50 Patienten war der postoperative Verlauf komplikationslos. Bei einer 52jährigen Patientin kam es unmittelbar nach der Rekonstruktion zu einer kreislaufwirksamen Blutung aus dem Ösophagus. Die sofortige Relaparotomie zeigte eine arterielle Blutung im Bereich der Klammernahtanastomose zwischen Ösophagus und Jejunum. Operative Blutstillung und nachfolgend ungestörter Heilverlauf konnten registriert werden. Die 2. Komplikation postoperativ betraf einen 72jährigen Patienten mit einem fortgeschrittenen Magenkarzinom, Stadium IIIB. Am 5. postoperativen Tag entwickelte sich eine Oberbauchperitonitis, die sofortige Relaparotomie ergab als Ursache eine Insuffizienz am Scheitelpunkt des mittels GIA-90 hergestellten Pouches. Übernähung des 0,5 cm großen Defektes, einschließlich intraoperativer Lavage, sicherten in diesem Fall auch einen ungestörten weiteren Heilverlauf.

Technik der Rekonstruktion

Methode der Interposition eines Jejunumsegmentes

Unsere Voraussetzungen für die Interposition sind folgende: keine Tumorinfiltration im Bereich der Kapsel des Pankreaskopfes, im Schnellschnitt negativer Lymphknotenbefund im Bereich der A. gastrica dextra und A. gastroepiploica dextra, außerdem ein morphologisch nicht verändertes Duodenum mit einer 0,5 cm breiten, gut durchbluteten Hinterwand. Bei der Gewinnung des im Durchschnitt 50 cm langen Jejunuminterponates ist eine genaue Beachtung der Gefäßarkaden erforderlich. Die Schonung der mechanisch empfindlichen Venen ist von gleich großer Bedeutung wie die gut pulsierenden marginalen Arterien im Bereich der Jejunumsegmente. Das Interponat wird retrokolisch in den Oberbauch verlagert mittels GIA-90 oder Poly-GIA-75 Erstellen eines Pouches, Bildung der Ösophagojejunostomie mittels CEEA, im Regelfall Magazinstärke 28.

Die Dünndarmanastomosen sowohl die Jejunoduodenostomie als auch die Jejunojejunostomie erfolgen als End-zu-End-Anastamosen unter Verwendung des resorbierbaren Valtrac-Ringes.

Methode nach Roux

Das Vorgehen bei der Rekonstruktion nach dem Roux-Prinzip entspricht dem der Interposition, bezüglich der Anastomosen am Ösophagus und die Pouchbildung. Der Duodenalstumpf wird mit Linearstapler verschlossen, die Roux-Fußpunktanastomose als End-zu-Seit-Anastomose unter Verwendung eines 28er resorbierbaren Valtrac-Ringes hergestellt.

Routinemäßig am 6. postoperativen Tag erfolgt Kontrolle der Anastomosen mittels wäßrigem Kontrastmittel (Abb. 1 und 2). Danach beginnt der zügige orale Kostaufbau.

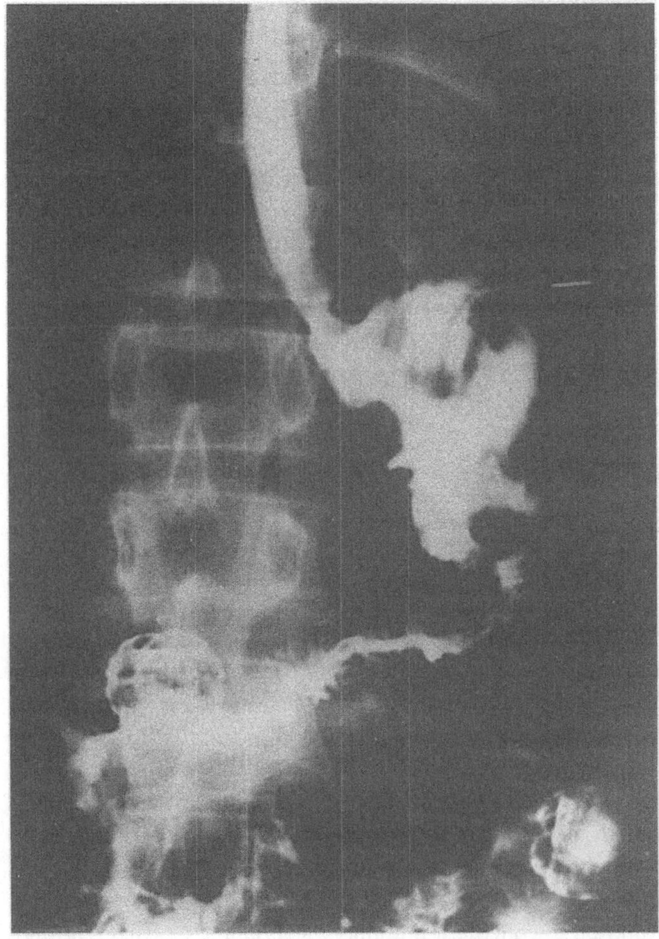

Abb. 1. 64jähriger Patient, Zustand nach Gastrektomie wegen Magenkarzinoms pT3 N0, Röntgenkontrolle nach Interposition mit Pouchbildung am 6. postoperativen Tag

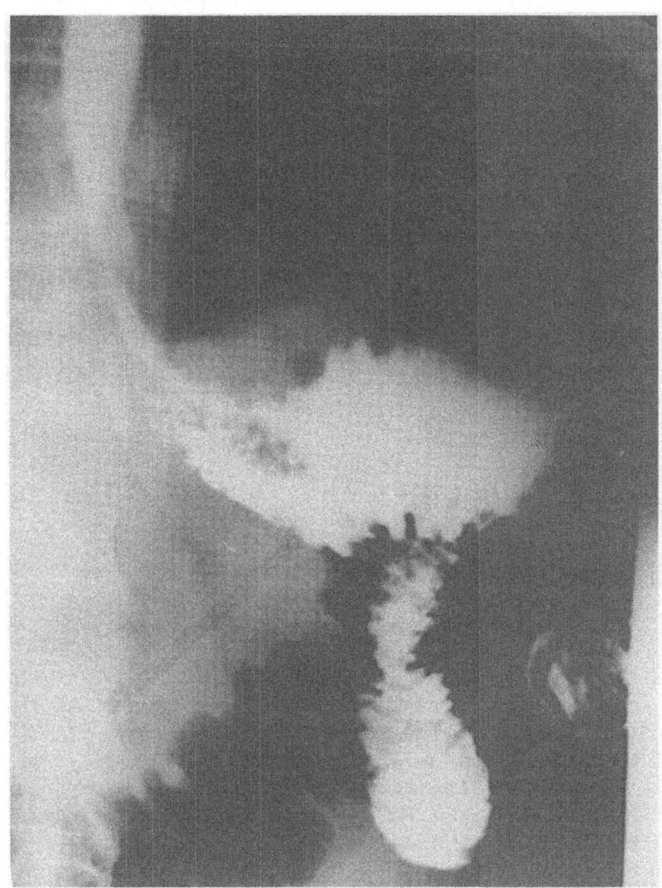

Abb. 2. 84jähriger Patient, Zustand nach Gastrektomie wegen Karzinoms pT3 N1, Rekonstruktion nach Roux mit Pouchbildung

Diskussion

Nach unseren Erfahrungen können bei der Rekonstruktion nach Gastrektomie die verschiedenen bekannten mechanischen Möglichkeiten zur Herstellung von Anastomosen in Kombination angewandt werden. Der Vorteil der Verwendung mechanischer Techniken begründet sich nicht nur in der Standardisierung der Operationsart und dem erheblichen Zeitgewinn, sondern auch in dem von uns beobachteten, deutlich verbesserten postoperativen Verlauf. Seit Anwendung der Kompressionsanastomosentechnik haben wir keine postoperativen Atonien beobachtet. Auf eine längere Ableitung über für den Patienten lästige nasale Sonden kann verzichtet werden. Dies begründet sich in dem in jeder Weise Offenhalten der Anastomose durch den Ring, und die bei Handnaht zu beobachtende Verschwellung von Anastomosen entfällt. Im historischen Vergleich zu den Zeiträumen vor Anwendung dieser Techniken konnten wir die Erfahrungen einer geringeren Insuffizienzrate bestätigen [5].

Die durchschnittliche Verweildauer unserer Patienten betrug 14 Tage postoperativ.

Im Regelfall ist maximal bis zum 10. postoperativen Tag parenterale Infusionstherapie erforderlich.

Trotz der fraglichen Prognose bei R0-Resektion bezüglich der Überlebenschancen des Patienten ist jede Maßnahme, die zur Verkürzung und zum komplikationslosen postoperativen Verlauf beiträgt, gerechtfertigt.

Unsere Erfahrungen bei der Dispensair-Betreuung des größten Teils der von uns operierten Patienten ergaben die beste Lebensqualität bezüglich Entwicklung des Körpergewichtes, der Nahrungsverträglichkeit und somit letztlich der Leistungsfähigkeit bei den Patienten, bei denen wir eine Jejunuminterposition ausgeführt haben. Schlechte Erfahrungen haben wir insbesondere bezüglich der lästigen Refluxerscheinungen bei Patienten mit Rekonstruktion der Ösophagojejunostomie mittels jejunaler Doppelschlinge nach dem Prinzip Graham beobachtet. Diese Methode haben wir in den letzten Jahren verlassen.

Literatur

1. Becker HD (1991) Radikalitätsprinzipien beim Magencarcinom – eine kritische Betrachtung. Chirurg 62: 878–880
2. Böttcher K, Becker K, Busch R, Rockr ID, Siewert JR (1992) Prognosefaktoren beim Magencarcinom. Chirurg 63: 656–661
3. Damanaski K, Kantartzis M, Schenk R, Wissenberg V (1992) Erfahrungen mit 216 Ösophagusanastomosen per Hand und mit maschineller ein- und zweireihiger Nahttechnik (SPT u. EEA, ILS) bei Magenmalignom. Zentralbl Chir 117: 583–588
4. Gebhardt Ch, Schultheis K-H (1993) Die multiviszerale Resektion des fortgeschrittenen Magenkarzinoms. Langenbecks Arch Chir 378: 68–72
5. Hölscher AH, Siewert JR (1992) Stapler am Gastrointestinaltrakt – pro und contra. Langenbecks Arch Chir 377: 56–64
6. Kirchner R (1992) Chirurgie des Magenkarzinoms – eine Bestandsaufnahme. Zentralbl Chir 117: 577–582

Standards der Dünndarmanastomosentechnik

S. Debus und A. Thiede

Einleitung

Die Dünndarmanastomose gilt i. allg. als sichere Anastomose, die Wundheilung als komplikationslos. Obwohl die Komplikationsrate – abhängig von der verwendeten Technik – variiert, ist sie doch insgesamt niedrig und liegt heute i. allg. < 2%. Die Vermeidung von Anastomosenkomplikationen steht daher außer Diskussion. Zielkriterien der Dünndarmanastomosierung sind vielmehr die einfache Praktikabilität, die schnelle Fertigstellung und ein preisgünstiges Kostenniveau; sie sollen Gegenstand der folgenden Abhandlung sein. Die heute gängigen Anastomosentechniken sollen unter diesen Gesichtspunkten einander gegenübergestellt und die spezifischen Vor- und Nachteile diskutiert werden.

Der Dünndarm gliedert sich in das überwiegend retroperitoneal gelegene Duodenum sowie das distal des Treitz-Bandes intraperitoneal gelegene Jejunum und Ileum. Für die Anastomosenerstellung ist die Kenntnis des anatomischen Aufbaus der Wandschichten wichtig: Sie bestehen aus Tunica mucosa, Tunica submucosa, Muscularis propria mit innerer Ring- und äußerer Längsmuskulatur und – distal des Treitz-Bandes – dem Serosaüberzug.

Jede Schicht verhält sich bei der Anastomosenheilung spezifisch. So ist die Mukosa der ungestörten Wundheilung in aller Regel hinderlich: Bei evertierten Mukosaanteilen kommt es gehäuft zu Fisteln, Abszessen und Leckagen. Die Submukosa hingegen ist die für den Anastomosenhalt in der frühen postoperativen Phase wichtigste Schicht. Durch ihren Kollagenreichtum finden Nähte den suffizienten Halt. Die Serosa schließlich ist vor allem in der späteren Wundheilungsphase von Wichtigkeit. Sie besitzt durch ihren Enzymreichtum eine hohe regenerative Potenz und verleiht der Anastomose die Fähigkeit zu schneller, ungestörter Wundheilung und früher Wundfestigkeit (Linder 1987). Nach einem vollständigen Serosakontakt sollte daher bei der Anastomosenerstellung getrachtet werden.

End-zu-End-, Seit-zu-End-, Seit-zu-Seit- und funktionelle End-zu-End-Anastomosen sind am Dünndarm möglich; zusätzlich sei als Sonderform der Seit-zu-Seit-Anastomose die Pouchbildung genannt. Die Techniken, Hilfsmittel und Operationsstrategien der Dünndarmanastomosierung sind vielfältig und sollen im folgenden nacheinander besprochen werden.

Handnaht

Solange intraabdominale Eingriffe durchgeführt werden, wird über die Techniken der Darmanastomosierung diskutiert. Bis heute existieren weit über 100, zum großen Teil mit Eigennamen versehene Handnahttechniken. Sie unterscheiden sich auf der einen Seite in der Reihigkeit, d.h. in wieviel übereinandergelegten Reihen eine Darmnaht gefertigt wird. Auf der anderen Seite differieren sie in der Schichtigkeit, d.h. welche und wieviele Darmwandschichten in einer Nahtreihe gefaßt sind.

Die Nahttechniken reichen von der einfachen, allschichtig einreihigen fortlaufenden Naht bis zur aufwendigen 3schichtigen, 3reihigen invertierten Einzelknopfnaht. Je nach Stichrichtung resultieren zudem evertierte, invertierte oder Anastomosen Stoß auf Stoß. Unabhängig vom Nahtaufbau muß jedoch die Submukosa als die eigentliche nahthaltende Schicht immer sicher gefaßt sein.

Seit der Einführung der ersten synthetischen, absorbierbaren Nahtmaterialien wurde zudem nach dem geeignetsten Material für die Darmnaht gesucht. Anforderungen, die heute gestellt werden müssen, sind: geringer Fadendurchmesser bei hoher Reißfestigkeit, glatter Gewebedurchzug, keine Dochtwirkung, praktikable Handhabungseigenschaften bei dennoch sicherem Knotensitz, rückstandslose Resorbierbarkeit, keine Allergiewirkung und nicht zuletzt ein niedriges Kostenniveau. Günstige Handhabungseigenschaften ergeben sich aus einem Kompromiß zwischen Gewebegleitfähigkeit, minimaler Gewebetraumatisierung und sicherem Knotensitz mit relativ einfachen Schlingenkombinationen.

Trotz optimaler operationstechnischer Praktikabilität erfüllt die Seide nicht alle diese Anforderungen; es wird daher heute i.allg. einem monofilen, synthetischen, absorbierbaren Faden der Vorzug gegeben.

Über die sicherste Technik jedoch existiert bis heute noch keine einheitliche Meinung. Die einreihige Naht, erstmals 1824 von Jobert (Jobert 1824) und 1826 von Lembert (Lembert 1826) beschrieben, ist historisch älter als die mehrreihigen Techniken. Dagegen hatte sich jedoch primär die zweireihige Naht mit ihren verschiedenen Modifikationen durchgesetzt. Erst Gambee wies auf die Vorteile der einreihigen Naht hin (Gambee 1951). Seitdem wurde sie in mehreren Variationen immer häufiger verwandt und ist heute wohl am weitesten verbreitet. Alle allschichtigen einreihigen Darmnähte beziehen viel Serosa und wenig Mukosa in den Stich ein. Bei der häufig verwendeten Gambee-Naht werden die Nähte im Abstand von 4–5 mm vom Darmrand entfernt ein- und am Schleimhautrand ausgestochen. Um die Anastomose möglichst dicht zu verschließen, werden die Nähte in 3–4 mm Abstand sehr eng gelegt.

An 417 Dünndarmanastomosen konnten wir (Timmermann, unveröffentl. Daten, 1993) unter Verwendung einer einreihigen Stoß-auf-Stoß-Handnahttechnik eine Lekkagerate von 0% erzielen; in 1,2% kam es zu Narbenhernien, bei 2 Patienten zu einer Passagestörung (eine davon war revisionspflichtig), und in einem Fall war es zu einer Wundheilungsstörung gekommen (Tabelle 1). Miholic et al. (1987) wiesen in einer retrospektiven Erfassungsstudie auf die Vorteile der einreihigen Naht bei Dünndarmanastomosen hin, indem er sie einer zweireihigen Nahttechnik gegenüberstellte: An 37 Risikopatienten fand er mit 23% Anastomosenkomplikationen bei einreihiger Naht eine niedrigere Komplikationsrate als bei der Gruppe der zweireihigen Naht (Tabelle 2). Die insgesamt hohe Rate an Komplikationen erklärt sich aus dem Patien-

Tabelle 1. Dünndarmanastomosen: Handnahttechnik Stoß auf Stoß. 417 konsekutive Patienten an den Chirurgischen Universitätskliniken Würzburg und Kiel (1979–1993) (unveröffentlichte Daten, Timmermann W, Chirurg. Univ.-Klinik Würzburg)

n	417
Leckagerate	0%
Narbenhernien	5 (1,2%)
Passagestörung	2 (0,5%)
Wundheilungsstörung	1 (0,3%)

Tabelle 2. Komplikationsrate an vorbestrahlten Dünndarmanastomosen. Retrospektive Analyse von 37 Patienten, einreihige Naht im Vergleich zur zweireihigen Naht

Patienten	37
Komplikationen Einreihige Naht	23%
Komplikationen Zweireihige Naht	35%

tengut: Es handelte sich um Dünndarmresektionen wegen Strahlenschäden – ein Krankengut, bei dem per se mit einer hohen Komplikationsrate gerechnet werden muß. Ähnliche Ergebnisse wurden an vorbestrahlten Dickdarmanastomosen erzielt (Miholic et al. 1988). In neueren Studien zur Komplikationsrate der Handnaht an intestinalen Anastomosen werden überwiegend niedrigere Komplikationsraten erzielt. Kingsnorth et al. fanden in einer prospektiven Studie an 52 intestinalen Anastomosen mittels extramuköser einreihiger Einzelknopftechnik eine Leckagerate von 3,8% (Kingsnorth et al. 1989).

César Roux dagegen hat 1887 die einreihige, extramuköse fortlaufende Naht für gastrointestinale Anastomosen eingeführt, die erst 100 Jahre später zu einer Renaissance gelangte. In einer schweizerischen prospektiven Multicenterstudie an 586 konsekutiven, fortlaufenden, einreihigen, extramukösen intestinalen Anastomosen zeigte sich eine Anastomoseninsuffizienz von nur 0,3% (i.e. 2 Patienten). Diese Technik wurde daraufhin auch auf die Magenchirurgie ausgeweitet: Aus derselben Klinik stammt eine 2. Studie, die 96 fortlaufende, einreihig-extramuköse und 54 in zweireihiger Einzelknopftechnik genähte Gastroenterostomien miteinander vergleicht. Die Autoren kommen zu einer deutlich niedrigeren Dehiszenzrate (2,1% zu 5,6%) und zu einer leicht erniedrigten Letalität in der einreihig fortlaufend genähten Gruppe. Zudem zeichnet sich diese Technik durch ihre schnelle und einfache Durchführbarkeit aus (Vogelbach et al. 1988; Demartines et al. 1991) (Tabelle 3).

Bislang existiert jedoch keine kontrollierte randomisierte Studie, die die Vor- und Nachteile der einreihigen Nahttechniken am Dünndarm eindeutig belegt.

Es scheint, daß die zweireihige Naht häufiger zu verzögerter Entleerung und u.U. sogar zum Anastomosenprolaps führt (Junginger et al. 1983) (Tabelle 4). Die fortlaufende einreihige Naht verteilt Druck- und Zugspannungen gleichmäßiger über die

Tabelle 3. Literaturvergleich: einreihig-fortlaufende Handnahttechnik versus zweireihige Einzelknopftechnik an Kolonanastomosen und Magenresektionen

Autor	Lokalisation	Technik	n	Leckage	Letalität
Vogelbach et al. (1988)	Kolonanastomosen	Einreihig-fortlaufend	586	0,3%	2%
Demartines et al. (1991)	Magenresektionen	Zweireihig-Einzelknopf	54	5,6%	7,4%
Demartines et al. (1991)	Magenresektionen	Einreihig-fortlaufend	96	2,1%	6,4%

Tabelle 4. Schleimhautkollaps nach magenresezierenden Eingriffen – einschichtige versus zweischichtige Nahttechnik (n=75) (Junginger et al. 1979)

Röntgenbefund	Einschichtig	Zweischichtig
Kein Prolaps	26	8
Kleiner Prolaps	9	11
Großer Prolaps ohne Passagestau	5	5
Großer Prolaps mit Passagestau	1	4
Anastomosenbürzel	5	1
Gesamt	46	29

Anastomose als die Einzelknopfnaht. Auch die Durchblutung scheint bei der fortlaufend genähten Anastomose besser gewährleistet zu sein als bei der Einzelknopftechnik. Der Heilungsprozeß ist histologisch und mikroangiographisch nicht voneinander zu unterscheiden, ebenfalls der Berstungsdruck nach Luftinsufflation nicht (Jiborn et al. 1978).

Wir selbst verwenden die einreihige fortlaufende Naht bei lumenkongruenten End-zu-End-Anastomosen. Darüberhinaus ist, insbesondere mit Blick auf eine Ausbildungsklinik, die einreihige, allschichtige Einzelknopfnaht bei uns das Verfahren der Wahl. Wir wenden eine extraluminal beginnende, 4–5 mm anastomosenferne Einstichrichtung und knapp intraluminale Ausstichrichtung an. Es resultiert auf diese Weise ein Wundschluß auf Stoß.

Wir favorisieren ein resorbierbares, monofiles Nahtmaterial mit atraumatischer Nadel-Faden-Kombination der Stärke 4/0 bis 5/0. Ein Minimum an Fremdkörpermaterial wird auf diese Weise implantiert mit geringstmöglicher nachfolgender Fremdkörperreaktion im Gewebe. Durch ein optimales Gewebedurchzugsverhalten wird zudem die Gewebetraumatisierung minimiert. Allerdings ist bei monofilen Materialien eine größere Beachtung der Knotentechnik erforderlich. Der 2malige Wechsel von Knüpf- und Zugfaden ist für den sicheren Knotensitz bei der Wahl der Knotenkombination erforderlich.

Stapler

Die Entwicklung der Stapler reicht bis in das 19. Jahrhundert zurück. Sie hat neben der Entwicklung der TA- und GIA-Geräte auch zur Einführung von zirkulären EEA-Staplern geführt, die invertierte Anastomosen und evertierte Darmverschlüsse erstellen. Die Diskussion, ob die Klammernaht sicherer sei als die Handnaht, wird bis heute kontrovers geführt. Unabhängig davon jedoch setzt sich der Gebrauch der Klammernahtgeräte am Ösophagus und am unteren Rektumdrittel zunehmend durch, da sie hier aus Praktikabilitätsgründen der Handnaht überlegen sind.

Besonders die EEA-Stapler haben zu neuen Perspektiven in der Rekonstruktionschirurgie geführt. Durch ihren Gebrauch werden im oberen Gastrointestinaltrakt verschiedene Rekonstruktionsverfahren nach Gastrektomie standardisiert miteinander vergleichbar. Zweihöhleneingriffe im Rahmen der distalen Ösophagusresektion können in einigen Fällen auf einen transabdominal-transdiaphragmalen Eingriff reduziert werden.

Prinzipiell sind alle Anastomosenformen mit dem Stapler durchführbar. End-zu-Seit-Anastomosen sind jedoch mit dem Stapler meist aufwendiger und auch teurer als andere Verfahren, da in der Regel hierzu eine zusätzliche Inzision zur Einführung des Gerätes notwendig ist. Wir verwenden sie daher nur in Ausnahmefällen.

Funktionelle End-zu-End-Anastomosen stellen eine Sonderform der Darmanastomosierung dar. V.a. funktionell zeigen sie schlechtere Ergebnisse als End-zu-End-Anastomosen. In einer tierexperimentellen Arbeit an Hunden konnten Hocking et al. (1990) im Vergleich zu End-zu-End-Anastomosen an allen Untersuchungszeitpunkten eine signifikant gehemmte Dünndarmmotilität der funktionellen End-zu-End-Anastomosenabschnitte im Vergleich zu den End-zu-End-Anastomosen nachweisen (Tabelle 5). Ebenso war die bakterielle Fehlbesiedelung durch Escherichia coli in der funktionellen End-zu-End-Gruppe zu jedem Zeitpunkt gegenüber der End-zu-End-Gruppe erhöht.

Tabelle 5. Experimentelle Studie an Hunden: funktionelle End-zu-End-Anastomosen im Vergleich zu End-zu-End-Anastomosen. Ergebnisse funktioneller Untersuchungen (Hocking et al. 1990)

Wochen p.op.	MMC[a] funkt E-E Anast. (Stapler)	MMC[a] E-E Anast. (Hand)
12–20	22%	91%
29–39	48%	96%
51–63	49%	95%
108–112	56%	97%

MMC: Migrating Myoelectric Complex

Beim Staplergebrauch werden folgende Ziele angestrebt: hohe und reproduzierbare Nahtsicherheit, OP-Zeitverkürzung durch rascheren Nähvorgang, Herabsetzung der Öffnungszeiten keimbesiedelter Organe und geringe Traumatisierung des anastomosierten Gewebes. Diesen Zielen stehen jedoch einige Forderungen gegenüber. Zum einen erfordert der Einsatz von Staplern vorherige Übung, am besten durch experimentelles Training vor dem klinischen Einsatz. Vor der Anastomosenerstellung muß der Stapler auf Funktionstüchtigkeit überprüft werden. Evertierte Anastomosen bedürfen einer lokalen Desinfektion; der Gewebeüberstand bei Darmverschlüssen mit dem TA-Gerät sollte aus diesen Gründen nicht zu groß sein. Speziell bei Verwendung des GIA ist auf anschließende Bluttrockenheit zu achten. Beim EEA-Stapler müssen die Geweberinge nach Anastomosenerstellung auf Vollständigkeit geprüft werden, d.h. entlang der gesamten Zirkumferenz müssen alle Darmwandschichten vorhanden sein (Thiede u. Hamelmann 1987). Im Bereich des oberen Gastrointestinaltrakts finden zudem einige technische Besonderheiten Erwähnung. So hat sich bisher bei der ösophagoenteralen EEA-Anastomose die Tabakbeutelnahtklemme nicht bewährt, da sie sich dort oft nur ungünstig plazieren läßt und sie zudem die Ösophagusschleimhaut nicht immer sicher faßt. Stattdessen verwenden wir seit einiger Zeit neu entwickelte Klemmen. Sie zeichnen sich durch eine sehr knapp am Klemmenrand gelegene, konische Bohrung und durch einen aufeinanderliegenden Zahnstand der Klemmenbacken aus. Hierdurch ändert sich die Darmkompressionsart, und die Nadel faßt das Gewebe sicherer. Nach unseren bisherigen Erfahrungen hat sich die Klemme, die jeweils für den oberen und den unteren Intestinaltrakt existiert, bislang hervorragend bewährt. Kataoka et al. (1989) haben bei 238 Ösophagojejunostomien in diesem Zusammenhang die technischen Versagen in der in Tabelle 6 aufgeführten Art zusammengestellt. Sic entstanden im wesentlichen durch Verwendung der (automatischen) Tabakbeutelnahtklemme, Einführen der Stapler ohne vorherige Ösophagusdehnung und Anastomosenblutung nach „Abschuß" des Staplers (Tabelle 6).

Tabelle 6. Intraoperative Komplikationen bei retrospektiv erhobenen Daten von 238 Ösophagojejunostomien (Kataoka et al. 1989)

	Stapler
n	238
Technische Versager	13 (5,5%)
Ösophagusläsion	10 (4,2%)
Jejunumläsion	2 (0,8%)
Anastomosenblutung	1 (0,4%)

Welche Vorteile birgt nun die Anwendung der Stapler im Vergleich zur Handnaht?

Zur Klärung dieser Frage sind eine Vielzahl von Untersuchungen durchgeführt worden. Im Bereich des oberen Gastrointestinaltraktes betreffen sie insbesondere die aufwendige Rekonstruktionschirurgie nach magenresezierenden Eingriffen und im unteren Gastrointestinaltrakt die J-Pouch-Bildung nach Kolektomien mit transanaler Anastomosierung.

Eine Literaturübersicht zeigt die Insuffizienzraten nach Ösophagusanastomosen mit Staplertechnik: sie rangieren zwischen 2,9% und 12,3% (Tabelle 7). Damit ist zu früheren Jahren eine deutliche Reduktion erreicht. Thiede (Thiede, unveröffentl. Daten; Dez. 1989) hat in einer Follow-up-Studie an 179 ösophagoenteralen EEA-Anastomosen nach Gastrektomie die in der Tabelle dargestellte, insgesamt niedrige Komplikationsrate zusammengestellt (Tabelle 8): Es wurde eine klinisch relevante Dehiszenzrate von 6,1% und eine Blutungsrate von 2,8% erreicht.

Tabelle 7. Literaturübersicht über Komplikationsraten nach Ösophagusanastomoseninsuffizienzen nach Stapleranwendung anhand von Klammernahtgeräten

Autor	Patienten	Insuffizienzen
Kataoka et al. (1989)	238	8 (3,4%)
Wong et al. (1985)	209	6 (2,9%)
Seufert et al. (1987)	20	1 (5%)
Peracchia et al. (1986)	467	49 (10,4%)
Fang et al. (1987)	5507	209 (3,8%)
Blum et al. (1987)	135	17 (12,3%)

Tabelle 8. Komplikationsraten nach 179 Gastrektomien mit maschineller ösophagealer EEA-Anastomosierung (unveröffentlichte Daten, Thiede A, Chirurg. Univ.-Klinik Würzburg)

Lokalisation	n	Dehiszenz radiolog.	Dehiszenz klinisch	Re-OP	Blutung klin. rel.	Blutung endosk. stillbar	Letalität
Thor., unteres Ös. Drittel	46	10 (22,7%)	6 (13%)	4 (8,7%)	2 (4,3%)	2 (4,3%)	2 (4,3%)
Abdominal	133	10 (7,5%)	5 (3,8%)	2 (1,5%)	3 (2,3%)	3 (2,3%)	2 (1,5%)
Gesamt	179	20 (11,2%)	11 (6,1%)	6 (3,4%)	5 (2,8%)	5 (2,8%)	4 (2,2%)

Leider sind bei vergleichenden Studien häufig prospektiv erfaßte Staplerkollektive retrospektiv erhobenen handgenähten Vergleichsgruppen gegenübergestellt worden. Diese durch den Studienaufbau bedingte, nur eingeschränkte Aussagekraft wird zudem der in den letzten Jahren verbesserten Nahttechnik und Nahtmaterialien mit konsekutiv stark absinkenden Komplikationsraten nicht gerecht. Viele Autoren kamen so zu exzellenten Resultaten mit der Staplertechnik. So reduzierte beispielsweise in einer Studie der Staplereinsatz die Zahl klinisch relevanter Insuffizienzen von 13,6% auf 5,1%, wobei die zum Vergleich herangezogenen Handanastomosen ein historisches Kontrollkollektiv darstellten (Ulrich u. Kochel 1986).

Aber auch mit der heute verbesserten Handnaht lassen sich deutlich bessere Ergebnisse erzielen.

Seufert et al. (1987) haben an 40 Ösophagojejunostomien nach Gastrektomie keine signifikanten Unterschiede zwischen Staplergruppe und vergleichender Handnahtgruppe aufzeigen können. Es ergaben sich keine signifikanten Unterschiede in der OP-Dauer, der Leckagerate und der Dauer des Krankenhausaufenthaltes zwischen den Kollektiven. Fok et al. (1991) konnten in einer retrospektiv erhobenen Vergleichsstudie an 97 Gastroenterostomien und auch an 483 Magenresektionen keine signifikanten Unterschiede in bezug auf Anastomosenleckagen zwischen Staplernaht und fortlaufend-einreihiger Handnaht finden. Jedoch fand sich eine signifikant erhöhte postoperative Stenoserate in der Staplergruppe (Tabelle 9). Auch Kataoka zeigte in der bereits oben erwähnten Studie eine Stenoserate von 4,2% auf (Kataoka et al.

Tabelle 9. Gastroenterostomien und Magenresektionen: Stapler und Handnaht im retrospektiven Vergleich (Fok et al. 1991)

Operation	n Stapler	n Handnaht (einreihig, fortlaufend)	Leckagen		Strikturen	
			Stapler	Hand	Stapler	Hand
Gastroenterostomie	14	83	14,3%	12,6%	–	–
Magenresektion	262	221	3,8%	5%	29,2%	10,5%

Tabelle 10. 62 Gastrektomien: Stapler und Handnaht im prospektiven Vergleich (Junginger et al. 1983)

	Handnaht einreihig	Stapler
Patienten	31	31
Leckagen	9 (29%)	4 (13%)
Letalität	8 (26%)	1 (3%)

1989). Demgegenüber haben andere Untersucher eine signifikant erniedrigte Leckagerate und eine ebenso deutliche Letalitätssenkung der Stapleranastomosen im Vergleich zu den handgenähten Anastomosen herausarbeiten können (Tabelle 10).

In einer prospektiven Untersuchung wiesen Junginger et al. (1983) zudem auf die Zeitersparnis, die geringere Kontaminationszeit, die gleichmäßigere Nahtspannung und die geringere Gewebetraumatisierung hin. Thiede u. Hamelmann (1987) führten die niedrige Komplikationsrate darüber hinaus auf die Möglichkeit der besseren Standardisierbarkeit durch Systematisierung des Staplereinsatzes zurück. Sie konnten darüber hinaus einen Zeitgewinn von 60–90 min bei größeren Ersatzmagenrekonstruktionen feststellen. Die Indikationen für transabdominale transdiaphragmale Eingriffe waren ausdehnbar, und es kam zu einer früheren Wiederaufnahme der Darmtätigkeit.

Zur Beantwortung der eingangs gestellten Frage kann also festgehalten werden, daß die Klammernahtgeräte neue Standards im Hinblick auf die anastomosenbezogene Komplikationsrate gesetzt haben. Die Frage, welche Technik mit der geringsten Dehiszenzrate behaftet ist, kann bis heute nicht abschließend beurteilt werden. Die mit Metallklammern bestückten Stapler scheinen zu einer erhöhten Stenoserate zu neigen. Die Klammernahtgeräte zeichnen sich durch eine hohe Standardisierbarkeit und eine hohe Praktikabilität gegenüber der Handnaht aus.

Aus diesen o.g. Gründen favorisieren wir trotz der noch kontrovers geführten Diskussion in der rekonstruktiven Chirurgie nach magenresezierenden Eingriffen den Staplereinsatz vor der Handnaht.

Neben dem Einsatz in der rekonstruktiven Magenchirurgie sei noch der 2. Haupteinsatzort der Stapler genannt und kurz auf den Pouch bei analen Anastomosen eingegangen. Auch zu dieser Frage existieren mehrere Untersuchungen, von denen die vergleichende Studie von Sugerman et al. (1991) genannt sein soll. Trotz der insgesamt relativ hohen Komplikationsrate zeigt die mit Stapler durchgeführte ileoanale Anastomose signifikant bessere Resultate im Vergleich zur handgenähten Anastomose in bezug auf die postoperative Komplikationsrate und Stuhlfunktion. Stern et al. (1993) haben in einer tierexperimentellen Untersuchung durch Gegenüberstellung von Handnaht und Staplertechnik das Fassungsvermögen und den Zeitaufwand zur Erstellung verschiedener Pouches miteinander verglichen (Abb. 1 und 2). Sie kamen zu dem Ergebnis, daß der mit Klammernahtgeräten gefertigte Pouch gleich welchen Designs signifikant mehr Volumen faßte und der Zeitaufwand signifikant unter dem der Handnaht lag. Diese Ergebnisse demonstrieren klar die Überlegenheit der Klammernahtgeräte über die Handnahttechnik in dieser Indikation.

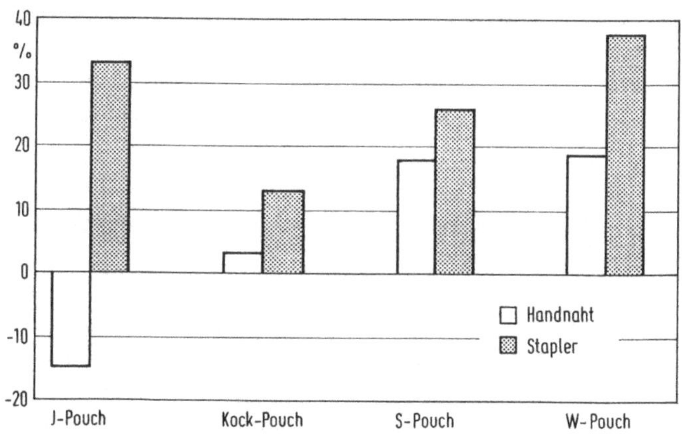

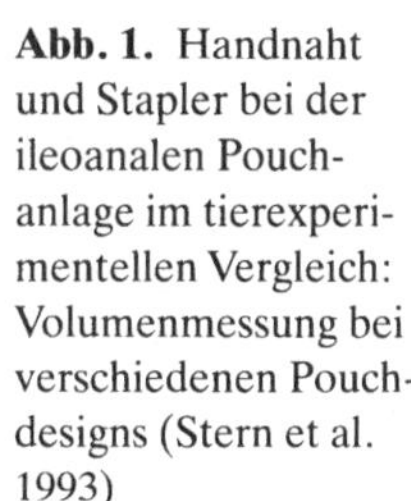
Abb. 1. Handnaht und Stapler bei der ileoanalen Pouchanlage im tierexperimentellen Vergleich: Volumenmessung bei verschiedenen Pouchdesigns (Stern et al. 1993)

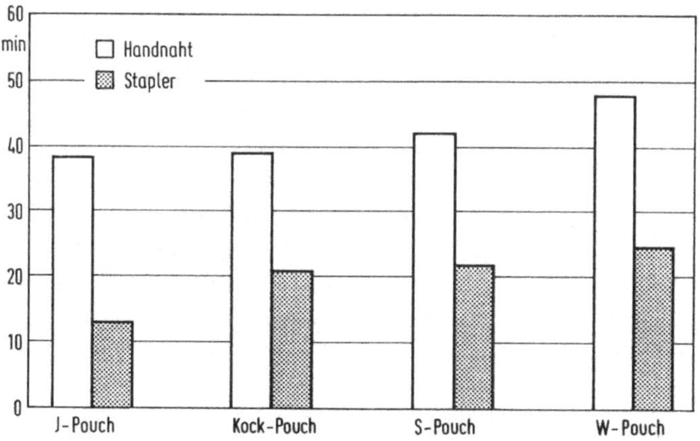

Abb. 2. Handnaht und Stapler bei der ileoanalen Pouchanlage im tierexperimentellen Vergleich: Zeitaufwand bei verschiedenen Pouchdesigns (Stern et al. 1993)

Anders als bei der kontrovers geführten Diskussion über den Staplereinsatz beim Magenersatz kann hier der Gebrauch des Staplers eindeutig der Handnaht vorgezogen werden.

Abschließend sei noch kurz auf die resorbierbaren Klammern eingegangen.

Z.Zt. sind lediglich für die geraden Klammernahtgeräte resorbierbare Klammern verfügbar. Ein GIA-Gerät für die laparoskopische Anwendung mit absorbierbaren Klammern ist derzeit ebenfalls noch nicht im Handel. Auch in der 2. feineren Generation lassen sich die Klammern nicht mit dem Ringmesser eines EEA-Gerätes durchschneiden, was z.B. den Gebrauch bei der Doppelstaplingtechnik (noch) nicht möglich macht. Für Darmverschlüsse jedoch sind resorbierbare Klammern gleichwertig mit Titanklammernahtreihen. Aus der Sicht des Patienten ist zu sagen, daß er auf Dauer kein Fremdmaterial im Körper behält und somit wahrscheinlich auch keine materialabhängigen Spätreaktionen auftreten.

Von seiten der Kosten ist zu sagen, daß resorbierbare Klammernahtreihen etwa 25% teurer sind als die herkömmlichen Geräte, intraoperativ sind also höhere Kosten zu beachten.

Die resorbierbaren Klammernahtreihen haben heute also noch nicht die Verfügbarkeit und die Anwendungsbreite der Metallklammernahtreihen erreicht. Sollte jedoch in Zukunft eine den Metallklammern vergleichbar feine resorbierbare Klammer entwickelt werden und auch EEA-Geräte mit resorbierbaren Klammern ausgestattet sein, so ist die Bewertung neu vorzunehmen (Thiede 1993).

Kompressionsanastomosen mit dem biofragmentierbaren Anastomosenring

Der biofragmentierbare Anastomosenring (BAR) wird derzeit in erster Linie zur Erstellung von Dünndarm- und Dickdarmanastomosen verwendet, wobei End-zu-End-Anastomosen, End-zu-Seit-Anastomosen und Seit-zu-Seit-Anastomosen erstellt werden können. Sie sind technisch schnell und einfach zu fertigen und daher auch vom weniger erfahrenen Chirurgen anwendbar. Welche Vorteile und welche Nachteile gegenüber den auf S. 128, 131 genannten Anastomosentechniken besitzt der BAR? Vergleichende Untersuchungen am Dünndarm existieren bis heute nur wenige. An 210 Dünndarmanastomosen kam Havia (1993) zu den folgenden Ergebnissen: die Leckagerate unterschied sich nicht signifikant zwischen den Gruppen, in der BAR-Gruppe kam es zu einer geringeren Obstruktionsrate, und die Darmmotilität normalisierte sich früher. Die operationsbedingte Letalität war in beiden Gruppen gleich Null, während die Gesamtletalität in der Handnahtgruppe höher lag (Tabelle 11).

Seit 1991 führen wir im Rahmen einer prospektiven Studie Kompressionsanastomosen am Gastrointestinaltrakt durch (Thiede et al. 1993). An 250 Dünndarmanastomosen mit dem BAR haben wir folgende Ergebnisse herausarbeiten können: In 0,6% kam es bei Dünndarm-Dünndarmanastomosen zu Leckagen; die Dehiszenzrate bei Magen-Dünndarmanastomosen lag bei 4,2%. Wir konnten eine hohe Standardisierbarkeit bei der Anastomosenerstellung beobachten und sahen weder Blutungen noch Stenosen (Tabelle 12).

Immer wieder wird auf die einfache Handhabung des BAR hingewiesen, die ihn vor

Tabelle 11. Prospektive Erfassungsstudie an 210 Dünndarmanastomosen: BAR und zweireihig-invertierte Handnaht im Vergleich (Havia 1993)

	Handnaht (zweireihig-invertiert)	BAR
Patienten	88	122
Leckagen	0	1 (0,8%)
Obstruktion	1 (1,1%)	0
Verspätete Darmmotilität	8 (9%)	8 (6,5%)
Op-bezogene Letalität	0	0
Letalität gesamt	7 (7,9%)	3 (2,5%)

Tabelle 12. Prospektive Studie an Dünndarmanastomosen mit dem BAR (Thiede et al. 1993)

Anastomose	n	Leckagen radiologisch	Leckagen klinisch
Dünndarm-Dünndarm	162	1 (0,6%)	1 (0,6%)
Dünndarm-Magen	24	1 (4,2%)	1 (4,2%)
Dünndarm-Kolon	64	3 (4,7%)	2 (3,1%)

den anderen Anastomosentechniken hervorhebt. Bezüglich des häufig diskutierten Zeitvorteiles gegenüber der Handnaht konnten wir in der o.a. Studie zeigen, daß dieser dann besteht, wenn die Tabakbeutelnaht mit der entsprechenden Nahtklemme angelegt werden kann. Dies ist bei Dünndarmanastomosen in der Regel möglich.

Bei stark verdickter Darmwand ist der Einsatz des BAR nicht möglich, da er nur in bestimmten Kompressionsabständen erhältlich ist (1,5–2,0 mm). Er sollte nicht bei entzündlichen Darmerkrankungen verwendet werden. Wegen in der Regel mangelnder Darmvorbereitung muß die Anwendung in Notfällen ebenfalls in Frage gestellt werden.

Es kann festgehalten werden, daß der BAR im Dünndarm eine sichere, schnelle und einfache Art der Anastomosenerstellung ermöglicht. Die Komplikationsrate scheint derjenigen der vorgenannten Verfahren vergleichbar zu sein. Gegenüber den bisherigen Anastomosenverfahren bietet er die Möglichkeit der besten Standardisierbarkeit und stellt zudem ein technisch sehr einfaches Anastomosenprinzip dar.

Zusammenfassung

Elektive Dünndarmanastomosen sind mit einer niedrigen Komplikationsrate behaftet. Es werden verschiedene Techniken zur Anastomosenerstellung verwandt, die im folgenden besprochen werden. Die Handnaht als ältestes Verfahren wurde vielen Modifikationen unterworfen; die einreihige allschichtige Nahttechnik ist heute die am häufigsten verwendete Technik und scheint im Vergleich zu anderen Nahttechniken mit der niedrigsten Komplikationsrate behaftet zu sein. Die Klammernahtgeräte werden vor allem in der Magenrekonstruktionschirurgie und der Erstellung von pouchanalen Anastomosen verwendet; sie sind hier aus Praktikabilitätsgründen der Handnaht überlegen. Die postoperative Komplikationsrate ist mit der heute gebräuchlichen Handnahttechnik vergleichbar. Der biofragmentierbare Anastomosenring stellt die jüngste Entwicklung der Anastomosentechnik dar. In den bis heute nur spärlich vorliegenden Untersuchungen scheint die postoperative Komplikationsrate dieses Verfahrens in der Dünndarmchirurgie mit den anderen Verfahren vergleichbar zu sein. Es zeichnet sich durch einfache Handhabung und hohe Standardisierbarkeit aus. Diese Aussagen gelten für die elektive Chirurgie. Mechanische Anastomosierungstechniken sind hier auf vorgegebene anatomische Verhältnisse gut einstellbar. In der Notfallchirurgie des Dünndarms kann die Handnahttechnik den individuellen pathologischen Veränderungen des Darmes vom erfahrenen Chirurgen weitergehend angepaßt werden als dies mit einem mechanischen Prinzip möglich ist. Unter den speziellen Gesichtspunkten einer Ausbildungsklinik kann die mechanische Anastomosentechnik nur auf der Praxis der manuellen Anastomosentechniken aufbauen, stellt da jedoch attraktive technische Alternativen zur Verfügung.

Literatur

Demartines N, Rothenbühler J-M, Chevalley J-P, Harder F (1991) The single-layer continuous suture for gastric anastomosis. World J Surg 14: 522–525

Fok M, Ah-Chong AK, Cheng SWK, Wong J (1991) Comparison of a single layer continuous handsewn method and circular stapling in 580 oesophageal anastomoses. Br J Surg 78: 342–345

Gambee LP (1951) A single-layer open intestinal anastomosis applicable to the small as well the large intestine. West J Surg Obstet Gynecol 59: 1–6

Havia T (1993) Prospective trial of the bioabsorbable anastomosis ring in gastrointestinal surgery. In: Engemann R, Thiede A (eds) Intestinal anastomoses with bioabsorbable anastomosis rings. Springer, Berlin Heidelberg New York Tokyo

Hocking MP, Carlson RG, Courington KR, Bland KI (1990) Altered motility and bacterial flora after functional end-to-end anastomosis. Surgery 108: 384–392

Jiborn H, Ahonen J, Zederfeldt B (1978) Healing of experimental colonic anastomoses. I. Bursting strength of the colon after left colon resection and anastomosis. Am J Surg 136: 587–594

Jobert AJ (1824) Recherches sur l'opération des l'invagination des intestins. M Arch Gén Méd 2: 73–77

Jung D, Düben W, Emminger A, Saure D, Otten G (1979) Der Anastomosenprolaps der Magenschleimhaut. Chirurg 50: 695–700

Junginger Th, Walgenbach S, Pichlmaier H (1983) Die zirkuläre Klammeranastomose (EEA) nach Gastrektomie. Chirurg 54: 161–165

Kataoka M, Masaoka A, Hayashi S, Honda H, Hotta T, Niwa T, Honda K (1989) Problems associated with the EEA Stapling Technique for esophagojejunostomy after total gastrectomy. Ann Surg 209: 99–104

Kingsnorth AN, Mahin CA, Ellenbogen S (1989) Prospective study of the serosubmucosal (extramucosal) suture technique for gastrointestinal anastomosis. J Coll Surg Edinb 34/3: 130–132

Lembert MA (1826) Memoire sur l'enteropathie avec la description d'une procede nouveau pour pratique cette operation chirurgicale. Report. Gen d'Anat Physiol Path 2: 184–198

Linder J (1987) Morphologie und Biochemie der Wundheilung. Langenbecks Arch Chir 358: 153–160

Miholic J, Schlappack O, Klepetko W, Kolbl H, Szepesi T, Moeschl P (1987) Surgical therapy of radiation-induced small-bowel lesions. Report of 34 cases with a high share of patients with combined chemotherapy. Arch Surg 122/8: 923–926

Miholic J, Schwarz C, Moeschl P (1988) Surgical therapy of radiation-induced lesions of the colon and rectum. Am J Surg 155/6: 761–764

Seufert RM, Hottenrott C, Schmidt-Matthiesen A (1987) Kontrollierte Studie zum Vergleich maschineller und manueller Oesophago-Jejunostomie nach Gastrektomie. Langenbecks Arch Chir 371: 235–242

Stern J, Buhr JJ, Herfarth Ch (1993) Die ileoanale Pouch in der Klammernahttechnik – Ergebnisse. In: Fuchs K-H, Engemann R, Thiede A (Hrsg) Klammernahttechnik in der Chirurgie. Springer, Berlin Heidelberg New York Tokyo

Sugerman HJ, Newsome HH, Gayle Decosta RN, Zfass AM (1991) Stapled ileoanal anastomosis for ulcerative colitis and familial polyposis without a temporary diverting ileostomy. Ann Surg 213: 606–619

Thiede A, Hamelmann H (1987) Manuelle Naht versus/sive Maschinennaht aus der Sicht Deutschlands. Langenbecks Arch Chir 372: 105–112

Thiede A, Vogel S, Engemann R (1993) Prospective study on the value of the BAR compression Device in the small gut and upper gastrointestinal region. Poster ESSC Kongress in Turku (Mai 1993)

Thiede A (1993) Klammernähte – resorbierbar oder Metall? Langenbecks Arch Chir 378 (im Druck)

Ulrich B, Kochel N (1986) Maschinelle Ösophagusanastomosen. Chir Gastroenterol 2: 47–60

Vogelbach P, Harder F, und Mitarbeiter von 22 Schweizer Kliniken (1988) Prospektive Erfassungsstudie von 586 konsekutiven fortlaufenden, einreihigen, extramukösen Kolonanastomosen. Helv Chir Acta 55: 655–658

Anwendung des resorbierbaren Anastomosenringes im Routinebetrieb

W. Mokros, B. Heinzmann und J. Rossmüller

Nach umfangreichen Präparationen, wie sie die Onkochirurgie als Voraussetzung hat, führt die Anwendung mechanischer Techniken – Klammernahtgeräte, resorbierbare und nicht resorbierbare Kompressionsringe – bei den Rekonstruktionsverfahren im Magen-Darm-Trakt nicht nur zu einer Verkürzung der Operationszeit, sondern auch zu einer Entlastung der Operateure. Die wesentlichen Vorteile der Anwendung mechanischer Anastomosentechniken sind in der Standardisierung der Methode, der damit verbundenen höheren Sicherheit und der Vermeidung subjektiver Fehlleistungen zu sehen.

Nach Vorliegen von prospektiv klinischen Studien über die Anwendung der resorbierbaren Valtrac-Ringe zur Herstellung nahtloser Darmanastomosen haben wir diese neue Technik in den chirurgischen Routinebetrieb übernommen [1, 2, 5].

Die Anwendung des resorbierbaren Anastomosenringes ist für alle Arten von Anastomosen in den serosatragenden Abschnitten zu favorisieren [4].

Keine Erfahrungen haben wir bei der Anwendung der resorbierbaren Anastomosenringe bei Anastomosierung des Ösophagus und des tiefen Rektums. Hier werden die zirkulären Klammernahtgeräte bevorzugt [3].

Patienten

Von Juni 1991 bis Mai 1993 wurden 181 Patienten mit resorbierbaren Anastomosenringen im Sinne der Kompressionsanastomose versorgt. Das Durchschnittsalter der Patienten betrug 64,6 Jahre. Die jüngste Patientin war 25 und der älteste Patient 88 Jahre alt. Bei den insgesamt 204 hergestellten Kompressionsanastomosen mit resorbierbarem Ring kam es bei 6 Patienten zu partiellen Insuffizienzen, 3 davon waren letztlich letal.

Die Indikation zur Operation war bei 153 Patienten ein malignes Grundleiden und bei 28 Patienten eine benigne Erkrankung (Tabelle 1). Am häufigsten erfolgte die Anwendung der Kompressionsanastomose mit resorbierbarem Ring bei der Herstellung von Dünndarmanastomosen End-zu-Seit (Roux-Fußpunktanastomose), bei Dickdarmanastomosen nach rechtsseitiger Hemikolektomie und bei der End-zu-End-Dickdarmanastomose nach Kolonresektion (Tabelle 2).

Nach Vorliegen eigener klinischer Erfahrungen wurden die Indikationen für den resorbierbaren Anastomosenring erweitert, so bei der Rekonstruktion nach Gastrek-

Tabelle 1. Kompressionsanastomosen

Maligne Erkrankungen	
Dickdarmkarzinom	72
Magenkarzinom	54
Pankreaskarzinom	27
Benigne Erkrankungen	
Ulcus ventriculi	7
Gallengangsstenosen	6
Divertikulitis	4
Dünndarmfistel	3
Morbus Crohn	2
Adhäsionsileus	2
Colostoma	2
„Strahlendarm“	1
	181

Tabelle 2. Kompressionsanastomosen

Anastomosenform	n
Dünndarm End-Seit (Roux)	80
Dickdarm End-End	44
Dünndarm-Dickdarm End-End	34
Dünndarm End-End	33
Gastroenterostomie	8
Dünndarm Seit-Seit	5
	204

tomie, bei palliativen Eingriffen wie Gastrojejunostomie und Ileotransversostomie. Die Inkorporation mehrerer Anastomosenringe ergab postoperativ keine Probleme.

Die Beurteilung des postoperativen Verlaufes erfolgte grundsätzlich nach klinischen Aspekten und bei Notwendigkeit durch Röntgenaufnahmen in Form der Abdomenübersicht ohne Kontrastmittel. Die routinemäßige Anwendung von wasserlöslichen Kontrastmitteln zur Überprüfung der Passagegängigkeit war nicht erforderlich.

Im Durchschnitt 3 Wochen postoperativ beobachteten wir die Deformierung und allmähliche Auflösung des Anastomosenringes (Abb. 1 und 2).

Bei 6 der 181 Patienten kam es zur partiellen Insuffizienz. Bei 2 Patienten beobachteten wir in der 1. postoperativen Woche Zeichen einer Peritonitis. Es machten sich jeweils die Relaparatomie und Korrektur der Anastomose erforderlich. Eine 81jährige Patientin kam in der 6. postoperativen Woche infolge Leberversagens bei bekannter Leberzirrhose und Zustand nach Hemikolektomie rechts wegen Zökumkarzinom ad exitum. Bei der Sektion fanden wir eine sondendurchgängige Insuffizienz im Anastomosenbereich ohne lokale Peritonitis. 3 Patienten kamen innerhalb der ersten 14 postoperativen Tage ad exitum: Eine 62jährige Patientin mit fortgeschrittenem Sigmakarzinom verstarb an einer akuten Ulkusblutung. Bei der Obduktion fand sich eine 0,5 cm breite Insuffizienz mit lokaler Peritonitis. Eine 75jährige Patientin mit ausge-

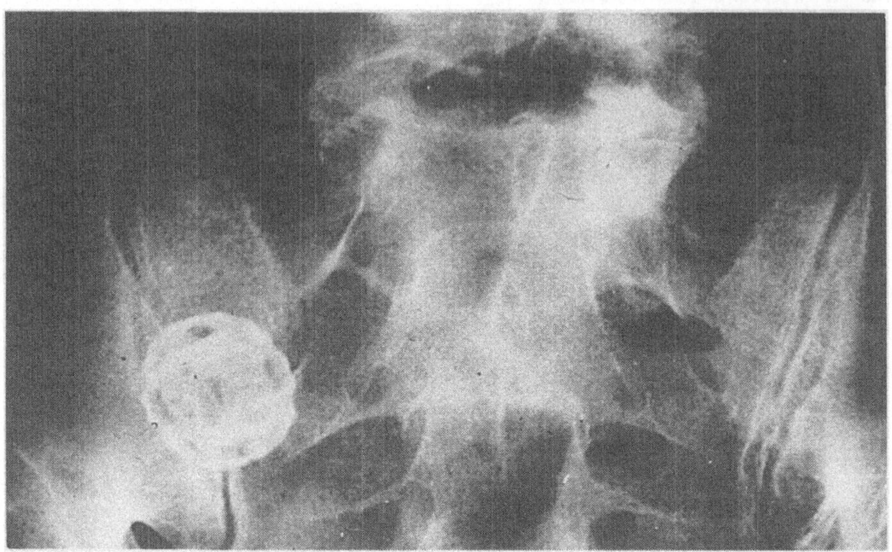

Abb. 1. Zustand nach Sigmakontinuitätsresektion End-zu-End-Anastomose, Röntgenaufnahme 4. postoperativer Tag

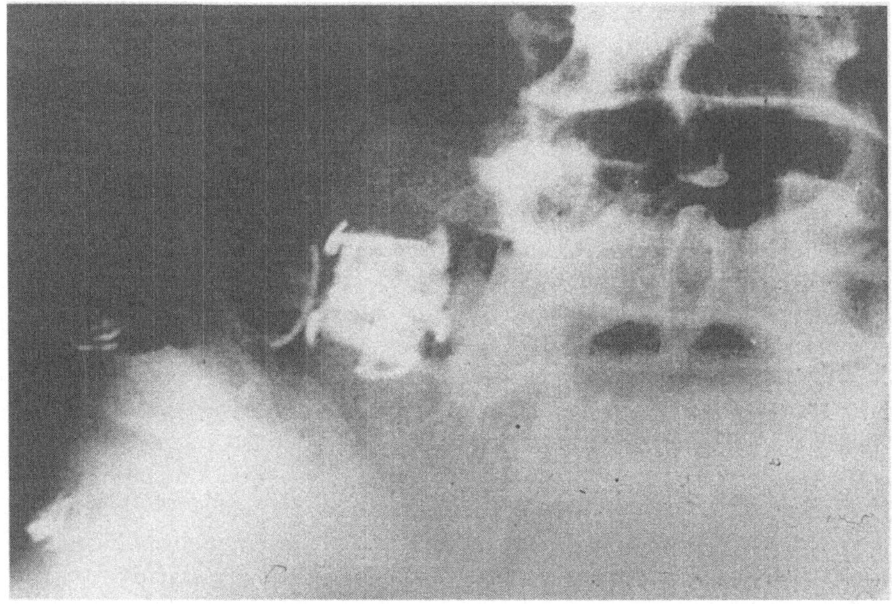

Abb. 2. Gleicher Patient, Röntgenaufnahme 18. postoperativer Tag, deutlich erkennbarer deformierter Valtrac-Ring

dehntem Colon descendens-Karzinom kam an einer Lungenembolie ad exitum. Bei der Obduktion wurde außerdem eine Insuffizienz der Anastomose nachgewiesen. Ein 86jähriger Patient mit ausgedehntem Flexurenkarzinom rechts verstarb an einem akuten Myokardinfarkt. Bei der Sektion fand sich eine Anastomoseninsuffizienz mit lokaler Peritonitis.

Technische Hinweise zur Herstellung der Kompressionsanastomose mit resorbierbarem Ring

Die im Handel angebotene sog. Klemme zur Herstellung einer Tabakbeutelnaht hat sich für diese Operationsform im Gegensatz zum zirkulären Klammernahtgerät nicht bewährt. Bei der Anwendung kommt es zu einer nicht ausreichend sicheren Tabakbeutelnaht und damit zu einer mangelnden Adaptation der Darmenden im Kompressionsring. Wir empfehlen bis zum Vorliegen geeigneter Instrumente die Tabakbeutelnaht manuell als überwendliche Naht mit Stichrichtung innen-außen anzuwenden.

Bei der Ausführung der Kompression nach eingeknüpftem Anastomosenring ist auf eine weitgehende Entspannung der Darmwand über den Ringsegmenten zu achten. Eine gespannte Darmwand über dem Ring führt während der Kompression zu Serosaeinrissen oder zu submukösen Hämatomen, die sich für den weiteren Verlauf nachteilig auswirken können. Die in der Anfangsphase häufig ausgeführten zusätzlichen Übernähungen sollten möglichst unterbleiben, da bei korrekter Anlage der Tabakbeutelnaht diese entbehrlich und bei technisch-falscher Anwendung zur zusätzlichen Darmwandschädigung führen können.

Diskussion

Nach unseren Erfahrungen kann die nahtlose Kompressionsanastomose mittels resorbierbarem Ring im Bereich der serosatragenden Magen-Darm-Abschnitte für den chirurgischen Alltag empfohlen werden. Für einen in der Abdominalchirurgie erfahrenen Operateur ist die Technik problemlos zu erlernen. Das letztlich elegant-technische Verfahren darf aber in keiner Weise zur Vernachlässigung der in der Praxis bewährten Erfahrungen in der Indikationsstellung der Vorbereitung und Durchführung von Darmanastomosen führen [3, 7]. Wie bei jeder Anastomosentechnik ist für den Erfolg der gut durchblutete und spannungsfrei aneinandergebrachte Darmabschnitt eine unbedingte Voraussetzung [8].

Bei klinisch komplikationslosem Verlauf erübrigt sich nach unseren Erfahrungen die routinemäßige Darstellung der Anastomosengegend mit Kontrastmittel [9].

Im Regelfall sind 3 Wochen postoperativ in der Abdomenübersichtsaufnahme keine Reste des Anastomosenringes nachweisbar. Die Absorption der Ringe ist allerdings zeitlich individuell unterschiedlich.

Bei einigen Patienten, insbesondere bei tiefen Dickdarmanastomosen, können Fragmentteile, im Ausnahmefall auch komplette Ringe, per via naturalis entleert werden. Es ist zu empfehlen, den Patienten über diese Möglichkeit aufzuklären und ihm außerdem dringend für die ersten Wochen eine ballaststofffreie Ernährung anzuraten.

Literatur

1. Bubrick MP, Corman ML, Cahill CJ, Hrady ThG, Nance FC, Shatney CH (1991) Prospective, randomited trial of the biofragmentable anastomosis ring. Am J Surg 161: 136
2. Cahill CJ, Betzler M, Grawez JA, Jeekel J, Patel JC, Zederfeldt B (1989) Sutureless large bowel anastomosis: European experience with the biofragmentable anastomosis ring. Br J Surg 76: 344
3. Corman ML, Prager, ED, Hardy TG, Bubrick MP (1981) (1981) Comparison of the Valtrac biofragmentable anastomosis ring with conventional suture and stapled anastomosis in colon surgery. Dis Colon Rectum 32: 183
4. Engemann R, Thiede A (1993) Intestinal anastomoses with bioabsorbable anastomosis rings. Springer, Berlin Heidelberg New York Tokyo
5. Gullichsen R, Ovaska J, Rantala A, Havia T (1992) Small bowel anastomosis with the biofragmentable anastomosis ring and manual suture: a prospective, randomized study. World J Surg 16: 1006
6. Hardy TG, Stewart WRC, Katz AR, Maney JW, Constanzo JT, Pace WG (1987) Initial clinical experience with a biofragmentable ring for sutureless bowel anastomosis. Dis Colon Rectum 30: 55
7. Lünstedt B, Debus S, Thiede A (1993) Anastomosenheilung bei verschiedenen Nahtverfahren im Gastrointestinaltrakt. Zentralbl Chir 118: 1
8. Schubert G, Klima J, Schmidt L, Thiede A (1992) Kolonanastomosen mit dem neuen biofragmentierbaren Valtrac-Ring. Chir Praxis 45: 53
9. Thiede A, Schubert G, Klima J, Schmidt L (1991) Enterale Anastomosen mit dem biofragmentierbaren Valtrac-Ring. Chirurg 62: 819

Teil III. Unterer Gastrointestinaltrakt

Einsatz von Klammernahtgeräten im unteren Gastrointestinaltrakt

B. Lünstedt, R. Engemann und A. Thiede

Einleitung

Seit über 10 Jahren wird die manuelle Anastomosentechnik im Gastrointestinaltrakt durch mechanische Klammernahtanastomosen ergänzt. Als letzte Neuerung findet die Kompressionsanastomose mit biodegradablem Anastomosenring (BAR) ihren Einsatz in der Viszerosynthese. Der Chirurg ist gefordert, sich ein Bild von den möglichen Anastomosenverfahren zu machen, sie hinsichtlich der Sicherheit für den Patienten zu prüfen und gegebenenfalls bei eindeutigen Vorteilen eines der Verfahren seine operative Technik teilweise oder ganz zu ändern. Schon das Erscheinen von immer neuen Nahtverfahren zeigt, daß bisher ein alle zufriedenstellendes Verfahren zur Vereinigung der Darmenden noch nicht gefunden ist. Subjektive Parameter wie die manuelle Geschicklichkeit des Chirurgen spielen bei der Anastomosierung genauso eine Rolle, wie objektive Parameter, die durch die Anatomie und die Anastomosentechnik selbst vorgegeben sind. Für alle Anastomosenverfahren gilt gleichermaßen, daß sowohl die jeweilige Technik beherrscht, spezielle Fehlermöglichkeiten gewußt und Kontraindikationen bekannt sein müssen. Nur so kann letztlich der Patient von den zur Verfügung stehenden verschiedenen Nahtverfahren profitieren. Ausgesprochene Befürworter der einen oder anderen Methode gingen in den letzten Jahren dazu über, sich beider Nahtverfahren (Stapler oder Handnaht) parallel zu bedienen, um sie jeweils in besonders geeigneten Situationen einzusetzen. Im folgenden soll der systematische Einsatz von maschinellen Nahtverfahren im unteren Gastrointestinaltrakt dargestellt und die klinischen Ergebnisse mit denen der Handnaht verglichen werden.

Klammernahtgeräte

Für den Einsatz im unteren Gastrointestinaltrakt eignen sich alle 3 verschiedenen Gerätetypen. Das zirkuläre Gerät (EEA, ILS) für die End-zu-End-Anastomosierung, das lineare Gerät (TA, LS) für den einseitigen Verschluß und das GIA-(PLC-) Gerät für die Transsektion und Seit-zu-Seit-Anastomose. Die modernen Klammernahtgeräte fertigen jeweils eine invertierte Anastomose, wobei gegeneinander versetzte Klammernahtreihen plaziert werden. Bei der Transsektion wird eine evertierte Nahtreihe gesetzt. Die Klammern sind überwiegend aus Titan und können bei den linearen Geräten in unterschiedlicher Größe gewählt werden. Das zirkuläre Gerät variiert nur im Magazindurchmesser. Die linearen Geräte sind in einem Patienten mehrfach einsetzbar durch Wechsel der Magazine. Auflösbare Klammern sind nur in den linearen Geräten erhältlich, wobei ein Klammern durch die Klammernaht nicht möglich ist (Abb. 1).

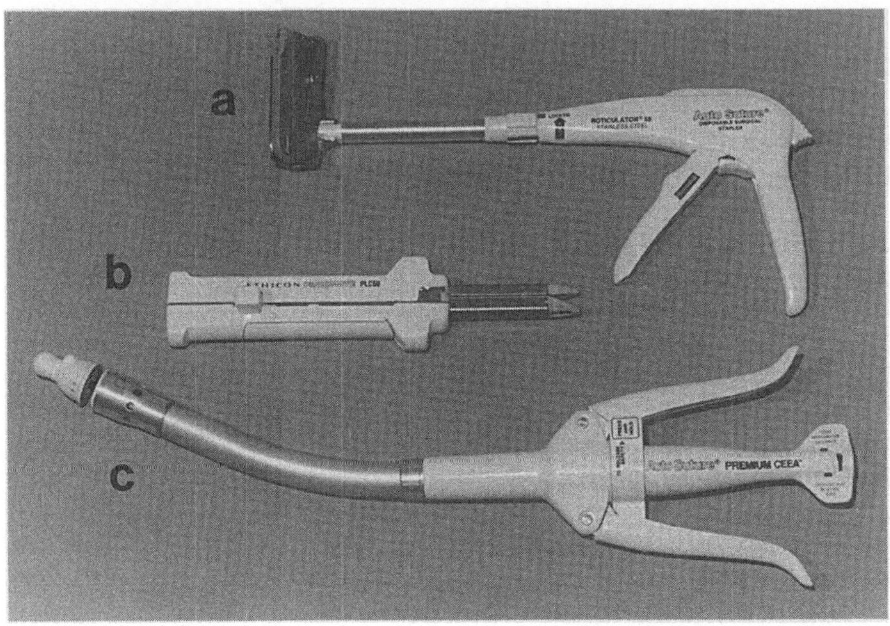

Abb. 1. Moderne Klammernahtgeräte. **a** Lineares Gerät, Kopf beweglich (Routiculator, Fa. Auto-Suture), **b** lineares Gerät, klammert und schneidet (PLC 50, Fa. Ethicon), **c** zirkuläres Gerät, auseinandernehmbar, gebogen (CEEA, Fa. Auto-Suture)

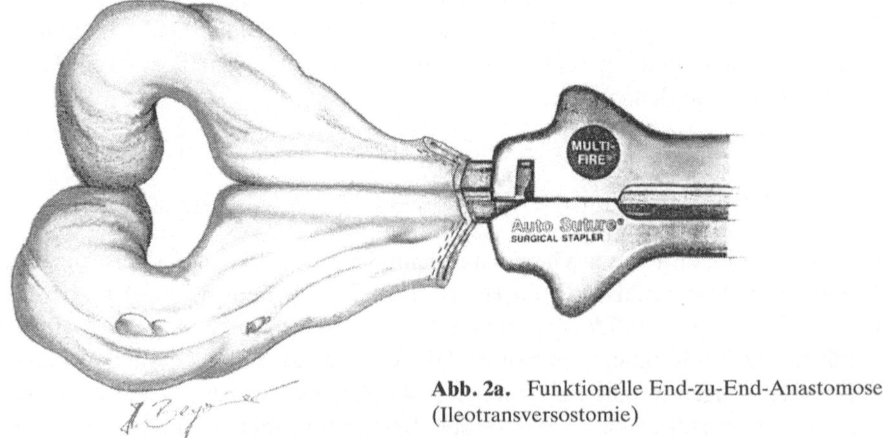

Abb. 2a. Funktionelle End-zu-End-Anastomose (Ileotransversostomie)

Anastomosen

Für die Chirurgie im unteren Gastrointestinaltrakt kommen im wesentlichen folgende Anastomosenformen zum Einsatz: Die funktionelle End-zu-End-Anastomose für die Ileotransversostomie, End-zu-End-Anastomose für die kolorektale Anastomose und alternativ dazu die Double-stapling-Technik, bei der das Rektum zunächst mit dem

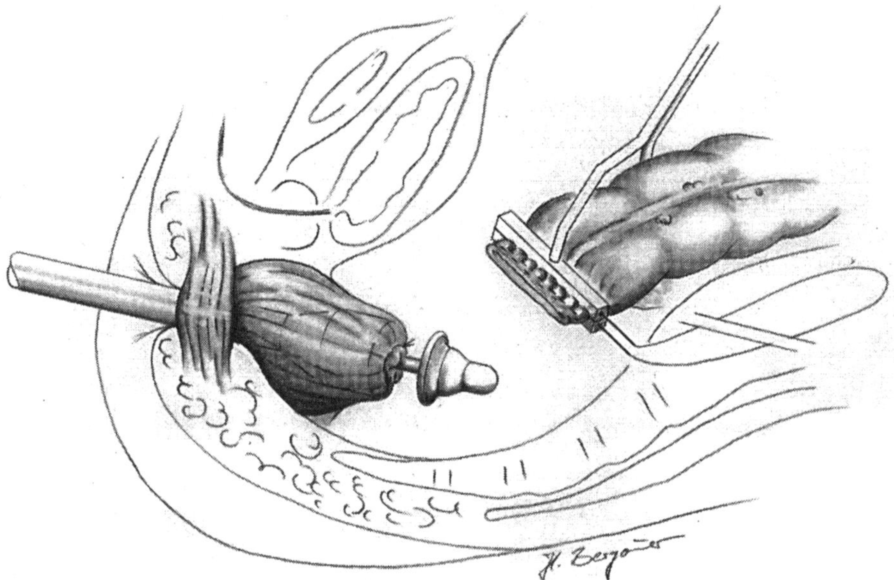

Abb. 2b. Kolorektale Anastomose, End-zu-End

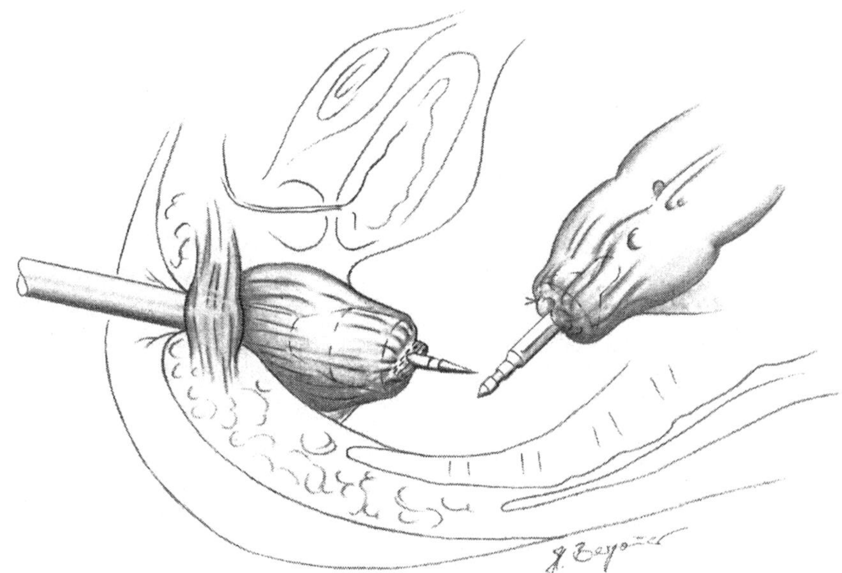

Abb. 2c. Double-stapling-Technik am Rektum

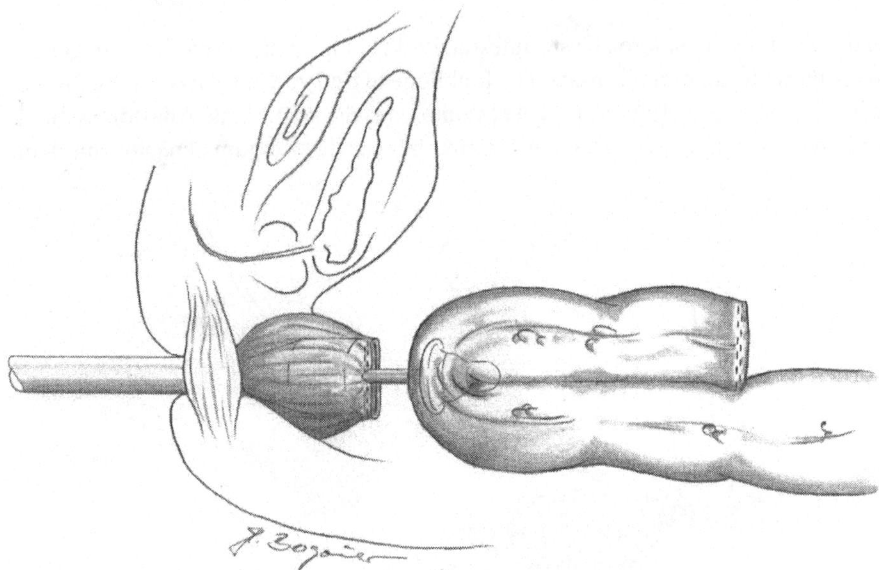

Abb. 2d. Kolonpouch mit pouch-rektaler Anastomose

linearen Gerät verschlossen wird und anschließend eine Anastomose mit dem zirkulären Gerät durch die Klammernahtreihe erfolgt. Seit-zu-Seit-Anastomosen finden bei der Kolonpouchbildung ihren Einsatz. Zusätzliche Eröffnungen des Darmes für den Einsatz des zirkulären Klammernahtgerätes in höheren Kolonabschnitten werden von uns abgelehnt, da sie weder praktische noch Sicherheitsvorteile bringen (Abb. 2 a-d).

Relative Kontraindikationen für den Staplereinsatz stellen die Anastomosen bei entzündlichen Darmerkrankungen dar. Hinsichtlich der Darmvorbereitung und des Einsatzes in der Notfallchirurgie unterscheidet sich die maschinelle Naht nicht von der Handnaht.

Klinischer Einsatz und Ergebnisse

Der Einsatz der Klammernahtgeräte zur Wiederherstellung der Darmkontinuität nach einer Hemikolektomie rechts wird nur von wenigen Chirurgen bevorzugt. Die *funktionelle End-zu-End-Anastomose* stellt bei normalen Darmverhältnissen ein sehr aufwendiges Verfahren dar, ohne sichtbare Vorteile hinsichtlich Zeit und Sicherheit zu bringen. Größere Untersuchungsreihen oder kontrollierte Studien liegen hierzu nicht vor. Das Standardverfahren ist in dieser Region die End-zu-End-Handnaht-Anastomose.

Die *End-zu-End-Anastomose* bei der anterioren Rektumresektion stellt eine Domäne für den Einsatz des zirkulären Klammernahtgerätes dar. Besondere Vorteile bietet die Staplernaht im engen Becken bei Resektionen im mittleren und unteren Rektumdrittel. Wie in kontrollierten, prospektiven Studien gezeigt werden konnte, sind manche tiefen anterioren Anastomosen ausschließlich mit der maschinellen Naht möglich gewesen [20].

In einer kontrollierten Studie an 60 Patienten im Vergleich von Handnaht und Staplernaht bei der kolorektalen Anastomose konnten wir folgende Schlußfolgerungen ziehen: In ca. 22% der Rektumresektionen ließ sich die Darmkontinuität nur unter Verwendung des zirkulären Klammernahtgerätes wiederherstellen. In 85% dieser Fälle handelte es sich um männliche Patienten mit engem Becken und festem Bekkenboden.

Die klinisch-relevanten Nahtinsuffizienzen lagen in der Handnahtgruppe bei 8,7% und in der Staplergruppe bei 0%. Die relativen Stenosen lagen in der Handnahtgruppe signifikant höher als bei den maschinellen Anastomosen, hatten jedoch nur geringe klinische Bedeutung.

Hinsichtlich der Kontinenz von Stuhl und Urin hatte die Anastomosenlokalisation einen größeren Einfluß als die Anastomosentechnik.

Ebenfalls hatte das Nahtverfahren keinen Einfluß auf die Entstehung von lokoregionären Rezidiven.

In einer prospektiven Studie wurden 970 Patienten mit maschinellen Anastomosen untersucht. Dabei entfielen 533 Anastomosen auf das obere Rektumdrittel, 213 auf das mittlere und 224 auf das untere Drittel. Je tiefer die Anastomose lokalisiert war, umso höher war die Insuffizienzrate, wobei von den 11% radiologisch am 8. bis 10. Tag nachgewiesenen Insuffizienzen nur 5% klinisch relevant waren. Zu ähnlichen Ergebnissen kamen andere Autoren sowohl in retrospektiven als auch in prospektiven Studien (Tabelle 1 und 2). Weiterhin fanden sich bei 5% der Patienten präsakrale Fisteln, 1,5% kolorektokutane und 0,5% rektovaginale Fisteln. Technisch bedingte Stenosen fanden sich in insgesamt 3,8% der Fälle, wobei nur eine geringe klinische Relevanz bestand. Die Stenosierung scheint in einem engen Zusammenhang mit der Insuffizienz der Anastomose zu stehen, wie in einer retrospektiven Untersuchung an 360 kolorektalen Anastomosen deutlich wurde [23]. Nach einer Leckage entwickelte sich dabei in ca. 12% eine Stenose, während die komplikationslose Anastomose nur in

Tabelle 1. Retrospektive Studien mit unterschiedlichen Nahtverfahren im Kolorektum

Studie	Jahr	n	Insuffizienz %	
			Hand	Stapler
Buchmann et al.	1980	35	30,7	9,0
Steinhagen u. Weakly	1985	466	8,6	1,5
Cutait	1986	249	9,7	7,7
Tuson u. Everett	1990	342	26,1	12,4
Schumpelick u. Braun	1991	85	20	3

Tabelle 2. Prospektive Studien mit unterschiedlichen Nahtverfahren im Kolorektum

Studie	(Jahr)	n	Insuffizienz %	
			Hand	Stapler
Everett et al.	1986	94	16	15,9
Thiede et al.	1987	60	8,7	0
Ritchie et al.	1991	141	10,5	3
Thiede et al.	1993	970	nur Stapler	5

Tabelle 3. Lokoregionäre Rezidive nach tiefer anteriorer Rektumresektion

Studie	(Jahr)	n	Lokalrezidive %		Follow-up (Jahre)
			Hand	Stapler	
Bokey et al.	1984	152	22,2	13,6	> 2
Neville et al.	1987	181	17	24	> 3
Wolmark et al.	1986	181	19	12	> 3
Thiede et al.	1987	60	9	8,5	> 5

ca. 2% eine Stenosierung zur Folge hatte. Die intraperitonealen Anastomosen wiesen in einer Studie von Cady [3] in 0,5% und die extraperitonealen in 13% eine Stenosierung auf und waren ebenfalls eng mit dem Auftreten von Leckagen verbunden (0,5% bzw. 8%). Die Follow-up-Resultate nach 5 Jahren in unserer prospektiven, kontrollierten Studie ergaben keinen Hinweis auf Unterschiede hinsichtlich des Auftretens von lokoregionären Rezidiven bei beiden Nahtverfahren (Tabelle 3).

Als technische Alternative zur End-zu-End-Anastomose bei der tiefen anterioren Resektion mit dem zirkulären Klammernahtgerät bietet sich die *Double-stapling-Technik* an. Bei relativ kleinen Tumoren und genügend Platz im Becken wird dabei der Rektumstumpf durch ein lineares Klammernahtgerät (TA, LS, Routiculator) verschlossen und anschließend mit dem zirkulären Gerät (CEEA, ILS) von transanal her die End-zu-End-Anastomose durch die Klammernahtreihe gelegt. Knight et al. [9] geben als Vorteile die Verkürzung der Operationszeit, die einfache Handhabung und die Vermeidung von septischen Komplikationen an. MORITZ et al. [12] verglichen in einer kontrollierten Studie die einfache End-zu-End-Anastomose mit der Doppelklammernaht. Dabei ergab sich bei relativ kleiner Fallzahl pro Gruppe ein Trend zu einer geringeren Insuffizienzrate bei der Doppelklammernahttechnik.

Die *Kolonpouchbildung* mit pouch-analer Anastomose stellt ein relativ neues Verfahren als Ersatz für die resezierte Rektumampulle dar. Das Ziel ist, den anfänglichen Reservoirverlust nach sehr tiefer anteriorer Resektion aufzuheben. Langzeitergebnisse stehen noch aus. Lazorthes et al. [10] und Parc et al. [15] konstruierten einen J-Pouch und führten eine transanale Anastomose zwischen Pouch und Analkanal durch. Donaldson et al. [4] fanden eine bessere Funktion mit Kolonpouch im Vergleich zur einfachen tiefen Anastomose. Um Beeinträchtigungen des Sphinkterapparates durch

Tabelle 4. Funktionskontrolle nach tiefer Rektumresektion mit und ohne Pouch

	Studie	n	Kontinenz 100%	Stuhlfrequenz (24 h)	Entleerungsstörung
Lazorthes et al.	+ P.	20	8	1,7	0
(1986)	− P.	45	18	3,0	0
Parc et al.	+ P.	31	24	1,6	6
(1986)	− P.	–	–	–	–
Nicholls et al.	+ P.	13	10	1,4	1
(1988)	− P.	15	9	2,3	0

+ P. = mit Pouch; − P. = ohne Pouch

die transanale Anastomosentechnik zu vermeiden, werden die pouch-analen Anastomosen mit dem zirkulären Klammernahtgerät durchgeführt. Bisherige Studien fanden eine Senkung der Stuhlfrequenz bei Anlage eines Kolonpouches, jedoch auch noch eine erhebliche Zahl von Kontinenzeinschränkungen. Als Komplikation wird die Pouchentleerungsstörung genannt [14] (Tabelle 4). Die Operationszeit war durch die Konstruktion des Kolonpouches und der Anlage eines Schutzstomas um ca. 30 min verlängert [11].

Diskussion

Durch die Weiterentwicklung der russischen zirkulären Klammernahtgeräte zu praktikablen, handhabungsgerechten Nahtgeräten mit auswechselbaren Klammermagazinen aus amerikanischer Produktion haben sich die Klammernahtgeräte in der Gastrointestinalchirurgie im letzten Jahrzehnt einen festen Platz erworben [16]. Eine moderne Chirurgie im Gastrointestinaltrakt ist ohne Klammernahtinstrumente nicht mehr vorstellbar. Neue Operationsverfahren, wie z.B. in der minimal-invasiven Chirurgie, wurden durch die Nahtgeräte erst möglich. Nach anfänglich durchaus geteilten Meinungen beim Einsatz der Klammernahtgeräte haben sich inzwischen allgemeingültige Indikationen für die Stapler als Standardverfahren herausgestellt. Im unteren Gastrointestinaltrakt stellt die tiefe anteriore Resektion mit anschließender kolorektaler oder auch koloanaler Anastomose die Indikation für das zirkuläre Klammernahtgerät. In dieser Lokalisation sind neben dem Praktikabilitätsgewinn für den Chirurgen auch die Indikationsausdehnung für kontinuitätserhaltende Rektumresektionen als hervorstechender Vorteil für den Patienten zu nennen [2]. Selbst bei ganz tiefen koloanalen Anastomosen ist eine gute Stuhlkontinenz mit dieser Methode zu erreichen [1, 7, 13, 19].

Werden die Radikalitätskriterien eingehalten und die Methode nicht überzogen, so ist die Häufigkeit von lokoregionären Rezidiven nicht erhöht [17, 18]. Einer Distanz zwischen Tumorrand und Resektionslinie von nicht weniger als 2 cm und der Resektion des Mesorektums kommt hierbei eine besondere Bedeutung zu [5]. Die Vorteile des Staplers hinsichtlich der Anastomosensicherheit haben ihre Ursache in der standardisierten Technik und damit verbundenen gleichbleibenden Qualität, unabhängig von der Erfahrung und der manuellen Geschicklichkeit des Chirurgen. Eine genaue Kenntnis der Geräte und ihrer Verwendung ist für diesen Zugewinn Voraussetzung. In Vergleichsstudien zwischen Hand- und Klammernaht zeigte sich, daß die Qualität der Ergebnisse im Durchschnitt durch die Klammernaht in bestimmten Lokalisationen, insbesondere im engen Becken des männlichen Patienten, angehoben wird. Eine perfekte Handnaht des manuell geschickten Chirurgen scheint jedoch ebenbürtig.

Eine Vereinfachung der tiefen Rektumanastomose ist durch die Double-stapling-Technik in manchen Fällen möglich. Stellt die Versorgung des distalen Rektumstumpfes mit einer Tabakbeutelnaht manchmal die größte Schwierigkeit bei der Anastomose dar, so kann bei geeigneter Tumorlokalisation und -größe sowie ausreichend weitem Becken diese schwierige Naht durch einen flexiblen linearen Stapler ersetzt werden [8, 9]. Die sog. Tabakbeutelnahtklemmen unterschiedlichster Bauart haben sich alle nicht voll bewährt und zeigen keine absolute Verläßlichkeit. Eine Erleichterung bei der Durchführung der Tabakbeutelnaht in sehr tiefer Lokalisation kann gelegentlich der Einsatz eines Rektumstempels zum Anheben des Beckenbodens sein [21].

Neben der klaren Indikation für den Stapler bei der tiefen Rektumanastomose ist der Einsatz der Stapler im unteren Gastrointestinaltrakt relativ. Eine zusätzliche Risikoerhöhung durch die Eröffnung des Darmes, um den Stapler in höheren Dickdarmabschnitten einzusetzen, wird von vielen Chirurgen abgelehnt. Auch der übermäßige Einsatz der teuren Klammernahtgeräte für die funktionelle End-zu-End-Anastomose, z.B. bei der Ileotransversostomie, wird nur von wenigen Chirurgen vertreten, da ein Gewinn an Sicherheit oder Zeit nicht erzielt wird [6]. In dieser Region könnte die End-zu-End-Kompressionsanastomose mit einem auflösbaren Anastomosenring (Valtrac) von Vorteil sein [22].

Der Einsatz der geraden Klammernahtgeräte für die Seit-zu-Seit-Anastomose des J-Pouches stellt keine besondere Herausforderung dar. Die Kontrolle der Klammernahtreihe auf Bluttrockenheit ist obligat. Eine bedeutende Verlängerung der Operationszeit entsteht ebenfalls nicht. Ob ein echter Zugewinn an Lebensqualität für manche Patienten zu erzielen sein wird, ist noch nicht erwiesen, zumal eine Adaptation des Stuhlverhaltens auch nach der einfachen kolorektalen Anastomose innerhalb 1 Jahres zu erwarten ist [7].

Zusammenfassung

Der gezielte Einsatz der Klammernahtgeräte im unteren Gastrointestinaltrakt erbringt Praktikabilitätsvorteile und eine Indikationsausdehnung für kontinuitätserhaltende Operationen. Die durchschnittliche Komplikationsrate für die tiefe kolorektale und koloanale Anastomose konnte durch die Verwendung von Klammernahtgeräten gesenkt werden. Bei Einhaltung der Radikalitätskriterien zeigt sich kein Unterschied hinsichtlich der Häufigkeit von lokoregionären Rezidiven gegenüber anderen Nahtverfahren. Stenosierungen treten gehäuft nach Anastomosenkomplikationen der extraperitonealen Anastomose auf. Der Einsatz von Klammernahtgeräten in höhergelegenen Dickdarmabschnitten mit Risikoerhöhung für den Patienten und fehlender sonstiger Vorteile wird nur von wenigen Chirurgen befürwortet. Die Double-stapling-Technik bei der tiefen anterioren Resektion hat Praktikabilitätsvorteile, wenn ihre Anwendung bei kleiner Tumorgröße und ausreichend weitem Becken möglich ist. Der Einsatz der linearen Klammernahtgeräte für die Bildung eines Kolonpouches bietet sich an mit anschließender pouch-analer Anastomose durch das zirkuläre Klammernahtgerät. Die Indikation für den Kolonpouch wird z.Z. in Studien erarbeitet.

Literatur

1. Beart RW Jr (1991) Colo-anal procedure for rectal neoplasmas. In: Ravitch MM, Steichen FM, Welter R (eds) Current practice of surgical stapling. Lea & Febiger, Philadelphia London, pp 305–310
2. Beart RW, Kelly KA (1981) Randomized prospective evaluation of EEA stapler for colorectal anastomoses. Am J Surg 141: 143–147

3. Cady J (1991) Strictures after stapled anastomoses in colorectal surgery. In: Ravitch MM, Steichen FM, Welter R (eds) Current practice of surgical stapling. Lea & Febiger, Philadelphia London, pp 127–131
4. Donaldson PR, Lubowski DZ, Nicholls RJ (1987) Comparison of straight and reservoir coloanal anastomosis following rectal excision (Abs). Br J Surg 74: 1156–1157
5. Heald RJ (1987) Low stapled anastomosis: A means of improving pelvic dissection technique in rectal cancer surgery. In: Ravitch MM, Steichen FM (eds) Principles and practice of surgical stapling. Year Book Medical Publishers, Chicago London Boca Raton, pp 499–511
6. Hölscher AH, Siewert JR (1992) Stapler am Gastrointestinaltrakt – pro und contra. Langenbecks Arch Chir 377: 56–64
7. Jostarndt L, Thiede A, Lau G, Hamelmann H (1984) Die anorektale Kontinenz nach manueller und maschineller Anastomosennaht. Ergebnisse einer kontrollierten Studie in der Rektumchirurgie. Chirurg 55: 385–390
8. Knight CD, Griffin FD (1981) An improved technique for low anterior resection of the rectum using the EEA stapler. Surgery 88: 710–714
9. Knight CD, Griffin FD, Whitaker JM, Knight CD Jr (1991) Stapled colo-rectal anastomosis through stapled distal rectum. In: Ravitch MM, Steichen FM, Welter R (eds) Current practice of surgical stapling. Lea & Febiger, Philadelphia London, pp 295–304
10. Lazorthes F, Fages P, Chiotasso P, Lemozy J, Bloom E (1986) Resection of the rectum with construction of a colonic reservoir and colo-anal anastomosis for carcinoma of the rectum. Br J Surg 73: 136–138
11. Menningen R, Köhler L, Troidl H (1990) Relevante „Endpunkte" zur Wertung des Kolon-Pouches nach tiefer Rektumresektion. Zentralbl Chir 115: 835–841
12. Moritz E, Achleitner D, Hölbling N, Miller K, Speil Th, Weber F (1991) Single vs. double stapling technique in colorectal surgery. A prospective randomized trial. Dis Colon Rectum 34: 495–497
13. Nakahara S, Itoh H, Mibu R, Ikeda S, Oohata Y, Kitano K, Nakamura Y (1988) Clinical and manometric evaluation of anorectal function following low anterior resection with low anastomotic line using an EEA stapler for rectal cancer. Dis Colon Rectum 31: 762–766
14. Nicholls RJ, Lubowski DZ, Donaldson DR (1988) Comparison of colonic reservoir and straight colo-anal reconstruction after rectal excision. Br J Surg 75: 318–320
15. Parc R, Tiret E, Frileux P, Moszkowski E, Loygue J (1986) Resection and colo-anal anastomosis with colonic reservoir for rectal carcinoma. Br J Surg 73: 139–141
16. Ravitch MM, Steichen FM, Welter R (1991) Current practice of surgical stapling. Lea & Febiger, Philadelphia London
17. Rosen CB, Beart RW, Ilstrup DM (1985) Local recurrence of rectal carcinoma after hand sewn and stapled anastomoses. Dis Colon Rectum 28: 305–309
18. Rubbini M, Vettorello GF, Guerrera C et al. (1990) A prospective study of local recurrence after resection and low stapled anastomosis in 183 patients with rectal cancer. Dis Colon Rectum 33: 117–121
19. Schumpelick V, Braun J (1991) Rektumresektion mit coloanaler Anastomose. Ergebnisse der Kontinenz und Radikalität. Chirurg 62: 25–31
20. Thiede A, Jostarndt L, Hamelmann H (1986) Prospektive und kontrollierte Studien in der kolorektalen Chirurgie. Vergleich von Handnaht und Staplernaht bei Rektumanastomosen. In: Ulrich B (Hrsg) Klammernahttechnik. TM-Verlag, Hameln (Chirurgische Gastroenterologie mit interdisziplinären Gesprächen, S 91–113)
21. Thiede A (1992) Rectumstempel. Ein einfaches Instrument zur Erleichterung von Rekonstruktionen der colorectalen Passage im kleinen Becken. Chirurg 63: 72–73
22. Thiede A, Schubert G, Klima L (1991) Enterale Anastomosen mit dem biofragmentierbaren Valtrac-Ring. Chirurg 62: 819–824
23. Tuson JRD, Everett WG (1990) A retrospective study of colostomies, leaks and strictures after colorectal anastomosis. Int J Colorect Dis 5: 44–48

Stapleranastomosen in der kolorektalen Chirurgie – ein Erfahrungsbericht aus der Chirurgischen Klinik der Kliniken der Landeshauptstadt Düsseldorf

G. Holbach, K. Wellmann und B. Ulrich

Mit der Zunahme der Häufigkeit der Kolonkarzinome und dem fortschreitenden Interesse an der kontinenzerhaltenden anterioren Rektumresektion [8, 12, 13] hat der Gebrauch von zirkulären Klammernahtgeräten zur Herstellung von End-zu-End-Anastomosen, besonders im tiefen Rektum [31], stark an Bedeutung gewonnen. Die klinische Anwendung der zirkulären Klammernahtgeräte hat sich schneller ausgebreitet als die Veröffentlichung von Studien, die den Vorteil ihrer Anwendung belegen konnten.

Welche Ergebnisse im klinischen Alltag mit der Staplernaht in der kolorektalen Chirurgie zu erzielen sind, soll im folgenden aufgezeigt werden.

Patientengut und Methodik

Zwischen Oktober 1986 und Dezember 1992 wurden 215 maschinelle zirkuläre Anastomosen durchgeführt. Es handelt sich im folgenden um eine retrospektive Studie, erhoben in der chirurgischen Klinik des Krankenhauses Gerresheim, Kliniken der Landeshauptstadt Düsseldorf.

Der Altersdurchschnitt betrug 67,6 Jahre (36–97 Jahre). Details der Altersverteilung sind in Abbildung 1 aufgezeigt. Das Geschlechtsverhältnis zeigte 127 Frauen und 88 Männer (1,44/1).

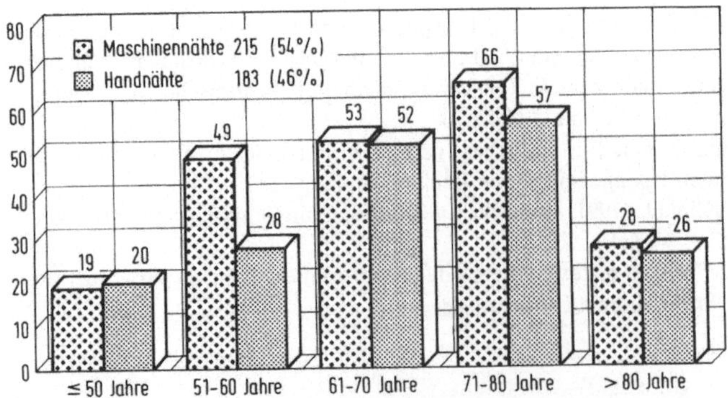

Abb. 1. Vergleich der Altersgruppen in unserem Patientenkollektiv bezüglich Klammernähte und Handnähte von Oktober 1986 bis Dezember 1992

Wir benutzen die Stapler in der kolorektalen Chirurgie fast ausschließlich zur Herstellung peranaler Anastomosen. Deshalb überwiegen als Indikationen die bösartigen Neubildungen von Rektum und Sigma mit 68,8% (n=148). Die Aufschlüsselung der Indikationen sind der Tabelle 1 zu entnehmen.

Tabelle 1. Indikation der kolorektalen Stapleranastomosen von Oktober 1986 bis Dezember 1992

Sigmaneoplasie	76
Rektumneoplasie	72
Divertikulose	41
Andere	16
Rektumprolaps	5
Deszendensneoplasie	4
Transversumneoplasie	1
	215

Vorbereitung auf die Operation

Außer bei den notfallmäßig hergestellten Anastomosen wurden alle Patienten wenigstens 1 Tag vor dem Eingriff stationär aufgenommen. Am Vortag der Operation kam eine orthograde Darmspülung zur Anwendung; hierbei richtete sich das Spülvolumen nach dem Sauberkeitsgrad des abgesezten Spülmediums (lauwarmes isotonisches Kochsalz). Wo der kardiopulmonale Zustand des Patienten eine orthograde Spülung nicht zuließ, verordneten wir im Mittel 2 Tage andauernde flüssige Diät und wandten zusätzlich abführende Maßnahmen (X-Prep oder Colopleon) an.

Operative Therapie

Eine perioperative Antibiotikaprophylaxe kam (Kombination aus Metronidazol und Cefuroxim) über 3 Tage zur Anwendung, wobei die erste Gabe 30 min vor Operationsbeginn verabreicht wurde. Bei allen kolorektalen Eingriffen bestand die Patientenlagerung in einer modifizierten Steinschnittlage.

Bei Rektumkarzinomen praktizieren wir die ausgedehnte Mobilisation des Organs und des Paraproktiums bis hin zum anorektalen Ring [5, 7, 14, 18, 19, 26, 30]. Durch Aufhebung der a.-p.- und der lateralen Kurvenbildung (Goligher) läßt sich das Rektum aufrichten und so weit strecken, daß sich der Abstand vom distalen Tumorrand zum Analring im Mittel um 2–3 cm vergrößert. Somit wird die sphinktererhaltende Resektion selbst bei Tumoren im distalen Rektum in vielen Fällen möglich. Außerdem bieten wir jungen Patienten mit guter Sphinkterfunktion und präoperativem Tumorstaging bis T2 koloanale Pouchanastomosen an. Hier leistet die Klammernaht in der sog. Double-layer-Technik wertvolle Dienste [2, 10, 15, 24, 29].

Auf die kommerziell vertriebene sog. Tabakbeutelnahtklemme verzichten wir in unserer Klink zugunsten der manuellen Technik. Durch die Tabakbeutelnaht per Hand wird – zumindest bei den von uns bevorzugten größten Durchmessern der zirkulären Stapler (31 bzw. 33 mm) – mehr gefaßt, so daß dickkalibrige Anastomosenringe ausgestanzt werden. Die Anastomose wird sicherer, der Tumorabstand größer.

211 peranale Maschinenanastomosen wurden durchgeführt, 4mal kam das zirkuläre Klammernahtgerät per Kolotomie zum Einsatz; hierbei wurde die Kolotomieöffnung mittels TA-55 verschlossen. Bei 3 Eingriffen kam der biofragmentierbare Anastomosenring zur Anwendung (in der Erprobungsphase komplikationsloser Verlauf bei 10 konsekutiven Fällen im Bereich von Dick- und Dünndarm. Aus Kostengründen wurde die Erprobung abgebrochen).

Die Abbildung 2 zeigt die Anwendungshäufigkeit der verschiedenen Stapler, wobei der Trend in unserer Klinik zum Stapler mit dem größten Durchmesser geht (ILS 33), den wir seit 3 Jahren fast ausschließlich verwenden.

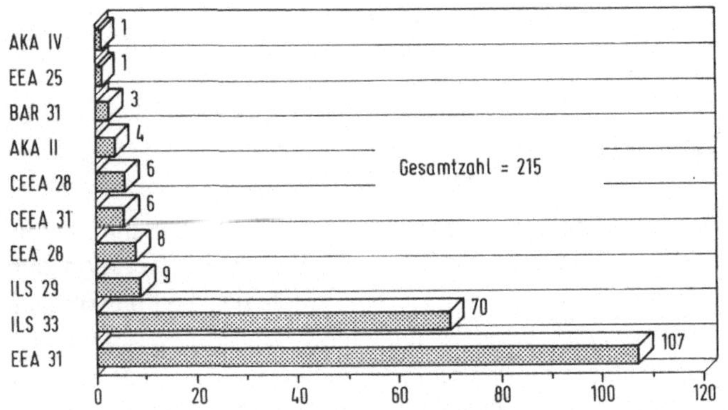

Abb. 2. Gebrauch der Klammernahtgeräte in der kolorektalen Chirurgie von Oktober 1986 bis Dezember 1992

Die zirkulären Stapler wurden nach digitaler Sphinkterdehnung peranal eingeführt. Für die Tabakbeutelnaht benutzen wir Prolene 0. Die i.v.-Gabe von 1 mg Glukagon sorgte gelegentlich für eine bessere Dehnung der Darmlumina beim Einführen der Gegendruckplatte in den oralen Schenkel. Noch effektiver wurde durch Injektion von 1%igem Xylonest in den ausgeklammerten oralen Darmabschnitt eine bessere Aufdehnungsmöglichkeit erreicht [28]. Die Fertigstellung der Anastomose erfolgte dann in typischer Weise, wobei das Gerät immer bis zum Anschlag geschlossen wurde. Routinemäßig wurden die Anastomosenringe auf Vollständigkeit hin überprüft. Nach Vollendung der maschinellen Klammernahtanastomose wurde die Anastomose auf ihre Dichtigkeit hin überprüft, indem der aneinandergenähte Darm mittels peranal eingeführter PVP-Lösung dilatiert wurde. Bei primärer insuffizienter Anastomose konnte die Klammernahtreihe übernäht und erneut auf Dichtigkeit hin untersucht werden. Bei schwierigem oder risikoträchtigem Situs (Divertikulose, Stuhlkontamination) wurden primär-suffiziente Stapleranastomosen gelegentlich ebenfalls übernäht, bzw. gedeckt (Appendices epiploicae). Wenn nötig, wurde die linke Kolonflexur mobilisiert, um so eine spannungsfreie Anastomose herstellen zu können.

In die Anastomosenregion wurde routinemäßig in beiden Gruppen eine Zieldrainage (meistens eine sog. Schlürfdrainage) gelegt.

Auf eine routinemäßige postoperative radiologische oder endoskopische Kontrolle der Anastomose wurde verzichtet, wenn kein klinischer Anhalt für Komplikationen gegeben war, bzw. wenn die intraoperative Beurteilung der Anastomose keinen Anlaß zur Sorge gegeben hatte. Röntgenkontrollen wurden dagegen bei allen Patienten mit primären Insuffizienzen und Übernähung vorgenommen.

Die Stapleranastomosen wurden von insgesamt 10 Operateuren durchgeführt.

Ergebnisse

Es fanden sich 18 (8,4%) primäre, sprich intraoperativ bei der Dichtigkeitsprüfung festgestellte Lecks, sowie 6 (2,8%) sekundäre Insuffizienzen (Abb. 3 und 4). Bezogen auf die peranalen maschinellen Anastomosen (tiefe und hohe), ergibt sich eine Rate der rein sekundären Insuffizienzen von 2,4% (n=5 bei 211 entsprechenden Eingriffen). Was die 6. sekundäre Insuffizienz betrifft, so handelte es sich hierbei um eine akute Blutung nach einer Resektion bei Angiodysplasie. Die Stapleranastomose nach Linkshemikolektomie wurde per Kolotomie angelegt.

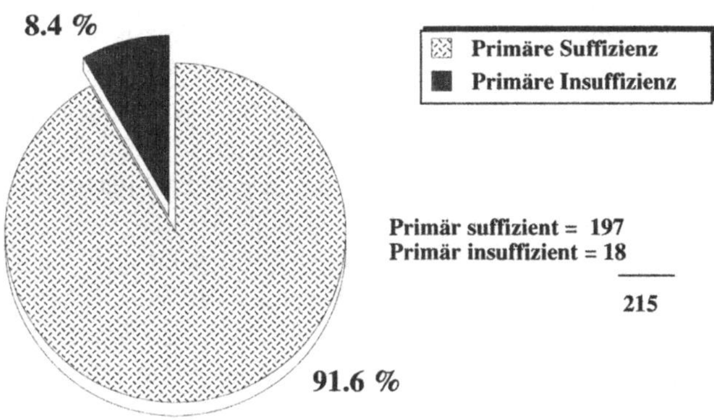

Abb. 3. Klammernaht: Primäre Insuffizienz

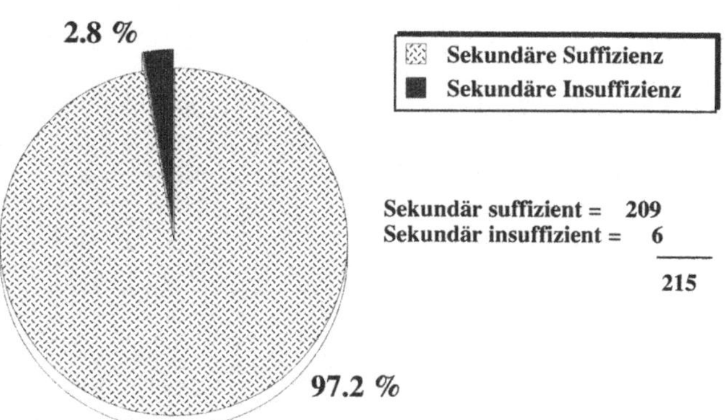

Abb. 4 Klammernaht: Sekundäre Insuffizienz

Alle primären Insuffizienzen wurden durch einfache Übernähung beseitigt und hielten einer erneuten Dichtigkeitsprüfung stand. In 2 der 18 Fälle entwickelte sich aus einer primären später eine sekundäre Insuffizienz. Die Gründe für die primären Insuffizienzen waren zum einen die Herstellung sehr tiefer Anastomosen bei schwierigem Situs (enges Becken, extreme Adipositas etc.) und zum anderen eine vorgeschädigte Wand, nicht selten bei spastischem Darm. In 1 Fall kam es trotz Glukagongabe beim Herausziehen des Staplers zu einem Leck. Die in der 2. postoperativen Woche vorgenommene Röntgenuntersuchung mit wasserlöslichem Kontrastmittel ergab jedesmal suffiziente Verhältnisse.

Ein protektiver Anus praeter wurde in der Gruppe A 20mal angelegt. 5mal lag ein intraoperativ beobachtetes und übernähtes Leck (einmal mit inkompletten Anastomosenringen[1]), 7mal eine J-Pouch-Anastomose vor. Die 4 übrigen Indikationen waren: ausgeprägter Kalibersprung der Lumina (n=1); Stuhlkontamination (n=4); fragliche Durchblutungsstörung (n=1) und Schutz einer extrem tief gelegenen Anastomose (n=2).

Bei 5 der 6 postoperativ aufgetretenen Anastomoseninsuffizienzen (Stuhlfistel) wurde als einzige Maßnahme vorübergehend ein Anus praeter angelegt, der in allen Fällen zur Abheilung der Fistel führte. Einmal wurde eine Relaparatomie und die gleichzeitige Anlage eines Anus praeter notwendig.

In 2 Fällen (0,9%) trat trotz kompletter Anastomosenringe eine primäre Insuffizienz auf (auf die Möglichkeit wurde hingewiesen). Hier wurde der Defekt intraoperativ übernäht und hielt der intraoperativen Dichtigkeitsprobe stand. Die Anastomose heilte komplikationslos aus. Wiederum nur in 1 Fall (0,5%) waren inkomplette Anastomosenringe zu verzeichnen. Bei insgesamt 8 Patienten (3,7%) kam es entweder beim Einführen oder beim Entfernen des Staplers zu einem Defekt der Seromuskularis. Jeweilige Übernähungen waren ausreichend.

Die 6 rein sekundären Insuffizienzen (Tabelle 2) fielen allesamt klinisch auf, 5 davon in Form einer Stuhlfistel (2,9%) zwischen dem 12. und 14. postoperativen Tag. In 1 Fall (0,6%) trat eine massive Blutung bei unvollständigem Klammerschluß auf.

Tabelle 2. Details zu den sekundären Insuffizienzen in der kolorektalen Chirurgie von Oktober 1986 bis Dezember 1992

Diagnose	Stapler	Anastomosenhöhe (cm)	TNM-Stadium UICC	Anastomosenringe	Kolostomie
Rektumkarzinom	ILS 33	3	III	Komplett	Ja
Rektumkarzinom	EEA 31	3	III	Komplett	Ja
Rektumkarzinom	ILS 33	4	III	Komplett	Ja
Rektumkarzinom	ILS 33	5	II	Komplett	Ja
Rektumkarzinom	EEA 31	7	III	Komplett	Ja
Angiodysplasie	ILS 33	>9	–	Komplett	Ja

[1] Inkomplette Darmringe sind zwar nicht unbedingt gleichbedeutend mit Insuffizienz, erfordern aber eine zusätzliche, sichernde Maßnahme (Übernähung der Anastomose, Anus praeter). Komplette Ringe bedeuten nicht unbedingt eine suffiziente Anastomose (die mögliche Insuffizienz fällt allerdings fast immer bei der intraoperativen Dichtigkeitsprobe auf)

Dies bestätigte sich bei der Relaparatomie mit erneuter Dichtigkeitsprüfung. Die Blutung stand nach Übernähung der Anastomose. Ein protektiver Anus praeter wurde angelegt. In 5 der 6 sekundären Insuffizienzen handelte es sich um sehr tiefgelegene Anastomosen (mittlere Höhe ab ano = 5,7 cm). 5 der rein sekundären Insuffizienzen traten bei Männern auf, nur einmal war eine Frau betroffen, was in Anbetracht des höheren Frauenanteiles von 1,44/1 auffällig ist.

Die röntgenologischen Kontrollen ergaben ein regelrechtes Ausheilen aller Anastomosen nach Anus-praeter-Anlage. 3 bis 6 Monate nach Anlage der Kolostomie wurde zurückverlagert. Einen durch die Anastomoseninsuffizienz bedingten letalen Ausgang mußten wir nicht verzeichnen.

Bei der Betrachtung der Insuffizienzen wurde die Anastomosenhöhe bei den Karzinompatienten in Anlehnung an Thiede aufgegliedert [32]. Die Höhenlokalisation wurde in unserer Studie durch direkte intraoperative Messung ermittelt. Die Abbildung 5 zeigt die Lokalisation der tiefen Stapleranastomosen mit den dazugehörigen sekundären Insuffizienzen beim Rektumkarzinom, Sigmakarzinom und Rektumprolaps. Oberhalb 9 cm ab ano kommt 1 Insuffizienz auf 79 Anastomosen (1,3%). Zwi-

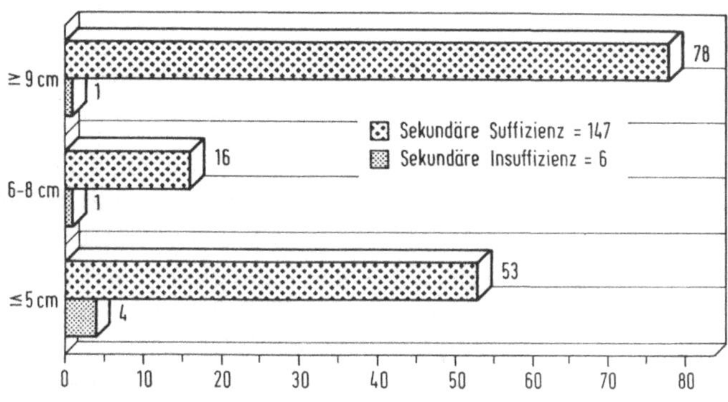

Abb. 5. Sekundäre Insuffizienzrate in Abhängigkeit der Anastomosenhöhe (Rektum- und Sigmakarzinom, Rektumprolaps)

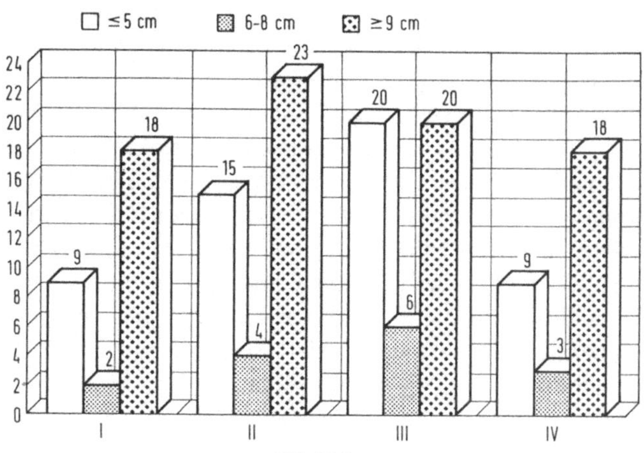

Abb. 6. Höhenlokalisation in bezug auf das TNM-Stadium

schen 6 und 8 cm ab ano sahen wir eine Insuffizienz bei 17 Anastomosen (5,9%). Bei den sehr tiefen Anastomosen unterhalb 5 cm ab ano kamen auf 57 Anastomosen 4 Insuffizienzen (7,0%), die Abbildung 6 zeigt die Höhenlokalisation des Tumors in bezug auf das TNM-Stadium.

In der genannten Zeitspanne haben wir insgesamt 5 Patienten mit einem Rektumprolaps in extrakorporaler Technik mittels zirkulärer Klammernahtanastomose [27] behandelt. In 4 Fällen wurde der ILS-33-Stapler, einmal der EEA-31-Stapler verwendet. Die mittlere Anastomosenhöhe betrug 2,4 cm ab ano (2mal je 3 cm, 3mal je 2 cm). Es trat weder eine primäre noch eine sekundäre Insuffizienz auf, eine protektive Kolostomie wurde nicht angelegt. Es gab keinen letalen Ausgang, die postoperative Sphinkterfunktion war in allen Fällen regelrecht.

Wundheilungsstörungen traten in der Gruppe A in insgesamt 8 von 215 Fällen auf (Rate = 3,7%). In 3 der 8 Fälle bestand massive Fettleibigkeit; in 1 Fall handelte es sich um die gleichzeitige Rückverlagerung einer Kolostomie; 4mal konnte kein die Wundheilung negativ beeinflussender Umstand ausgemacht werden.

Klinisch-relevante Stenosen der Anastomosen wurden in keiner der beiden Gruppen beobachtet. Die Letalität bezogen auf die Anastomoseninsuffizienz betrug 0%.

Diskussion

Bei einer Umfrageaktion bei 608 Chirurgen der BRD [35] betreffs der Staplerchirurgie aus dem Jahre 1985 antworteten 73%, daß sie mit dem Staplereinsatz Erfahrung hätten. Dieser Prozentsatz muß heute noch höher veranschlagt werden [20]. Die Autoren haben eigene Erfahrung mit zirkulärem Stapler seit 1978. Aus Gründen der Assistenzarztausbildung wurden nur die Anastomosen maschinell erstellt, deren Herstellung per Hand schwieriger und komplikationsträchtiger gewesen wären. Auf diese Weise konnte in dem Zeitraum von 1986–1992 ein fast gleich starkes Kontingent von Hand- und Maschinenanastomosen gegenübergestellt werden. Ein statistischer Vergleich dieser beiden Gruppen hinsichtlich der Anastomosensicherheit erscheint deshalb nicht statthaft, da ein Teil der Stapleranastomosen per Hand nicht möglich gewesen wäre. Hierzu hätte es einer prospektiv durchgeführten randomisierten Studie bedurft, wie sie u.a. von Thiede [32] vorgelegt wurde. Er wies darauf hin, daß es im unteren Rektum sog Withdrawn-Fälle gibt, d.h. Fälle, bei denen eine Handanastomose zwar präoperativ nach Randomisierung geplant, aus technischen Gründen jedoch nur eine peranale Stapleranastomose machbar war. Friend et al. [11] zeigten andererseits 1990 anhand von 250 Patienten, daß bei 8 vorgesehenen Stapleranastomosen eine maschinelle Naht nicht, wohl aber eine Handnaht durchgeführt werden konnte. Zu einem ähnlichen Ergebnis kam auch Everett 1986 [6]. Andere wie z. B. Mc Ginn [23] oder Cajozzo [3] konnten außer einem finanziellen Vorteil zugunsten der Handnaht keine weiteren statistisch signifikanten Unterschiede feststellen. Diese Diskrepanzen können dadurch erklärt werden, daß es einerseits sehr erfahrene Handnahtchirurgen gibt, die auch supraanal oder extrakorporal Rektumanastomosen erstellen können und andererseits solche, die ab einer bestimmten Länge des distalen Rektumstumpfes weder eine Hand- noch eine Staplernaht für möglich halten. Wir selbst stellen gelegentlich fest, daß es aufgrund bestimmter Darmverhältnisse – meist mit engem Darmlumen – einfacher und sicherer ist, eine Handanastomose anzulegen als eine Stapleranastomose.

Die den Staplern nachgesagten Vorteile sind: hohe reproduzierbare Nahtsicherheit; kürzere Operationszeit mit gleichzeitigem Herabsetzen der Öffnungszeiten keimbesiedelter Hohlorgane; geringe Gewebeschädigung mit konsekutiver schnellerer Anastomosenfunktion (herabgesetzte Schwellneigung); leichte Handhabung durch modernere Geräte und die bereits erwähnte Abwendung eines permanenten Stomas.

Seit Einsatz der Staplergeräte (1977) sank die in der Literatur angegebene Insuffizienzrate, v.a. der Rektumanastomosen. In welchem Maße hierbei andere Maßnahmen wie die orthograde Darmspülung und die perioperative Antibiotikaprophylaxe die Verbesserungen mitbewirkten, ist nicht sicher zu sagen.

Unsere sekundäre Insuffizienzrate bei Stapleranastomosen des Rektosigmoids liegt mit 2,8% im oberen Drittel des internationalen Durchschnitts (Tabellen 3 und 4). Da 5 der 6 Insuffizienzen bei Anastomosen <6 cm auftraten und Insuffizienzen bis zu dieser Höhe in der Weltliteratur mit bedeutend höheren Zahlen angegeben werden, ist diese Zahl besonders bemerkenswert (bei insgesamt 10 Operateuren!).

Tabelle 3. Sekundäre Insuffizienzrate (Literaturübersicht)

Autor/Jahr	n	Insuffizienzen	%
Cutait u. Cutait (1986)	140	10	7,1
Fazio (1984)	162	5	3,0
Fazio (1985)	84	1	1,2
Feinberg et al. (1986)	79	6	7,6
Gordon u. Dalrymple (1986)	143	1	0,7
Kennedy et al. (1983)	174	8	4,6

Tabelle 4. Sekundäre Insuffizienzrate (Literaturübersicht)

Autor/Jahr	n	Insuffizienzen	%
Polglase (1986)	120	13	10,8
Thiede et al. (1986)	301	16	5,3
Knight u. Griffen (1987)	64	1	1,5
Ritchie et al. (1991)	65	2	3
Stock et al. (1993)	523	13	2,5
Chir. Klinik Gerresheim (1993)	215	6	2,8

Wir führen dieses gute Ergebnis unter anderem auf eine diffizile Operationstechnik und unsere langjährige Staplererfahrung zurück. Neben dem nach wie vor gültigen chirurgischen Grundsatz einer spannungsfreien Anastomose ist die Kenntnis des Staplers und seiner „pitfalls“ von größter Wichtigkeit [16]. Die relativ häufige Milzverletzung bei unseren kolorektalen Eingriffen (3,3%[2]) veranschaulicht eindrucksvoll, wie

[2] 11 Milzverletzungen bei insgesamt 329 kolorektalen Eingriffen in der Zeit vom 1.1.87 bis 30.4.90.

häufig wir eine Mobilisation der linken Kolonflexur vornahmen. Da bei der maschinellen Anastomose im Rektumbereich eine saubere Adaptation ohne Fetteinschluß (Gefahr der Insuffizienz) angestrebt werden muß, soll die Darmwand vor Anlegen der Tabakbeutelnaht auf mindestens 2 Zentimeter freipräpariert sein [4]. Bei Verwendung einer Tabakbeutelnahtklemme würde nur wenig Gewebe auf die Geräteachse invertiert [21], und die Durchblutung der Anastomose könnte grenzwertig sein. Mit einer viel Gewebe fassenden Tabakbeutelhandnaht könnte dieser Gefahr begegnet werden. Letztere aber führt beim Schluß des Gerätes zum Herausquetschen des Gewebes mit der Gefahr einer Leckbildung v.a. bei kleineren Magazingrößen. Um dieser Gefahr zu entgehen, kann einerseits das Gewebe mit zusätzlichen Nähten fester an die Achse geknotet werden, andererseits ein möglichst großes Magazin verwendet werden. Aus unserer Sicht ist das 31er Magazin das Minimum der zu verwendenden Größen. Wir bevorzugen, wenn eben möglich, ein 33er Magazin. Vor jedem Einführen der Stapler ist zu prüfen, ob die Gegendruckplatte fest angeschraubt ist, andernfalls schließen sich die Klammern nicht zur B-Form. Das Entfernen des Gerätes sollte nach 3 halben Öffnungsumdrehungen vom Operateur selbst vorgenommen werden, da er mit der anderen Hand ideal kontrollieren kann, ob das Gerät sich frei bewegen läßt (letzteres ist nur bei inkompletter Anastomose oder Einklemmung von Perigewebe erklärbar und zwingt zur Reanastomosierung). Vor Einführen der Gegendruckplatte in den oralen Darmschenkel empfiehlt sich die Aufdehnung mit einer Kornzange (evtl. mit Glukagon i.v. oder Xylonest in die Darmwand). Die Gegendruckplatte läßt sich aber bei enger Öffnung immer einführen, wenn ein konisches Metallhütchen auf die Gegendruckplatte aufgeschraubt wird (Ethicon ILS).

Die Tatsache, daß in unserem Krankengut keine Stenosen beobachtet werden konnten, spricht für unsere These der Notwendigkeit größtmöglicher Magazine bei zirkulären Staplern (31er und 33er).

Aus Sicherheitsgründen übernähen wir in Einzelfällen die Vorderseite der Anastomose, insbesondere der sehr tief gelegenen. Die systematisch durchgeführte Dichtigkeitsprobe der fertiggestellten Anastomose sehen wir als absolute Notwendigkeit. Die so festgestellten primären Insuffizienzen werden durch Übernähen behoben und erneut auf Dichtigkeit hin überprüft. Bezüglich der sehr tiefen Anastomosen bestätigen unsere Ergebnisse die internationale Erfahrung: Je tiefer die Anastomose, desto höher die sekundäre Insuffizienzrate. In unserer Studie betrug diese oberhalb 9 cm ab ano nur 1,3%; unterhalb 5 cm ab ano jedoch bereits 7,0%. 6 (83,3%) der insgesamt 5 sekundären Insuffizienzen traten bei Männern auf. Thiede gibt hier 85% an. Wie aus den Operationsberichten hervorgeht, handelte es sich hierbei um technisch extrem schwierige Anastomosen bei sehr engem Becken.

Als Indikation für eine protektive Kolostomie sehen wir den Schutz einer sehr tief gelegenen bzw. technisch sehr schwierigen Anastomose, die Bildung eines Pouches sowie eine intraoperative Stuhlkontamination der Bauchhöhle.

Sog. Withdrawn- oder Excluded-group-Fälle traten infolge unserer Vorgehensweise und des retrospektiven Charakters dieser Arbeit nicht auf. Die in der Literatur verfügbaren Daten erlauben hier keinen Konsens; es gibt sowohl prospektiv randomisierte Studien, die die Überlegenheit der Staplertechnik in der kolorektalen Chirurgie aufzeigen, als auch prospektiv randomisierte Studien, die umgekehrt die Überlegenheit der manuell geknüpften Anastomose postulieren [3, 6, 11, 23, 32]. In Doppelblindstudien konnten allerdings bis heute keine signifikanten Unterschiede hinsichtlich Insuffizienzrate und Letalität festgestellt werden.

Mit den Staplern läßt sich möglicherweise ein Zeitgewinn erreichen [17]. Der Vorteil der sicheren tiefen Anastomose mit Wegfall des künstlichen Ausgangs und der Zeitgewinn muß allerdings mit erheblichem finanziellen und logistischem Aufwand erkauft werden.

Trotzdem sollte die manuelle Anastomosentechnik nach wie vor zum Basisrüstzeug eines jeden Bauchchirurgen gehören, da eine Stapleranastomose im Extremfall als Handanastomose zu Ende gebracht werden muß.

Literatur

1. Ballantyne GH, Beart RW Jr (1985) Maschinelle Anastomosen in der kolorektalen Chirurgie. Indikationen und Ergebnisse. Chirurg 56: 223–226
2. Baran JJ, Goldstein SD, Resnik AM (1992) The double-staple technique in colorectal anastomoses: a critical review. Am Surg 58/4: 270–272
3. Cajozzo M, Compagno G, DiTora P, Spallitta SI, Bazan P (1990) Advantages and disadvantages of mechanical vs. manual anastomosis in colorectal surgery. A prospective study. Acta Chir Scand 156/2: 167–169
4. Cohen AM (1986) Purse-string placement for transanal intraluminal circular stapling. Dis Colon Rectum 29/8: 532–533
5. Cutait DE, Cutait R (1986) Stapled anterior resection of the rectum. In: Ravitch MM, Steichen FM (eds) Principles and practice of surgical stapling. Year Book, Chicago London Boca Raton, pp 388–401
6. Everett G, Friend J, Forty J (1986) Comparison of stapling and hand-suture for left-sided large bowel anastomosis. Br J Surg 73/5: 345–348
7. Fazio VW (1984) Advances in the surgery of rectal carcinoma utilizing the circular stapler. In: Spratt JS (ed) Neoplasms of the colon, rectum and anus 1984, 1st edn. Saunders Philadelphia, pp 268–288
8. Fazio VW (1988) Cancer of the rectum – Sphincter saving operation. Surg Clin North Am 68/6: 1367–1382
9. Fazio VW, Jagelman DG, Lavery IC, Mc Gonagle BA (1985) Evaluation of the Proximate-ILS circular stapler. Ann Surg 201: 108
10. Feinberg SM, Parker F, Cohen Z (1986) The double stapling technique for low anterior resection of rectal carcinoma. Dis Colon Rectum 29: 885
11. Friend PJ, Scott R, Everett WG, Scott IH (1990) Stapling or suturing for anastomoses of the left side of the large intestine. Surg Gynecol Obstet 171/5: 373–376
12. Goligher JC (1986) Sphinker-erhaltende Resektion bei der radikalen Behandlung des Karzinoms im mittleren Rektum. In: Ulrich B, Winter J (Hrsg) Klammernahttechnik in Thorax und Abdomen. Enke, Stuttgart, S 149–158
13. Goligher JC (1986) Sphincter-saving excision for cancers of the middle and lower parts of the rectum. Ann Gastroenterol Hepatol 22/6: 361–363
14. Gordon PH, Dalrymple S (1987) The use of staplers for reconstruction after colonic and rectal surgery. In: Ravitch MM, Steichen FM (eds) Principles and practice of surgical stapling. Year Book, Chicago London Boca Raton, pp 4902–4931
15. Griffen FD, Knight CD Sr, Whitaker JM, Knight CD Jr (1990) The double stapling technique for low anterior resection. Results, modifications and observations. Ann Surg 211: 745–751
16. Haschke N, Thiede A (1989) Tricks, Fehler und Gefahren beim Einsatz von Staplern im kolorektalen Bereich. Langenbecks Arch Chir [Suppl] 385–377
17. Hölscher AH, Siewert J (1993) Stapler am Gastrointestinaltrakt – pro und kontra. In: Fuchs K-H, Engemann R, Thiede A (Hrsg) Klammernahttechnik in der Chirurgie. Springer, Berlin Heidelberg New York Tokyo, S 37–55

18. Kennedy HL, Rothenberger DA, Goldberg SM (1983) Colocolostomy and coloproctostomy utilizing the circular intraluminal stapling devices. Dis Colon Rectum 26: 145
19. Knight CD, Griffen FD (1984) Techniques of low rectal reconstruction. Curr Probl Surg 20: 391
20. Kockel N, Ulrich B (1991) Gegenwärtiger Stand und Perspektiven maschineller Nahttechniken in der Abdominal- und Thoraxchirurgie. Zentralbl Chir 116/4: 219–241
21. Last MD, Fazio VW (1985) The rational use of the purse-string device in constructing anastomoses with the circular stapler. Dis Colon Rectum 28/12: 979–980
22. Lazorthes F, Chiotassol P (1986) Stapled colorectal anastomoses: preoperative integrity of the anastomosis and risk of postoperative leakage. Int J Colorectal Dis 1/2: 96–98
23. Mc Ginn FP, Gartell PC, Clifford PC, Brunton FJ (1985) Staples or sutures for low colorectal anastomoses: a prospective randomized trial. Br J Surg 72/8: 603–605
24. Moritz E, Achleitner D, Holbing N, Miller K, Speil T, Weber F (1991) Single vs. double stapling technique in colorectal surgery. A prospective randomized trial. Dis Colon Rectum 34/6: 495–497
25. Pelissier EP, Blum D, Bachour A, Bosset JF (1992) Stapled coloanal anastomosis with reservoir procedure. Am J Surg 163/4: 435–436
26. Polglase MS (1987) Anterior resection for carcinoma of the rectum. In: Ravitch MM, Steichen FM (eds) Principles and practice of surgical stapling. Year Book, Chicago London Boca Raton, pp 373–387
26a. Ritchie J, McGregor J, Gallaway DJ et al. (1991) Sutures versus staples in gastrointestinal anastomoses. In: Ravitch MM, Steichen FM, Welter R (eds) Current practice of surgical stapling. Lea & Febiger, Philadelphia London, pp 93–95
27. Rötker J, Ulrich B, Kockel N (1989) Extrakorporale Rektumresektion beim Analprolaps mit dem Klammernahtgerät. Chirurg 60: 505–508
28. Shlasko E, Gorfine SR, Gelernt IM (1992) Using lidocaine to ease the insertion of the circular stapler. Surg Gynecol Obstet 174/1: 70
29. Stahle E, Pahlman L, Enblad P (1986) Double stapling technique in the management of rectal tumours. Acta Chir Scand 152: 743–747
30. Steichen FM (1991) Changing concepts in surgical techniques. In: Ravitch MM, Steichen FM, Welter R (eds) Current practice of surgical stapling. Lea & Febiger, Philadelphia London, pp 23–37
31. Steichen FM (1986) Die Geschichte und der Einfluß von Klammernahtgeräten in der Chirurgie. In: Ulrich B (Hrsg) Klammernahttechnik. TM-Verlag, Hameln (Chirurgische Gastroenterologie)
32. Thiede A, Jostarndt L, Hamelmann A (1986) Prospektive und kontrollierte Studien in der kolorektalen Chirurgie – Vergleich von Handnaht und Staplernaht bei Rektumanastomosen. Chirurgische Gastroenterologie mit interdisziplinären Gesprächen. Klammernahttechnik 2: 91–114
33. Ti TK, Rauff A, Goh HS (1986) Anterior resection using the circular stapling instrument: a Singapore experience. Aust N Z J Surg 56/12: 919–922
34. Trollope ML, Cohen RG, Lee RH, Cannon WB, Marzoni FA, Cressman RD (1986) A 7 year experience with low anterior sigmoid resections using the EEA staplers. Am J Surg 152/11
35. Ulrich B, Winter J (1986) Ergebnisse einer Umfrageaktion bei den deutschen Chirurgen betreffs der Klammernahtchirurgie im Herbst 1985. Chirurgische Gastroenterologie mit interdisziplinären Gesprächen. Klammernahttechnik 2: 9–16
36. Wehrli H, Koch R, Akovbiantz A (1989) Experiences with 169 mechanical colorectal anastomoses (1981–1984). Helv Chir Acta 55/5: 649–654

Prospektive kontrollierte Studie – Valtrac versus Handanastomose im Kolon

B. Lünstedt

Einleitung

Seit 1985 steht mit einem bioabsorbierbaren Anastomosenring ein neues Anastomosenverfahren im Gastrointestinaltrakt zur Verfügung [6]. Dieses neue mechanische Verfahren kommt dem Wunsch des Chirurgen nach einer standardisierten Technik und einer nach Beendigung der Wundheilung rückstandslosen Anastomose sehr nahe. Messen lassen mußte sich das neue Verfahren an der geringen Komplikationsrate, den Kosten und dem Zeitaufwand der beiden Standardverfahren: Handnaht und Klammernaht. Bisherige klinische Studien in den USA und Europa haben eine vergleichbare Sicherheit der Kompressionsanastomose ergeben [1–3, 5]. In der vorliegenden Studie soll geprüft werden, ob dieses neue Anastomosenverfahren Vorteile hinsichtlich Sicherheit, Standardisierung und Operationszeit im Routinebetrieb einer Ausbildungsklinik bringt.

Fragestellung

In der Studie sollen folgende Fragen beantwortet werden:

Können alle Kolonanastomosen mit beiden Techniken erstellt werden?
Differieren die Komplikationen bei den Verfahren?
Weist ein Verfahren Handhabungsvorteile gegenüber dem anderen Verfahren auf?
Sind beide Verfahren gleichermaßen standardisierbar?
Unterscheidet sich die postoperative Darmfunktion bei den Verfahren?
Läßt sich ein operativer Zeitgewinn durch eine der beiden Techniken erzielen?

Patientengruppen und Operationsmethoden

In die Studie wurden einbezogen alle elektiven Dickdarmresektionen oberhalb der peritonealen Umschlagfalte einschließlich der Hemikolektomie rechts. Als Ausschlußkriterien galten nichtelektive Eingriffe am Kolon und Sigma, Mehrfachanastomosen im Kolon und Sigma, Ileus sowie Peritonitis. Insgesamt wurden 80 Patienten in die Studie aufgenommen. Jeweils 40 Patienten wurden der Gruppe mit der Handnahttechnik und 40 Patienten der Gruppe mit der Kompressionsanastomose als Anastomosenverfahren zugeteilt. Die Patienten unterscheiden sich in Alter sowie Verhältnis von gutartiger Erkrankung zu bösartiger Erkrankung nicht signifikant voneinander (Tabelle 1).

Tabelle 1. Studie Valtrac versus Handnaht

	Handnaht n = 40	Valtrac n = 40
Alter der Patienten	63 J (41–80 J.)	63 J. (48–79 J.)
Benigne Erkrankung	12	14
Maligne Erkrankung	28	26

Operationstechnik

Die Operationstechnik der Handnaht bestand in einer End-zu-End-Anastomose. Diese wurde in allschichtiger Einzelknopfnahttechnik unter Verwendung eines monofilen absorbierbaren synthetischen Nahtmaterials der Stärke 4-0 USP (1,5 metric) durchgeführt. Der Abstand zum Wundrand betrug 0,5 cm, und der seitliche Abstand zwischen den Einzelknopfnähten betrug ebenfalls 0,5 cm. Intraoperativ erfolgte nach Fertigstellung der Anastomose eine Dichtigkeitskontrolle der Anastomose mittels Flüssigkeit. Intraoperative Komplikationen bei der Nahterstellung wurden ebenso dokumentiert wie evtl. auftretende primäre Insuffizienzen. Für die Messung der Zeit für die Erstellung der Anastomose wurde der Zeitraum von der Durchtrennung des Darmes bis zur Fertigstellung der Anastomose gewertet (Abb. 1a). Die Operationstechnik der Kompressionsanastomose mit dem biodegradablen Valtrac-Ring erfolgte ebenfalls in standardisierter Technik. Je nach Durchmesser des Darmes konnte ein Ringdurchmesser der Größe 25, 28 oder 31 mm Außendurchmesser gewählt werden. Der Ringabstand im geschlossenen Zustand des Ringes sollte im Dünndarm-Dickdarm-Bereich 1,5 mm und im Dickdarmbereich 2,0 mm betragen (Abb. 1b).

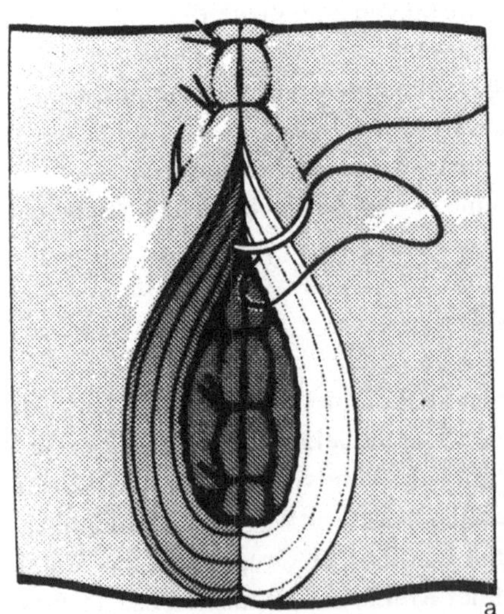

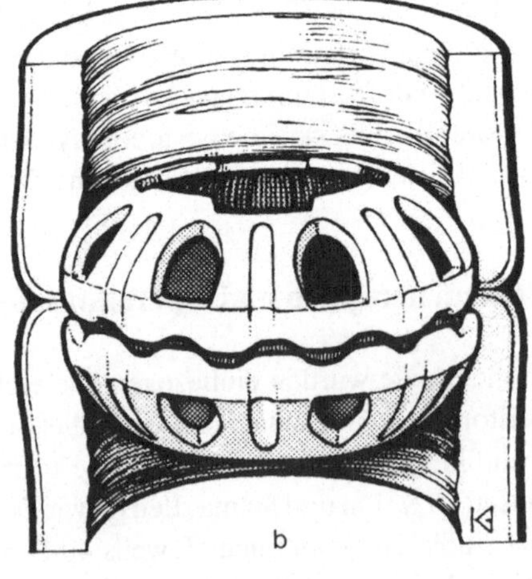

Abb. 1.a Einreihige Allschichtennaht in Einzelknopftechnik. **b.** Valtrac-Kompressionsanastomosen

Die Tabakbeutelnaht, die erforderlich ist, um die Darmenden jeweils auf einer Ringhälfte zu fixieren, wurde bei 20 Patienten mit Hilfe einer Tabakbeutelnahtklemme durchgeführt. Bei weiteren 20 Patienten wurde diese Naht als überwendlich fortlaufende Naht von Hand gestochen. Auch hier wurde intraoperativ mittels Wasserprobe die Dichtigkeit der Anastomose geprüft. Zusätzliche Sicherungsnähte im Anastomosenbereich waren nicht erlaubt. Wiederum wurde die Zeit für die Anastomosenerstellung vom Zeitpunkt der Durchtrennung des Darmes bis zur Fertigstellung der Anastomose gewertet.

Perioperatives Management

Alle Patienten, die in die Studie aufgenommen wurden, erhielten am Tag vor der Operation eine orthograde Darmspülung bis zur vollständigen Reinigung des Darmes. Unmittelbar vor Operationsbeginn erhielten die Patienten eine Antibiotikaprophylaxe mit einem Cephalosporin der 2. Generation und Metronidazol.

Studie Valtrac versus Handnaht – Patientenvorbereitung:
- Orthograde Darmspülung
- Antibiotikaprophylaxe

Postoperativ erhielten die Patienten bis zum 2. postoperativen Tag intravenös applizierte Flüssigkeit und Kalorien und nach Einsetzen der Peristaltik ballaststofffreie Flüssignahrung bis zum 8. Tag. Am Tag 8 bis 10 post operationem erfolgte eine radiologische Anastomosenkontrolle auf Dichtigkeit und bei gegebener Dichtigkeit erfolgte anschließend der kontinuierliche Kostaufbau. Diese Qualitätskontrollen erfolgten bei allen Patienten.

Studie Valtrac versus Handnaht – Postoperative Maßnahmen:
- Flüssigkeit Tag 1,
- Parenterale Ernährung Tag 2–3,
- ballaststofffreie Flüssignahrung bis Tag 8,
- Tag 8–10 radiologische Anastomosenkontrolle,
- Kostaufbau.

Verteilung der Anastomosenlokalisation

In beiden Gruppen war die Anastomosenlokalisation zahlenmäßig gleich verteilt (Tabelle 2). Die verwendete Ringgröße in der Gruppe der Kompressionsanastomosen beschränkte sich auf die Größen 28 mm und 25 mm. Im Dickdarm wurde jeweils eine Ringgröße 28 mm Außendurchmesser und 2,0 mm Ringabstand im geschlossenen Zustand gewählt. Bei Beteiligung des Dünndarmes an der Anastomose erfolgte 2mal die Ringgröße 25 mm Außendurchmesser und 1,5 mm im geschlossenen Zustand im Bereich des terminalen Ileums (Tabelle 3).

Tabelle 2. Studie Valtrac versus Handnaht – Verteilung der Anastomosenlokalisation

	Handnaht n = 40	Valtrac n = 40
Oberes Rektumdrittel	7	7
Sigma	14	15
Querkolon	5	3
Ileotransversostomie	4	4
Transversorektostomie	10	11

Tabelle 3. Studie Valtrac versus Handnaht – Valtrac-Ringgröße

	Durchmesser	Ringabstand	n
Rektum	28	2,0	7
Sigma	28	2,0	15
Querkolon	28	2,0	3
Ileotransversostomie	28	1,5	2
Transversorektostomie	28	2,0	11

Ergebnisse

Intraoperative Komplikationen (Tabelle 4)

Tabelle 4. Ergebnisse: intraoperative Komplikationen

	Handnaht n = 40	Valtrac n = 40
Primäre Insuffizienz	7	0
Tabakbeutelnaht	–	6 (Klemme)
Falsche Ringgröße	–	2 (term. Ileum)
Ringverschluß	–	–

Als Komplikation während der Operation trat eine primäre Anastomoseninsuffizienz in 7 Fällen der Handnahtgruppe auf. Diese primäre Insuffizienz wurde jeweils intraoperativ durch zusätzliche Nähte korrigiert. In der Valtrac-Gruppe wurde keine primäre Insuffizienz gesehen. Die Tabakbeutelnaht bereitete in der Kompressionsanastomosengruppe 6mal intraoperative Probleme. Die häufigste Ursache der Komplikationen waren fehlende Fixationen des Fadens an der Darmzirkumferenz. Die Komplikationen mit der Tabakbeutelnahtklemme traten sowohl im Dünn- als auch im Dickdarmbereich auf. Die Naht wurde bei Fehlerhaftigkeit jeweils reseziert und neu erstellt. Bei der Wahl der Ringgröße traten 2mal Probleme im Bereich des terminalen Ileums auf. Hier wurde 2mal bei spastischem terminalem Ileum eine zu große Ringgröße gewählt. Der Ringverschluß bereitete intraoperativ keine Probleme und zeigte sich auch als sicher in der jeweils durchgeführten Zugprobe an beiden Darmenden.

Zeitaufwand für die Anastomose

Für die Handnaht wurden im Mittel 34 min für die Anastomosierung benötigt. Für die Kompressionsanastomose unter Zuhilfenahme der Tabakbeutelnahtklemme wurde eine Anastomosenzeit von 16 min im Mittel und bei Erstellung der Tabakbeutelnaht von Hand von 24 min im Mittel benötigt (Tabelle 5).

Tabelle 5. Ergebnisse: Zeitaufwand für die Darmanastomosierung

	Handnaht	Valtrac Klemme	Valtrac Hand
Anzahl (n)	39	14	18
Zeitaufwand (min)	34 (20–56)	16 (10–21)	24 (16–40)

Postoperative Komplikationen

Die postoperativen Komplikationen waren in beiden Gruppen nicht signifikant unterschiedlich. In der Handnahtgruppe traten 2 radiologisch nachgewiesene Nahtinsuffizienzen auf und in der Valtrac-Gruppe 3. Diese jeweils kleinen Insuffizienzen wurden klinisch nicht relevant. In keinem Fall kam es zu einer postoperativen Blutung im Anastomosenbereich, ebenfalls zeigte sich keine Stuhlfistel. Eine Reoperation wurde in beiden Gruppen in keinem Fall erforderlich. Verstorben sind 2 Patienten in der Kompressionsanastomosengruppe. Die Todesursache war jedoch unabhängig vom jeweiligen Anastomosenverfahren (Tabelle 6).

Tabelle 6. Ergebnisse: Postoperative Komplikationen

	Handnaht n = 40	Valtrac n = 40
Wundheilungsstörung	0	0
Nahtinsuffizienz		
Radiologisch	2	3
Klinisch	0	0
Blutung	0	0
Stuhlfistel	0	0
Reoperation	0	0
Verstorben	0	2[a]

[a] Embolie, Infarkt

Postoperative Darmfunktion

Das Einsetzen der Darmperistaltik fand in beiden Gruppen annähernd gleich nach 3 Tagen statt. Ebenfalls der erste Stuhlgang war in beiden Gruppen nach 4 Tagen zu erwarten (Tabelle 7).

Tabelle 7. Ergebnisse: Postoperative Darmfunktion

	Hand	Valtrac
Ileus	–	–
Peristaltik	3,0 Tg (2–5)	2,7 Tg (1–5)
1. Stuhlgang	4,7 Tg (2–8)	4,2 Tg (1–8)

Abgang des Anastomosenringes

Innerhalb des stationären Aufenthaltes kam es in den ersten 14 Tagen bei insgesamt 13 Patienten zu einem transanalen Abgang von Ringteilen. Der Ringabgang war jeweils unproblematisch (Tabelle 8).

Tabelle 8. Studie Valtrac versus Handnaht – Ringabgang (n = 40)

n	p.op. Tag
1	8
2	10
4	11
1	12
5	14
Ges. 13 (33%)	

Beantwortung der gestellten Fragen

Im Rahmen der Studie konnten alle Kolonanastomosen mit der jeweiligen Technik erstellt werden.

In der intra- und postoperativen Komplikationsrate differierten beide Techniken nicht signifikant voneinander.

Handhabungsvorteile bestehen bei der Valtrac-Anastomose mit Einsatz der Tabakbeutelnahtklemme.

Die Standardisierung der Valtrac-Anastomose mit Einsatz der Tabakbeutelnahtklemme übertraf die der Handnaht.

Die postoperative Darmfunktion war in beiden Verfahren nicht different.

Der operative Zeitgewinn bei der Valtrac-Anastomose ist gegenüber der Handnaht signifikant ($p<0,01$ bzw. 0,05).

Diskussion

Bisher vorliegende vergleichende Studien wurden unter Beteiligung mehrerer Kliniken durchgeführt. Die auftretenden Komplikationen waren überwiegend bei einem Chirurgen aufgetreten und somit nicht repräsentativ [2]. Andere Studien wurden wieder ausschließlich von einigen wenigen Operateuren durchgeführt oder fanden nicht unter kontrollierten Bedingungen statt [4, 7]. Eine vergleichende Studie in einer Ausbildungsklinik mit Beteiligung vieler Chirurgen in unterschiedlichem Ausbildungsstand lag bisher nicht vor. Eine exakte Zeitmessung beider Anastomosenverfahren intraoperativ wurde bisher nicht unter diesen Bedingungen beschrieben. Der Ringabstand von 2,0 mm im Dickdarmbereich und 1,5 mm für Anastomosen mit Dünndarmbeteiligung war vorgegeben und sollte als weitere Standardisierung des Verfahrens dienen. Die Ergebnisse dieser Studie bestätigen die Befunde der annähernd gleich niedrigen Komplikationsraten der beiden Anastomosenverfahren. Die radiologisch nachgewiesenen Anastomoseninsuffizienzen haben hier nur die Bedeutung einer Qualitätskontrolle ohne klinische Relevanz. Ein Schwachpunkt ist jedoch die Tabakbeutelnahtklemme, die nicht in jedem Fall eine verläßliche Tabakbeutelnaht produziert. Diese ist jedoch unerläßlich für die Kompressionsanastomose über einen Zeitraum von ca. 10–14 Tagen. Der signifikante Zeitvorteil für die Anastomosenerstellung ist ebenfalls teilweise von dieser Klemme abhängig. Die Anwendbarkeit des Anastomosenringes war in jedem Fall im Kolon und terminalen Ileum gegeben. Eine weitere Forderung für den universellen Einsatz dieses Anastomosenverfahrens bis einschließlich des oberen Rektumdrittels. Der Ringabgang erfolgte in 8–14 Tagen postoperativ zu einem Zeitpunkt, an dem die Anastomose bereits eine genügende Festigkeit besaß. Eine postoperative Ileussymptomatik trat in beiden Gruppen nicht auf. Es soll jedoch nochmals betont werden, daß es sich in dieser Studie nur um elektive und damit gut vorbereitete Patienten handelte. Die experimentellen Untersuchungen zeigten Probleme bei ungereinigtem Darm in der postoperativen Phase.

Schlußfolgerungen

Die Kompressionsanastomose mit dem bioabsorbierbaren Anastomosenring Valtrac kann bei gleicher Sicherheit und mit hoher Standardisierung bei signifikanter Zeitersparnis in einer Ausbildungsklinik bei elektiven Dickdarmeingriffen eingesetzt werden.

Literatur

1. Bubrick MP, Corman ML, Cahill CJ, Hardy TG, Nance FC, Shatney CH, BAR Investigating Group (1991) Prospective, randomized trial of the biofragmentable anastomosis ring. Am J Surg 161: 136–143
2. Cahill CJ, Betzler M, Gruwez JA, Jeekel J, Patel JC, Zederfeld B (1989) Sutureless large bowel anastomosis: European experience with the biofragmentable anastomosis ring. Br J Surg 76: 344–347
3. Corman ML, Prager ED, Hrady TG Jr, Bubrick MP, Valtrac (BAR) Study Group (1989) Comparison of the Valtrac biofragmentable anastomosis ring with conventional suture and stapled anastomosis in colon surgery: results of a prospective, randomized clinical trial. Dis Colon Rectum 32: 183–187
4. Engemann R, Lünstedt B, Vogel S, Thiede A (1993) Enteral anastomosis using the biofragmentable Valtrac R-Ring. A prospective study. In: Engemann R, Thiede A (eds) Intestinal anastomoses with biofragmentable anastomosis ring. Springer, Berlin Heidelberg New York Tokyo, pp 41–50
5. Gullichsen R, Ovaska J, Rantala A, Havia T (1992) Small bowel anastomosis with the biofrag-

mentable anastomosis ring and manual suture: A prospective, randomized study. World J Surg 16: 1006–1009
6. Hardy TG Jr, Pace WG, Maney JW (1985) A biofragmentable ring for sutureless bowel anastomosis. An experimental study. Dis Colon Rectum 28: 484–490
7. Thiede A, Schubert G, Klima J, Schmidt L (1991) Enterale Anastomosen mit dem biofragmentablen Valtrac-R-Ring. Chirurg 62: 819–824
8. Thiede A, Engemann R, Vogel S, Lünstedt B (1993) Multiple application of the bioabsorbable anastomosis ring in gastrointestinal surgery. In: Engemann R, Thiede A (eds) Intestinal anastomoses with biofragmentable anastomosis ring. Springer, Berlin Heidelberg New York Tokyo, pp 75–93

Kompressionsanastomosen mit dem biofragmentierbaren Anastomosenring

R. Engemann, S. Vogel und A. Thiede

Einleitung

Bereits zu Anfang des 19. Jahrhunderts wurden erste Versuche gemacht, nahtlos Darmanastomosen herzustellen. 1826 stellte Denans einen Anastomosenring vor, mit dem sich im Tierexperiment End-zu-End-Anastomosen im Ileumbereich herstellen ließen [5]. Der Gedanke wurde später wieder aufgegriffen, und Murphy berichtete 1892 über einen Anastomosenknopf, den er bei einer Cholezystoduodenostomie verwendete [10]. Dieser sog. Murphy-Knopf fand in den USA zunächst weitere Verbreitung. Auch in Deutschland wurde mit dieser Art von Anastomosentechnik experimentiert [4], die Methode fand jedoch keine weite Akzeptanz. Magen- und Darmanastomosen blieben lange Zeit die Domäne der verschiedensten Handnahttechniken. Dies änderte sich erst Anfang der 70er Jahre, als die in den USA entwickelten Klammernahtinstrumente mit nachladbaren Klammermagazinen auf den Markt kamen. Zirkuläre Klammernahtinstrumente ergeben bei der Herstellung von transdiaphragmalen Ösophagusanastomosen und von Anastomosen im mittleren und unteren Rektumdrittel einen eindeutigen Handhabungsvorteil, wie zahlreiche Studien zwischenzeitlich belegen; sie haben jedoch einen deutlichen Nachteil, wenn zur Herstellung einer Anastomose eine zusätzliche Darminzision erforderlich ist. Außerdem wird im Ösophagus und im Rektumbereich über Stenosen berichtet. Mit dem durch Hardy 1985 vorgestellten biofragmentierbaren Anastomosenring (BAR) für Darmkompressionsanastomosen ergibt sich eine neue interessante Möglichkeit, Darmanastomosen herzustellen, die rückstandsfrei sind [7]. Dieser Anastomosenring, der unter dem kommerziellen Namen Valtrac-Ring verkauft wird, besteht aus voll absorbierbarer Polyglykolsäure und Bariumsulfat als Kontrastmittel. Mit dieser Kompressionsanastomosentechnik werden invertierte seroseröse Anastomosen hergestellt.

Der Anastomosenring fragmentiert im Körper nach einer Zeit von 15–30 Tagen, selten wird er in toto mit dem Stuhl ausgeschieden. Die initialen Ergebnisse und klinische Untersuchungen ergaben vielversprechende Resultate [7, 8]. Deshalb schien es sinnvoll, dieses Anastomosenprinzip unter den Bedingungen von Ausbildungskliniken prospektiv zu untersuchen.

Material und Methoden

Von März 1989 bis April 1993 erhielten 397 Patienten eine Anastomose im Intestinaltrakt mit dem biofragmentierbaren Anastomosenring Valtrac, 41 Patienten erhielten

2 Anastomosenringe, bei 6 Patienten wurden 3 BAR-Anastomosen durchgeführt. Insgesamt wurden 450 BAR-Anastomosen bei diesen 397 Patienten hergestellt. Von diesen Patienten waren 203 Männer und 194 Frauen mit einem Durchschnittsalter von 63 (Spannweite 17–90 Jahre) und 64 Jahren (Spannweite 20–88 Jahre). Es wurden nur Patienten in die Studie aufgenommen, die einem elektiven chirurgischen Eingriff unterzogen wurden, d.h. Patienten mit Ileus und Peritonitis wurden ausgeschlossen, ebenso alle nicht-elektiven Eingriffe.

Technik

Die Technik der Kompressionsanastomosen im Darmbereich wurde kürzlich ausführlich dargestellt [12]. Der Valtrac-Ring besteht aus 87,5% Polyglykolsäure und 12,5% Bariumsulfat. Die Bariumsulfatkomponente läßt den Ring auf einer Abdomenübersichtsaufnahme eindeutig erkennen. Die Polyglykolsäure ermöglicht es, daß der Ring sich fragmentiert oder sich komplett auflöst. Der Ring selbst besteht aus 2 pilzkopfähnlichen Halbschalen, die durch einen Hohlzylinder verbunden sind und auf einem Applikator vormontiert geliefert werden. Es sind z.Z. Ringe mit 4 verschiedenen Außendurchmessern erhältlich: 25 mm, 28 mm, 31 mm und 34 mm (in der hier veröffentlichten Studie wurden bis auf einzelne Ausnahmen die 25-mm-Ringe nicht verwendet, da sie noch nicht zur Verfügung standen). Jeder Ring ist in verschiedenen Größen lieferbar, was die Weite der Kompressionszone in zusammengedrücktem Zustand betrifft, nämlich 1,5, 2,0 oder 2,5 mm (Abb. 1).

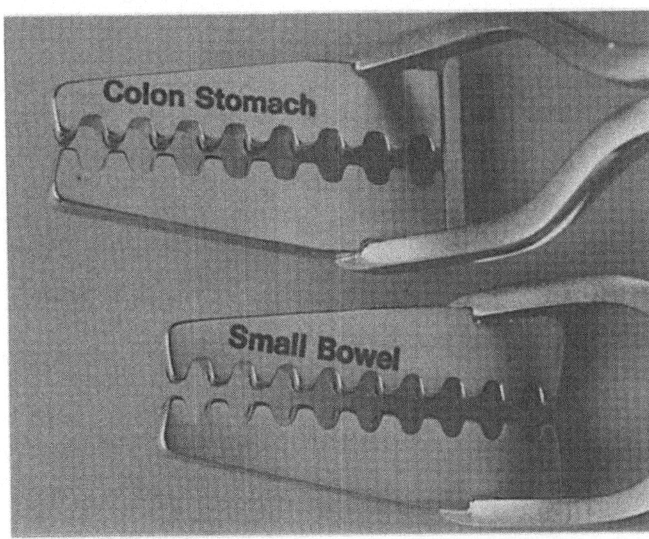

Abb. 1. Spezielle Tabakbeutelnahtklemmen für Dickdarm/Magen und für Dünndarm

Die Weite der Kompressionszone in komprimiertem Zustand richtet sich nach der Dicke der zu vereinigenden Gewebe.

Operationsvorbereitung

Die elektiv zur Operation anstehenden Patienten wurden überwiegend durch eine orthograde Spülung sowie durch eine intraoperative Ultrakurzzeitprophylaxe mit einem Cephalosporin der 2. Generation und ggf. Metronidazol behandelt. Prä- und postoperativ wurde Low-dose-Heparin zur Thromboseprophylaxe gegeben. Alle Anastomosen wurden routinemäßig zwischen dem 7. und 8. Tag nach der Operation mit wasserlöslichem Kontrastmittel röntgenologisch nachuntersucht.

BAR-Anastomosentechnik

Die korrekte Anlage der Tabakbeutelnaht ist entscheidend, da diese im Gegensatz zu der Tabakbeutelnaht bei einer Stapleranastomose für 8–10 Tage den Darm auf dem Valtrac-Ring fixieren muß. Am Dünndarm kann sie mit hoher Zuverlässigkeit mit einer neu entwickelten Tabakbeutelnahtklemme (Abb. 1) erstellt werden. Als Nahtmaterial wird ein monofiler, resorbierbarer Faden der Stärke 2-0 empfohlen. Bei einer End-zu-Seit- oder Seit-zu-Seit-Anastomose wird die Darmwand entsprechend tangential durch die Tabakbeutelklemme gefaßt. Am Magen kann derzeit noch keine Aussage über die zuverlässige Anwendung von Tabakbeutelnahtklemmen gemacht werden, wir favorisieren hier die manuelle überwendliche Allschichtennaht.

Am Dickdarm kann die Anwendung von Tabakbeutelklemmen derzeit noch nicht ohne weiteres empfohlen werden, da die z.Z. verfügbaren Klemmen hier nicht immer alle Wandschichten gleichmäßig erfassen. Neue Klemmen sind aber in der Erprobung (Abb. 1) und lassen sich am Magen und Dickdarm mit hoher Zuverlässigkeit bei korrekter Bedienung anwenden. Wenn die Tabakbeutelnaht von Hand genäht wird, wird zunächst überschüssige Mukosa reseziert. Der erste Stich erfolgt von *außen* nach *innen* allschichtig (Abb. 2), die weiteren überwendlich und ebenfalls allschichtig von *innen* nach *außen*. Idealerweise beträgt der Abstand der Stiche zueinander etwa

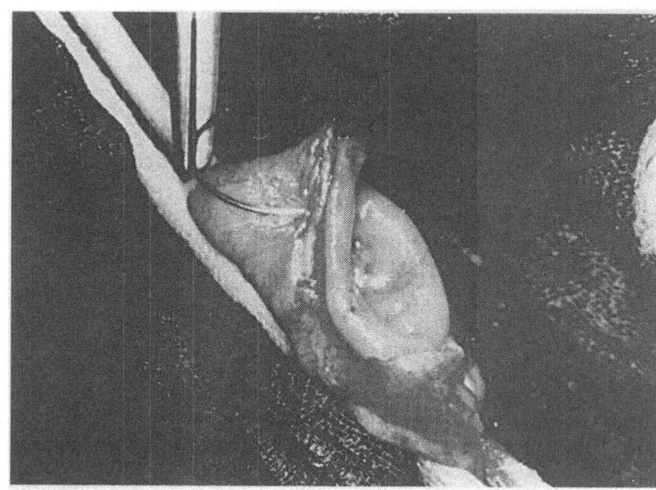

Abb. 2. Tabakbeutelnaht von Hand: Nach Resektion der überschüssigen Mukosa erfolgt der erste Stich von außen nach innen

3–4 mm, der zum Resektionsrand etwa 2–3 mm; größere Abstände können durch Wulst- bzw. Taschenbildung zu Problemen führen. Vor den nächsten Schritten empfiehlt es sich, 3 um 120° versetzt Haltenähte anzubringen. Diese müssen unbedingt die Tabakbeutelnaht mitfassen, um ein Ausreißen sicher zu verhindern. Alternativ kann das Darmlumen auch mit Ellis-Klemmen aufgespannt werden, dabei ist aber eine mögliche Traumatisierung des Gewebes zu bedenken.

Die Auswahl des passenden Ringes hängt von 2 Variablen ab: der Gewebedicke und dem Lumen des zu anastomosierenden Organs. Zur Bestimmung des korrekten Ringdurchmessers (25–34 mm) sind mehrere Zusatzinstrumente verfügbar. Ideal in ihrer Anwendung ist die in Abb. 3 dargestellte Meßzange mit abgewinkelten Branchen. Die Messung selbst erfolgt 2mal, jeweils um 90° versetzt. Die zu wählende Ringgröße wird an einer Meßskala angezeigt.

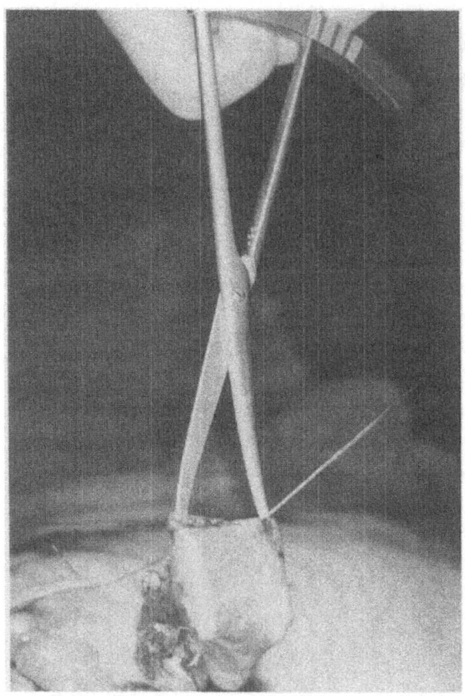

Abb. 3. Abgewinkelte Dehn- und Meßzange, die Ringgröße kann direkt an der Meßskala abgelesen werden

Die 2. Variable ist die Kompressionszone. Üblicherweise wird am Dickdarm ein Valtrac-Ring mit einer Kompressionszone von 2 mm, am Dünndarm einer mit 1,5 mm Verwendung finden, hier ist die routinemäßige Messung nicht notwendig. In besonderen Situationen, z.B. am Magen oder bei Zystoenterostomien, sollte zur Wahl der richtigen Kompressionszone eine Gewebedickenmessung erfolgen. Eine zu weite Kompressionszone könnte im Extremfall zu einer Leckage führen, eine zu enge eine sichere Ringarretierung verhindern oder zu Einrissen der Darmwand führen.

Nun wird das bereits mit Haltenähten bzw. Ellis-Klemmen versehene Darmende über das „Pilzdach“ des Valtrac-Ringes gestülpt, die Haltenähte bzw. Klemmen werden entfernt und die Tabakbeutelnaht vorsichtig – nicht zu locker oder zu fest – geknüpft. Der Faden soll möglichst kurz abgeschnitten werden, damit seine Enden nicht aus der Kompressionszone herausragen.

Bei Verwendung einer Tabakbeutelklemme werden erst zu diesem Zeitpunkt überschüssige Mukosaanteile entfernt.

Im nächsten Schritt wird nun der Plastikapplikator gegen eine Spezialfaßzange (Abb. 4), die am Mittelsteg des Valtrac-Ringes ansetzen und die für jeden Ringdurchmesser in 2 Ausführungen – gerade und abgewinkelt – verfügbar sind, ausgetauscht. Jetzt kann die Anastomose in analoger Weise komplettiert werden.

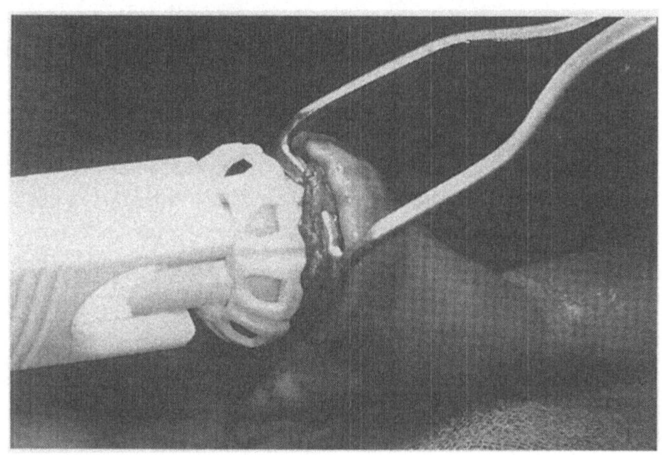

Abb. 4. Austausch des Ringapplikators gegen die entsprechende Faßzange

Vor dem Zusammendrücken erfolgt nochmals eine abschließende Kontrolle, bei der auf folgendes geachtet werden sollte:
- Ausriß der Tabakbeutelnähte,
- Entfernung überschüssiger Darmanteile,
- Darmverletzung,
- Torquierung.

Die Arretierung sollte mit besonderer Sorgfalt erfolgen, da zu großer Druck zu Nekrosen und konsekutiv zu Insuffizienzen, typischerweise proximal oder distal der eigentlichen Kompressionszone, führen kann. Das Zusammendrücken des Anastomosenringes erfolgt mit gleichmäßigem Druck beidhändig, am besten mit einem zwischen Finger und Darm befindlichen Bauchtuch (in Abb. 5 aus Übersichtsgründen weggelassen), um Drucknekrosen zu vermeiden. Dabei muß ein deutliches „Schnappen“ hörbar und/oder fühlbar sein. Die Überprüfung auf eine korrekte Arretierung erfolgt durch leichtes Ziehen an beiden Darmenden. Dichtigkeitsprüfungen in Form von Luftinsufflation oder Einfüllen von Blaulösung oder Wasser sind nicht routinemäßig erforderlich, allenfalls bei Unsicherheiten bei tiefer gelegenen und somit schlecht einsehbaren Anastomosen.

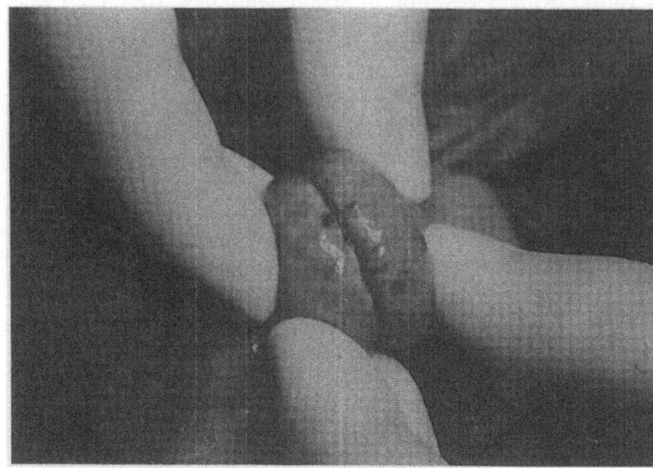

Abb. 5. Verschluß des Ringes durch vorsichtiges Zusammendrücken mit Daumen und Zeigefinger beider Hände. Der Ring rastet hörbar und fühlbar ein

Im Prinzip ist die Anastomose mit dem biofragmentierbaren Anastomosenring eine seroseröse Naht, was bedeutet, daß eine gute Adaptation der Serosa essentiell ist und unter allen Umständen erreicht werden muß. Im Falle einer Serosadehiszenz oder Serosaverletzung muß eine Übernähung mit einer resorbierbaren Naht (4.0 oder 5.0) erfolgen, alternativ kann auch eine Fibrinklebung oder eine Abdeckelung der Region mit Appendices epiploicae oder Peritoneum erfolgen.

Dokumentation

Die Operationen wurden von Chirurgen unterschiedlichen Ausbildungsgrades durchgeführt. Prospektiv wurden folgende Parameter festgehalten: intraoperativ die Art der Anastomose sowie die Größe des Rings und evtl. auftretende technische Schwierigkeiten. Folgende postoperativen Details wurden registriert: Der Zeitpunkt des ersten Stuhlganges, die radiologische Kontrolle der Anastomose um den 8. Tag durch wasserlösliche Kontrastmittel sowie Komplikationen wie Blutungen, Leckagen, Stenosen oder gestörte Darmmotilität.

Die Auflösung des Valtrac-Ringes wurde kontrolliert bei den ersten Patienten durch Röntgen-Abdomen-Leeraufnahmen zwischen dem 8. und 30. postoperativen Tag. Die Anastomosen der ersten 30 Patienten wurden zwischen 6 und 12 Monaten nach der Operation durch eine Röntgenkontrastmitteluntersuchung oder endoskopisch nachuntersucht.

Ergebnisse

Präoperative Daten

Daten zur Patienteninformation: Es wurden insgesamt 397 Patienten vom März 1989 bis April 1993 in die Studie aufgenommen. Bei diesen Patienten wurden 450 Valtrac-

Anastomosen angelegt, bei 41 Patienten 3 Anastomosen und bei 6 Patienten 4 Anastomosen. Die Indikationen zur Operation sind in Tabelle 1 und 2 angegeben. 159 Patienten wurden wegen einer gutartigen Erkrankung operiert: 14 hatten eine entzündliche Darmerkrankung, 4 eine ischämische Darmerkrankung, bei 12 lagen Ulzera vor, 8 Patienten wurden wegen einer Pseudozyste des Pankreas operiert, 46 wegen einer Divertikulitis, 26 hatten ein elongiertes Sigma, 22 einen Rektumprolaps; bei 27 weiteren Patienten lagen verschiedene gutartige Erkrankungen als Indikation zur Operation vor. 238 Patienten wurden wegen einer bösartigen Erkrankung operiert: 3 wegen eines distalen Ösophaguskarzinoms, 69 wegen eines Magenkarzinoms, 61 wegen eines Kolonkarzinoms, 47 wegen eines Sigmakarzinoms, 11 wegen eines Rektumkarzinoms, 12 wegen eines Pankreaskarzinoms und 12 wegen eines intestinalen Lymphoms; bei 23 Patienten kam wegen verschiedenartiger maligner Erkrankungen eine Operation in Frage.

Tabelle 1. Operationsindikation bei benignen Erkrankungen

Diagnose	Männlich	Weiblich	Patienten insgesamt
Entzündliche Darmerkrankung	6	8	14
Ischämische Darmerkrankung	3	1	4
Magenulkus	9	3	12
Pankreaspseudozyste	6	2	8
Divertikulitis	25	21	46
Sigma elongatum	3	23	26
Rektumprolaps	4	18	22
Diverse	11	16	27
Gesamt	67	92	159 (40%)

Tabelle 2. Operationsindikation bei malignen Erkrankungen

Diagnose	Männlich	Weiblich	Patienten insgesamt
Ösophaguskarzinom	2	1	3
Magenkarzinom	45	24	69
Kolonkarzinom	25	36	61
Sigmakarzinom	19	28	47
Rektumkarzinom	4	7	11
Pankreaskarzinom	7	5	12
Intestinale Lymphome	8	4	12
Andere Malignome	8	15	23
Gesamt	118	120	238 (60%)

Intraoperative Daten

Die Art und die Lokalisation der Anastomosen ist in Tabelle 3 dargestellt. Es wurden 191 Kolokolostomien durchgeführt, alle als End-zu-End-Anastomosen, 63 Jejunokolostomien (61 End-zu-End-, 2 Seit-zu-Seit-Anastomosen), 162 Anastomosen des Dünndarms (63 End-zu-End-, 105 End-zu-Seit- und 4 Seit-zu-Seit-Anastomosen), 24 Gastrojejunostomien, (12 End-zu-End-, 8 End-zu-Seit- und 4 Seit-zu-Seit-Anastomosen) sowie 10 Anastomosen im Magen-Darm-Trakt verschiedenster Art (Choledochojejunostomie, Zystojejunostomie). Die Gesamtzahl von 450 Anastomosen setzte sich zusammen aus 319 End-zu-End-Anastomosen, 118 End-zu-Seit-Anastomosen und 13 Seit-zu-Seit-Anastomosen.

Tabelle 3. Art und Lokalisation der BAR-Anastomosen

Lokalisation	Gesamt	End-End	End-Seit	Seit-Seit
Kolon-Kolon	191	191	0	0
Dünndarm-Kolon	63	61	0	2
Dünndarm-Dünndarm	162	53	105	4
Magen-Dünndarm	24	12	8	4
Diverse	10	2	5	3
Gesamt	450	319	118	13

Intraoperative Probleme

In 2 Fällen war der Verschluß des Anastomosenringes schwierig, wahrscheinlich weil der falsche Abstand der Kompressionszone gewählt wurde. In 3 Fällen waren die Ringgrößen nicht passend. Es ergaben sich 3 Serosaeinrisse und eine primäre Insuffizienz, d.h., die Anastomose war bei Kontrolle nicht wasserdicht. In 53 Fällen wurde eine zusätzliche Naht angelegt, um entweder die Tabakbeutelnaht zu korrigieren oder die Anastomose, in 8 Fällen wurde zusätzlich Fibrinkleber verwendet, in 9 Fällen Fibrinkleber und eine Naht. Zusammen ergibt dies 23% intraoperative „Korrekturen" zusätzlich zum Standardverfahren. Wenn man jedoch die Anzahl der Korrekturen pro Anastomose sieht, läßt sich eine Lernkurve feststellen mit Abnahme der Korrekturen nach 50 Anastomosen.

Postoperative Ergebnisse

Bei 6,4% der Anastomosen wurden radiologisch durch die routinemäßige Kontrastmitteluntersuchung Leckagen nachgewiesen, in 3,1% waren diese klinisch relevant (Temperatur >38 °C, Leukozyten >12000; Tabelle 4).

Tabelle 4. Leckagerate und -lokalisation nach BAR-Anastomosen

Lokalisation	n	Leckage (rad.) n	Leckage (klin.) n
Kolon-Kolon	191	24 (12,5%)	10 (5,2%)
Dünndarm-Kolon	63	3 (4,7%)	2 (3,1%)
Dünndarm-Dünndarm	162	1 (0,6%)	1 (0,6%)
Magen-Dünndarm	24	1 (4,2%)	1 (4,2%)
Diverse	10	0	0
Gesamt	450	29 (6,4%)	14 (3,1%)

Die Leckagerate war in der Kolokolostomiegruppe mit 12,5% radiologischen und 5,2% klinischen Insuffizienzen am größten, gefolgt von den Dünndarm-Kolon-Anastomosen mit 4,7% bzw. 3,1%. Bei den Dünndarm-Dünndarm-Anastomosen war 1 von 162 radiologisch und klinisch insuffizient (0,6%). Bei den Gastrojejunostomien ergab sich eine Insuffizienz bei 24 Anastomosen, die sowohl radiologisch als auch klinisch relevant war. Dabei handelte es sich um eine palliative Gastroenterostomie bei einem Patienten mit einer schweren Tumorkachexie auf dem Boden eines Magenkarzinoms.

Bei anderen Anastomosen, die während der gleichen Operationen durchgeführt wurden, ergaben sich jeweils 2 Insuffizienzen an einem Duodenalstumpf, 2 an einer Ösophagojejunostomie, je 1 in einem J-Pouch, bei einer Kolotomie, bei einer tiefen anterioren Resektion mit einem Stapler sowie eine Dünndarmperforation nach einer Adhäsiolyse.

Blutungen aus einer Valtrac-Anastomose wurden in 1 Fall bei einer Gastroenterostomie beobachtet. Zusätzlich gab es Nachblutungen jeweils aus einem J-Pouch, aus einer A. lienalis, bei einer Ösophagitis; einmal fand sich eine Hämorrhoidenblutung sowie 2mal eine Nachblutung nach einer Gastrektomie.

Intraoperativ verstarb kein Patient, 21 Patienten verstarben jedoch im postoperativen Verlauf an einer kardiorespiratorischen Insuffizienz, 4 Patienten entwickelten eine Pulmonalarterienembolie und verstarben ebenfalls.

Die erste Darmentleerung (Tabelle 5) fand durchschnittlich nach 5 Tagen statt (Spannweite 1–8 Tage); ein normaler Stuhlgang trat nach 7 Tagen auf (3–14 Tage); der erste Tee wurde durchschnittlich am 3. Tage gegeben (Spannweite 1–16 Tage); resorbierbare Kost erhielten die Patienten durchschnittlich am 7. Tag (3.–18. Tag), passierte Kost am 9. Tag (5.–26. Tag) und normales Essen am 11. Tag (7.–29. Tag).

Tabelle 5. Wiederaufnahme der Darmtätigkeit nach Erstellung von BAR-Anastomosen (n = 247)

Beginn der Darmtätigkeit	5. Tag (1– 8)
Normaler Stuhlgang	7. Tag (3–14)
Tee	3. Tag (1–16)
Flüssige Nahrung	7. Tag (3–18)
Schonkost	9. Tag (5–26)
Normalkost	11. Tag (7–29)

Die Auflösung des Valtrac-Rings fand, gemessen an den nativen Röntgenkontrollen des Abdomens, zwischen dem 8. und 30. Tag postoperativ statt.

Diskussion

Seit der ersten Veröffentlichung über die bioabsorbierbaren Ringanastomosen (BAR), in der der Valtrac-Ring in einer klinischen Studie angewendet wurde [8], wurden verschiedene experimentelle und klinische Studien durchgeführt, um diese neue Art von Anastomosen zu untersuchen. In experimentellen Ansätzen bei Hunden und Schweinen konnten Hardy et al. 1985 zeigen [7], daß eine Valtrac-Ring-Anastomose schneller und einfacher durchzuführen war als eine Anastomose durch eine fortlaufende Naht oder eine Stapleranastomose. Smith et al. [11] zeigten, daß die BAR-Anastomosen im Vergleich zur konventionellen Nahttechnik genauso sicher waren, auch wenn die Hunde mit 50 Gy präoperativ bestrahlt worden waren. Auch eine Vorbehandlung mit Kortison beeinflußte den Heilungsverlauf der BAR-Anastomosen im Hundeversuch nicht negativ [9].

Technische Probleme

Die ersten klinischen Studien wurden nur an Kolonanastomosen durchgeführt [2, 3, 8]. Während Hardy et al. 1987 keine Probleme bei den 24 Anastomosen festhielten [8], wurde in der amerikanischen Multicenterstudie in 6% über ein Problem oder eine Komplikation während der Herstellung der Anastomose berichtet, die in der Entfernung des Rings resultierte [3]. In 4% der Fälle wurde das Problem gelöst. Ähnliche Ergebnisse zeigten sich in der europäischen Multicenterstudie, wo 6,9% der Probleme spezifisch auf den BAR zurückzuführen waren [2]. Im Prinzip ergaben sich folgende Probleme: Der Ring war zu groß, um in das Lumen des Darms eingeführt zu werden, es kam zu einem Serosaeinriß, oder die Darmwände waren zu dick, um zwischen die beiden Pilzköpfe in geöffnetem Zustand eingebunden zu werden bzw. sie waren zu dick, um den Ring zu schließen.

In unserer eigenen Serie von 450 Anastomosen war es 2mal (0,4%) schwierig, den Ring zu schließen, da die falsche Ringgröße bezüglich der Kompressionszone gewählt worden war. In 3 Fällen (0,7%) war der Durchmesser des Ringes zu groß, und der Ring mußte ausgetauscht werden. 3mal (0,7%) kam es zu einem Serosaeinriß und einmal (0,2%) zu einer primären Insuffizienz. Alle Probleme wurden intraoperativ korrigiert. Das ergibt 2,0% „größere" intraoperative Probleme. Bei 53 Anastomosen mußte eine zusätzliche Naht gestochen werden, entweder um die Tabakbeutelnaht zu korrigieren oder um die Anastomose selbst zu sichern. Da die ersten 201 Patienten in einer anderen Klinik (FEK[1]) als die letzten 249 (CUW[2]) operiert wurden, beobachteten wir eine 2gipfelige Lernkurve, wenn wir die Anzahl der Korrekturen zum Maßstab des Lernverhaltens machten. Dieses zeigt eindeutig, daß mit zunehmender Erfahrung mit dieser Art von Anastomosen sowohl Korrekturen an der Tabakbeutelnaht als auch an der Anastomose selbst geringer werden. Dieser Faktor ist sicherlich auch von Bedeutung bei der Interpretation der amerikanischen und europäischen Multicenterstudien, da die durchschnittliche Zahl der Anastomosen pro Zentrum niedrig und die Erfahrung der einzelnen Operateure mit dieser Art von Anastomosen uneinheitlich war, bevor sie in die Studie eintraten [1]. Da die kommerziell verfügbaren Tabakbeutelnahtklemmen nicht bei allen Gelegenheiten zufriedenstellend arbeiten, empfehlen wir, diese Instrumente nur am Dünndarm anzuwenden (da diese Anastomosen i. allg. leicht zugänglich sind für Korrekturstiche) und bevorzugen eine handgenähte überwendliche Tabakbeutelnaht am Magen oder im Kolon. Eine absolut korrekte und sichere Tabakbeutelnaht ist unabdingbar bei Kompressionsanastomosen dieser Art,

1 FEK = Friedrich-Ebert-Krankenhaus Neumünster.
2 CUW = Chirurgische Universitätsklinik Würzburg.

da im Gegensatz zu einer zirkulären Stapleranastomose, bei der die Tabakbeutelnaht bei der Herstellung der Anastomose durch das zirkuläre Messer entfernt wird, bei den Kompressionsanastomosen die Tabakbeutelnaht ca. 8–10 Tage notwendig ist, um den Darm in der gewünschten Position innerhalb des Rings zu halten.

Leckagen

Die wichtigste postoperative Komplikation bei Darmanastomosen ist die Anastomoseninsuffizienz. Die Raten der Anastomoseninsuffizienz variieren in Abhängigkeit von der Lokalisation der Anastomose. In der ersten klinischen Anwendung durch den Inaugurator selbst [8] betrug die Rate der Anastomoseninsuffizienz 0% (0/27). Die amerikanische Multicenterstudie berichtet über eine Anastomoseninsuffizienzrate von 3% ohne signifikanten Unterschied zur Gruppe der Stapler- oder der Kontrollanastomosen [1]. In der europäischen Multicenterstudie werden 1,9% Anastomoseninsuffizienzen (2/101) angegeben, ohne daß es einen Unterschied zu den gestapelten oder den Handnahtanastomosen gibt [2]. Unsere eigenen Ergebnisse zeigen klinisch-relevante Anastomoseninsuffizienzen in 3,1% der Fälle und eine radiologische Insuffizienzrate von 6,4%. Insgesamt 9 der 29 radiologisch nachgewiesenen und 14 der klinisch insuffizienten Anastomosen mußten nachoperiert werden, kein Todesfall war auf eine insuffiziente Valtrac-Anastomose zurückzuführen. Die Zahl der 21 Todesfälle, die auf schwere kardiopulmonale Insuffizienzen zurückzuführen waren, sowie die 4 tödlichen Lungenembolien mögen darauf hinweisen, wie stark koexistierende Erkrankungen bei diesen Patienten die postoperativen Ergebnisse beeinflussen. Das mittlere Alter aller Patienten war vergleichbar zum Alter der Patienten in der Multicenterstudie mit 64 (Spannweite 20–88) bzw. 63 (Spannweite 17–90) Jahren [1, 2].

Blutungen

Die Rate von postoperativen Blutungskomplikationen im Bereich der Anastomosenregion ist in der gastrointestinalen Chirurgie sehr niedrig. Besonders invertierende Anastomosen müssen jedoch auf Blutungen hin kontrolliert werden. Die Zahl der Blutungen, die in der Literatur angegeben wird, variiert zwischen 0 und 3,7% für Kolon- und kolorektale Anastomosen, wenn funktionelle End-zu-End-Anastomosentechniken mit Stapler angegeben werden, und 6% für zirkuläre Anastomosen [6]. In der amerikanischen Multicenterstudie [1] wurde eine Blutungsrate von 1% für die BAR-Gruppe angegeben im Vergleich zu 0,3% der kombinierten Kontrollen. Es ergibt sich in der Publikation jedoch kein Hinweis für die Lokalisation der Blutungen. Blutungen wurden weder für die BAR-Gruppe noch für die Kontrollgruppe in der europäischen Multicenterstudie angegeben [2]. In unserer eigenen Serie von 450 BAR-Anastomosen war eine einzige Blutungskomplikation auf eine Valtrac-Anastomose zurückzuführen.

Stenosen

Die ersten 30 Patienten (bei allen waren Kolokolostomien durchgeführt worden) wurden routinemäßig innerhalb der ersten 6–12 Monate nach der Operation entweder durch eine Röntgenuntersuchung oder durch eine endoskopische Untersuchung nachuntersucht. Es wurde keine klinisch relevante Stenose beobachtet. Die Bildung von Stenosen tritt nach zirkulären Stapleranastomosen vorwiegend im proximalen Ösophagus oder im Rektum auf und findet sich normalerweise, wenn nicht technische Fehler unterlaufen sind, selten bei gastrointestinalen Anastomosen anderer Lokalisation. Da wir die Valtrac-Anastomosen nicht in diesen Bereichen durchgeführt haben, in denen sich normalerweise sehr gerne Stenosen entwickeln, kann eine abschließende Beurteilung dieser Problematik anhand unserer Untersuchungen nicht erfolgen.

Darmmotilität

Der Beginn der ersten Darmentleerung, so wie in unserer Studie festgehalten, läßt sich vergleichen mit den Zeiten, die normalerweise nach den verschiedenen Operationen angegeben werden. Es war kein Ileus auf eine Obstruktion durch einen Valtrac-Ring zurückzuführen. Bei 2 Gastroenterostomien ergaben sich verzögerte Magenentleerungen, wie man sie normalerweise bei Gastroenterostomien beobachtet. Bei Mehrfachanwendungen von Valtrac-Ringen ergab sich keine Komplikation durch ein Steckenbleiben von proximalen Valtrac-Ring-Resten in einem noch nicht aufgelösten distalen Ring. Es ist jedoch darauf hinzuweisen, daß besonders bei den Patienten, die in proximalen Positionen im Magen-Darm-Trakt, wie z.B. bei Jejunoduodenostomien, Duodenoduodenostomien oder Gastrojejunostomien, der Beginn der normalen Kost verzögert wurde. Dies spiegelt sich wider in der Zeit bis zur normalen Nahrungsaufnahme, die für die gesamte Gruppe der Mehrfachanastomosen, die überwiegend im oberen Gastrointestinaltrakt angelegt waren, durchschnittlich 15 Tage betrug.

Schlußfolgerung

Intestinale Anastomosen mit dem biofragmentierbaren Valtrac-Ring herzustellen, kann empfohlen werden als eine einfach zu lernende Technik, die es erlaubt, standardisierte Enteroanastomosen in den verschiedenen Regionen des Magen-Darm-Traktes durchzuführen. Stenosen oder postoperative Blutungsepisoden treten praktisch nicht auf, die Anastomosendehiszenzrate ist vergleichbar mit den Raten, die für gestapelte Anastomosen oder Handnahttechniken in den jeweils vergleichbaren Lokalisationen angegeben werden. Die Ergebnisse aus unserer prospektiven Studie erlauben die folgenden Schlüsse: Sowohl im Kolon und in den oberen und mittleren Regionen des Rektums als auch in der Dünndarmregion funktionieren die Kompressionsanastomosen ausgezeichnet und bieten eine attraktive Alternative zur Handnaht oder zur gestapelten Anastomose. Dies gilt besonders bezüglich der Zielkriterien Standardisierung, niedrige Komplikationsrate und Fehlen von Stenosen. Die Erfahrungen, die wir mit den Anastomosen im Bereich der Speiseröhre, des Magens und der Gallengänge haben, sind z.Z. noch zu gering, um allgemeine Rückschlüsse zu erlauben.

Literatur

1. Bubrick MP, Corman ML, Cahill CJ, Hardy TG, Nance FC, Shatney CH, BAR Investigating Group (1991) Prospective, randomized trial of the biofragmentable anastomosis ring. Am J Surg 161: 136–143
2. Cahill CJ, Betzler M, Gruwez JA, Jeekel J, Patel JC, Zederfeldt B (1989) Sutureless large bowel anastomosis: European experience with the biofragmentable anastomosis ring. Br J Surg 76: 344–347
3. Corman ML, Prager ED, Hardy TG Jr, Bubrick MP, Valtrac (BAR) Study Group (1989) Comparison of the Valtrac biofragmentable anastomosis ring with conventional suture and stapled anastomosis in colon surgery: Results of a prospective, randomized clinical trial. Dis Colon Rectum 32: 183–187
4. Czerny V (1896) Über die Verwendung des Murphyknopfes als Ersatz für die Darmnaht. Verh Dtsch Ges Chir XXV: 94–98
5. Denans FN (1826) Nouveau procédé pour la guérison des plaies des intestins. Recueil de la Société Royale des Médicine de Marseille (Séance du 24 fév. 1826, rédigé par M.P. Roux). Imprimerie d'Archard, Marseille pp 127–131
6. Gordon PH, Dalrymple S (1986) The use of staples for reconstruction after colonic and rectal surgery. In: Ravitch MM, Steichen FM (eds) Principles and practice of surgical stapling. Year Book Medical Publishers, Chicago London Boca Raton, pp 402–421
7. Hardy TG Jr, Pace WG, Maney JW (1985) A biofragmentable ring for sutureless bowel anastomosis. An experimental study. Dis Colon Rectum 28: 484–490
8. Hardy TG Jr, Aguilar PS, Stewart WRC (1987) Initial experience with a biofragmentable ring sutureless bowel anastomosis. Dis Colon Rectum 30: 55–61
9. Maney JW, Katz AR, Li LK, Pace WG, Hardy TG Jr (1988) Biofragmentable bowel anastomosis ring: Comparative efficacy studies in dogs. Surgery 103: 56–62
10. Murphy JB (1892) Cholecysto-intestinal, gastrointestinal, entero-intestinal anastomosis and approximation with sutures (original research). Med Rec 42: 665–676
11. Smith AD, Bubrick MP, Mestitz ST (1988) Evaluation of the biofragmentable anastomotic ring following preoperative irradiation to the rectosigmoid in dogs. Dis Colon Rectum 31: 5–9
12. Thiede A, Schubert G, Klima J, Schmidt L (1991) Enterale Anastomosen mit dem biofragmentablen Valtrac[R]-Ring. Chirurg 62: 819–824

Die AKA II-Kompressionsanastomose am Kolon und Rektum

E. Gross

Einleitung

Die Technik der Kompressionsanastomose hat mit der AKA-II-Methode der Kompression mit nicht-resorbierbaren Kunststoffringen und der BAR-Methode – der Kompression mit resorbierbarem Material – Eingang in verschiedene Kliniken gefunden und gehört dort zum Standardverfahren. Das Prinzip der AKA-II-Kompressionsanastomose besteht darin, daß 2 Plastikringe im Darmlumen die Darmresektionsränder komprimieren. Die Ringe mit einem schmalen Saum komprimierten Gewebes lösen sich ab dem 4. Tag von der Darmwand ab, so daß eine fremdkörperlose Anastomose entsteht. Der Einführung der AKA-II-Technik in die eigene Klinik gingen tierexperimentelle Untersuchungen voraus, die zeigten, daß eine nahtlose fremdkörperlose Anastomose einer konventionellen Anastomose hinsichtlich der Morphologie, der Anastomosenheilung und biomechanischer Parameter überlegen war [10]. Die klinische Anwendung erfolgt im Rahmen einer prospektiven Studie, deren Untersuchungsergebnisse hier wiedergegeben werden und die eine Fortsetzung klinischer Anwendung an 140 Patienten [9] darstellt, so daß nun die eigenen Erfahrungen mit dieser Technik auf der Anwendung bei 348 Patienten beruhen.

Operationsmethode

Die Operationsmethode ist detailliert beschrieben worden [7, 9] und soll daher hier nur in den wichtigsten Schritten dargestellt werden.

Die vorbereitenden Schritte für die Anastomosierung wie die Feinskelettierung der Resektionsränder und das Legen der Tabakbeutelnaht sind dieselben wie bei der Anwendung der zirkulären Klammernahttechnik. Auch die Handhabung des Anastomosengerätes unterscheidet sich nicht wesentlich von der zirkulärer Staplerinstrumente. Bei der Aproximierung der Plastikringe werden die für die Anastomosierung vorgesehenen Darmwandringe komprimiert. Ein Rundmesser schneidet während des Anastomosierungsvorganges gleichzeitig die zentralen Darmwandanteile mit den Saumnähten als Resektionsringe aus. Metallstifte verhindern ein Abgleiten der Darmwände aus der Kompressionszone, Metallstifte halten eine dosierte Kompression aufrecht (Abb. 1).

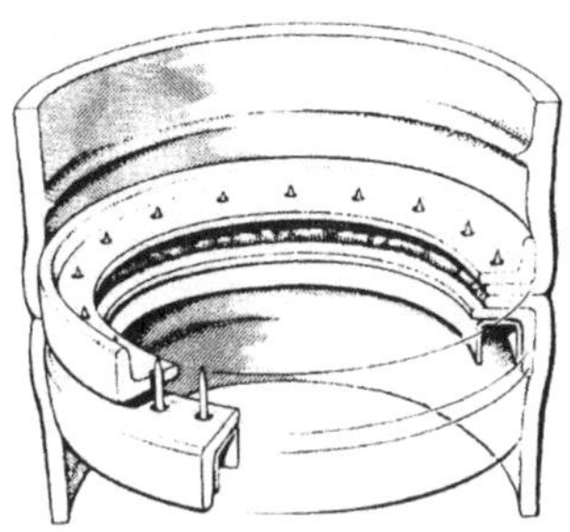

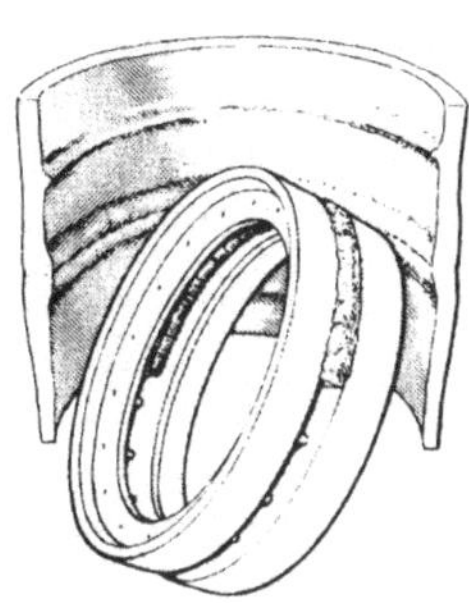

Abb. 1. Die Resektionsränder werden zwischen Plastikringen komprimiert. Die Kompressionsringe lösen sich mit dem schmalen Saum nekrotischen Gewebes von der Darmwand ab

Patienten

Die Technik der AKA-II-Kompressionsanastomose wurde bei 188 konsekutiv operierten Patienten angewandt, überwiegend nach Kolon- und Rektumresektionen wegen Rektum- und Sigmakarzinom oder Sigmadivertikulitis (Tabelle 1). Bei 74 Patienten wurde eine hohe anteriore Resektion, bei 59 eine tiefe anteriore Resektion und bei 45 eine Sigmaresektion vorgenommen (Tabelle 2). Im Falle einer kurativen Kolon- bzw. Rektumresektion wurden die untere Mesenterialarterie und -vene regelhaft stammnah unterbunden und die linke Kolonflexur mobilisiert. 35 Patienten erhielten bei der Kolon- und Rektumresektion primär eine protektive Kolostomie, darunter 16 Patienten wegen einer multiviszeralen Resektion und 8 Patienten wegen Ileus und perforierter Sigmadivertikulitis (Tabelle 3). Die perioperativen Maßnahmen entsprachen dem heute üblichen Standard. Orthograde Darmspülung am Tag vor der Operation oder bei Notfalleingriffen bzw. hochgradiger Stenose eine intraoperative Kolonlavage, eine Antibiotikaprophylaxe (1 g Methronidazol und 2 g Zephazolin 1mal präoperativ und 2mal postoperativ), Irrigation des Rektumstumpfes mit einer Zytozytenlösung (Polyvidon-Jod).

Tabelle 1. Indikation zur Kolon- und Rektumresektion

Rektumkarzinom	37
Sigmakarzinom	52
Adenome des Rektum und Sigma	9
Karzinome des Colon descendens	9
Lokale Rezidive	6
Sigmadivertikulitis	51
Andere	17
Morbus Crohn	7
Gesamt	188

Tabelle 2. AKA-II-Anastomosenoperationsverfahren

Tiefe anteriore Resektion	48
Hohe anteriore Resektion	74
Sigmaresektion	45
Subtotale Kolonresektion	6
Deszendorektostomie nach Hartmann-Operation	4
Gesamt	188

Tabelle 3. AKA-II-Anastomosenindikation zur primären Anlage einer protektiven Kolostomie

Indikationen	n
Multiviszerale Resektion	16
Ileus	6
Tiefe anteriore Resektion bei Risikopatienten	6
Morbus Crohn mit komplizierten Fisteln	1
Perforierte Sigmadivertikulitis	2
Sigmadivertikulitis mit Fisteln	1
Radiogene Fistel	1
Deszendorektostomie bei Risikopatienten	1
Immunsuppression	1
Gesamt	35

Untersuchungsmethoden

Prospektiv wurden folgende Untersuchungen vorgenommen:

Intraoperative Dichtigkeitsprüfung der Anastomose mit Polyvidon-Jod-Lösung, Gastrografinkontrasteinlauf am 12. postoperativen Tag oder früher, wenn klinisch der Verdacht auf Anastomosenheilungsstörung bestand,

Rektoskopie zwischen der 2. und 4. postoperativen Woche mit Bestimmung der Anastomosenhöhe.

Operationsletalität

Die Operationsletalität betrug 3,2% (6/188). Ein Patient verstarb an den Folgen einer Anastomoseninsuffizienz. Die Todesursache war bei je einem Patienten eine Aspiration und ein Myokardinfarkt am Tage nach der Operation. 2 betagte Patienten mußten längere Zeit beatmet werden und verstarben an einer Pneumonie. Dabei konnte eine lokale septische Komplikation wie eine Anastomoseninsuffizienz oder ein perianastomotischer Abszeß durch entsprechende Untersuchungen nicht nachgewiesen werden. Ein weiterer Patient verstarb an einer Sepsis unklarer Genese. Auch hier brachten die Untersuchungen keinen Hinweis auf eine lokale septische Komplikation (Tabelle 4).

Tabelle 4. Anastomosenhöhe und -insuffizienzrate

Anastomosenhöhe	Alle Patienten		Patienten ohne primäre protektive Kolostomie	
	n	%	n	%
< 5 cm	1/17	(5,8)	1/10	(10,0)
5–10 cm	1/47	(5,7)	1/41	(2,4)
< 10 cm	2/74	(2,7)	2/51	(3,9)
> 10 cm	3/114	(3,5)	4/102	(3,9)
Gesamt	5/188	(5,2)	6/153	(3,9)

Anastomosenfisteln

Klinisch-apparente Fisteln entstanden bei 3,2% der Patienten (6/188). Dabei entwikkelten 2 der 74 Patienten mit einer Anastomosenhöhe <10 cm (2,7%) und 4 der Patienten mit einer Anastomosenhöhe >10 cm (3,5%) eine Fistel. Die Fistelrate liegt bei jeweils 3,9% bei einer Anastomosenhöhe unter und über 10 cm Höhe, wenn die Patienten ausgeschlossen werden, bei denen eine primäre protektive Kolostomie angelegt wurde (Tabelle 4).

Im Gastrografin-KE am 12. postoperativen Tag kamen insgesamt 3 zusätzliche asymptomatische Fisteln zur Darstellung. Bei einem weiteren Patienten wurde eine asymptomatische Fistel 3 Monate nach tiefer anteriorer Resektion und protektiver Kolostomie wegen eines lokalen Rezidivs festgestellt. Bei routinemäßigen Gastrografien-Kolon-Kontrastuntersuchungen am 12. postoperativen Tag war diese Anastomose primär unauffällig.

Ein Patient mit Anastomoseninsuffizienz verstarb trotz lokaler Sanierung und Anlage einer Kolostomie an einem septischen Multiorganversagen. Bei 2 Patienten mit symptomatischen Anastomosenfisteln (Tabelle 5) war ein lokal fortgeschrittenes Rektumkarzinom reseziert worden. Bei beiden Patienten lagen zusätzlich Lebermetastasen vor. Bei einem dieser Patienten wurde die Fistel nach Anlage einer sekundären protektiven Kolostomie asymptomatisch. Bei einem weiteren Patienten mußte ebenso wie bei einem Patienten nach Rektopexie und Sigmaresektion sowie bei einem Patienten nach multiviszeraler Resektion eines Colon descendens-Karzinoms mit Dünndarmteilresektion und Pankreasschwanzresektion die Anastomose wegen Insuffizienz aufgehoben und der Rektumstumpf jeweils blind verschlossen werden.

Tabelle 5. Patienten mit symptomatischen Anastomosenfisteln

Lokal fortgeschrittenes Rektumkarzinom mit Lebermetastase	2
Lebermetastasen	1
Rektumkarzinom (Dukes B)	1
Rektopexie und Sigmaresektion wegen Rektumprolaps	1
Sigmadivertikulitis bei Niereninsuffizienz	1
Multiviszerale Resektion Dünndarm, Pankreasschwanz	1

Bei einem Patienten mit einer asymptomatischen Fistel entstand eine Anastomosenstenose, die mehrfach bougiert werden mußte.

Rektoskopisch fand sich in der Regel eine vollständige Epithelialisierung zwischen der 2. und 3. postoperativen Woche. Die Anastomose war zuweilen nur an der unterschiedlichen Faltung von Kolon- und Rektumschleimhaut zu erkennen.

Diskussion

Die experimentellen Untersuchungen belegen den Einfluß der Anastomosentechnik auf die Anastomosenheilung, wobei die Anastomosenheilung um so reaktionsärmer abläuft, je weniger traumatisierend die Anastomosentechnik ist. Zwischen Morphologie der Anastomosenheilung und biomechanischen Parametern besteht ein Zusammenhang. Dabei zeigten eigene tierexperimentelle Untersuchungen, daß eine sog. nahtlose Anastomose ohne jegliches Fremdmaterial [10] konventionellen, d.h. gut eingenähten einreihigen Anastomosen, nach morphologischen und biomechanischen Kriterien überlegen sind. Die Kompressionsanastomose kommt der bisher nur im Tierexperiment möglichen fremdkörperlichen Anastomose am nächsten, da das Fremdmaterial, die Kompressionsringe, passager am Darm verbleiben. Nach Ablösung der Ringe von der Anastomosenlinie resultiert eine Anastomose ohne jegliches Fremdmaterial. Die endoskopisch beobachtete frühzeitige Epithelabdeckung und die im Vergleich zu anderen Anastomosentechniken sehr geringe Rate an asymptomatischen Fisteln sowie Stenosen im eigenen Patientenkollektiv sind Hinweise für die biologischen Vorteile dieser Anastomosentechnik. Nachteile der Nahtadaptation bei konventioneller oder Klammernahttechnik wie Durchblutungsstörungen und Nekrosen sowie Bakterientransport entlang der Fäden oder Stichkanalinfektionen und Fremdkörperreaktionen entfallen.

Im Vergleich mit anderen Anastomosentechniken muß die Kompressionsanastomose an der Rate von Anastomoseninsuffizienzen bei sog. Risikoanastomosen, den tiefen kolorektalen Anastomosen, gemessen werden.

Die Rate klinisch-symptomatischer Anastomoseninsuffizienzen liegt nach Angaben der Literatur [1–6, 8, 12, 13] zwischen 3 und 30%, wobei allerdings die Anastomosenhöhe und protektive Maßnahmen wie Zäkalpolfisteln und protektive Kolostomien bei dem Vergleich verschiedener Patientenkollektive berücksichtigt werden müssen; denn Anastomosenfisteln bleiben in der Regel bei primärer protektiver Kolostomie symptomlos, so daß die Rate an klinisch-apparenten Fisteln hier naturgemäß niedriger ist [11]. Werden diese Faktoren bei der Auswertung der Literatur berücksichtigt, so liegt die Insuffizienzrate nach tiefer anteriorer Resektion ohne Anastomosenprotektion zwischen 8 und 30%. Im eigenen Patientenkollektiv ist die Anastomosenfistelrate bei einer Anastomosenhöhe von <10 cm und unter Ausschluß der Patienten mit primärer Kolostomie mit 3,9% (2/51) vergleichsweise niedrig. Im ersten eigenen Patientenkollektiv [9] von 140 Patienten betrug die Fistelrate 6,4% (6/124) und bei Patienten mit einer Anastomosenhöhe von <10 cm 10,7% (6/56). Die Verbesserung der Ergebnisse in dem jüngsten hier vorgestellten Patientenkollektiv ist sicher auch auf die zunehmende Erfahrung mit dieser Anastomosentechnik zurückzuführen.

Die Kompressionsanastomose ist wegen der lediglich temporären Implantation von Fremdmaterial insbesondere geeignet für kolorektale und kolokolische Anastomosen bei Morbus Crohn, da hier nicht-resorbierbares Fadenmaterial oder auch Metallklammern nicht verwandt werden sollten. Zu dem biologischen Vorteil der Kompressionsanastomose kommt ein operationstechnischer hinzu: Nach Fertigstellung der Anastomose kann diese durch die Entfernung des Anastomosengerätes nicht traumatisiert werden.

Diesem operationstechnischen Vorteil steht allerdings der Nachteil gegenüber, daß eine inkomplette Anastomose nicht übernäht werden kann, sondern aufgehoben und neu angelegt werden muß.

Nach der bisherigen klinischen Anwendung ist die Sicherheit der Technik der Kompressionsanastomose bei kolorektalen Anastomosen mindestens der zirkulären Klammernahttechnik ebenbürtig. Die frühzeitige Epithelabdeckung und die sehr niedrige Rate asymptomatischer Fisteln im Vergleich zur zirkulären Klammernahtanastomose sind Hinweise für eine biologisch vorteilhaftere Anastomosenheilung. Die Kompressionsanastomosentechnik am Kolon und Rektum kann damit als in der Klinik etabliert gelten.

Literatur

1. Antonson HK, Kronborg O (1987) Early complications after low anterior resection for rectal cancer using the EEA stapling device. Dis Colon Rectum 30: 579–583
2. Beard JD, Nicholson ML, Sayers RD, Lloyd D, Everson NW (1990) Intraoperative air testing of colorectal anastomoses: a prospective randomized trial. Br J Surg 77: 1095–1097
3. Beart WrW, Kelly KA (1981) Radomized prospective evaluation of the EEA stapler for colorectal anastomoses. Am J Surg 14: 143–147
4. Belli L, Beati CA, Frangi M, Aseni P, Rondinara GF (1988) Outcome of patients with rectal cancer treated by stapled anterior resection. Br J Surg 75: 422–424
5. Blamey SL, Lee PWR (1982) A comparison of circular stapling devices in colorectal anastomoses. Br J Surg 69: 19–22
6. Brennan SS, Pickfort IR, Evans M, Pollock AV (1982) Staples or sutures of colonic anastomosis – a controlled trial. Br J Surg 69: 722–724
7. Eigler FW, Gross E (1986) Die maschinelle Kompressionsanastomose (AKA-2) an Colon und Rektum. Ergebnisse einer prospektiven klinischen Studie. Chirurg 57: 230–235
8. Fielding LP, Stewart Brown S, Blesowsky L, Kearney G (1980) Anastomotic integrity after operations for large bowel cancer: A multicentre study. Br Med J 11: 411–414
9. Gross E, Eigler FW (1989) Die nahtlose Kompressionsanastomose am distalen Colon und Rektum. Chirurg 60: 589–593
10. Gross E, Schaarschmidt K, Donhuijsen K, Beyer M, Weidauer T, Eigler FW (1986) Die nahtlose Anastomose: Histologische, biomechanische und mikroangiographische Untersuchungen am Colon der Ratte. Langenbecks Arch Chir Suppl Chir Forum 277–281
11. Karania ND, Corder AP, Holdsworth PJ, Heald RJ (1991) Risk of peritonitis and fatal septicaemia and the need to defunction the low anastomosis. Br J Surg 78: 196–198
12. McGinn FP, Gartell PC, Clifford PC, Brunton FJ (1985) Staples or sutures for low colorectal anastomosis: A prospective randomized trial. Br J Surg 72: 603–605
13. Thiede A, Schubert G, Poser H, Jostarndt L (1984) Zur Technik der Rektumanastomosen bei Rektumresektionen. Eine kontrollierte Studie: Instrumentelle Naht versus Handnaht. Chirurg 55: 326–335

Pouchrekonstruktionen und anale Anastomosen

H. J. Buhr, A. J. Kroesen und J. Stern

Seit der Erstbeschreibung durch Parks u. Nicholls [22] im Jahre 1978 hat sich die Therapie der beiden gutartigen Darmerkrankungen Colitis ulcerosa und familiäre adenomatöse Polyposis coli (FAP) grundlegend gewandelt. Die anatomischen und physiologischen Erkenntnisse über das Sphinkterorgan, die kinderchirurgischen Erfahrungen mit analen Durchzugsoperationen und schließlich die verbreitete Anwendung des kontinenten Ileostomas nach Koch [14] bildeten die Voraussetzungen für den erfolgreichen ileoanalen Pouch.

Die Vorteile des ileoanalen Pouchs gegenüber der permanenten Ileostomie und der einfachen ileoanalen Anastomose bestehen darin, daß ein Reservoir gebildet wird, die äußere Intaktheit des Körpers gewahrt bleibt und die Kontinenz erhalten ist, womit Voraussetzungen geschaffen sind, die es dem kolektomierten Patienten ermöglichen, weniger beeinträchtigt zu leben.

Physiologische Voraussetzungen

Die Parameter Stuhlfrequenz und Kontinenz stellen 2 eng miteinander verbundene physiologische Anforderungen an ein ileoanal anastomosiertes intrapelvines Reservoir dar. Die Stuhlfrequenz wird hierbei durch das Pouchvolumen, das Pouchdesign, die Pouchmotilität und – allerdings nicht pouch-immanent – das Stuhlvolumen bestimmt. Wie mehrere Autoren [1, 17, 20] zeigen konnten, korrelieren Pouchvolumen und Stuhlfrequenz direkt (Abb. 1). Ebenso korrelieren die Pouchevakuation und Stuhlfrequenz. Untersuchungen mit radiomarkiertem Gel [19, 20, 27] wiesen nach, daß z.B. J-Pouchs sich ebenso vollständig entleeren wie ein gesundes Rektum. Die Evakuationsrate für Ileumpouchs – unabhängig vom Design – beträgt 60–70% (Abb. 2).

Die Überkontinenz (Evakuationsstörungen) stellt für besondere Pouchdesigns (S-Pouch, H-Pouch) ein besonderes Problem dar. Diese beiden Pouchdesigns werden End-zu-End ileoanal anastomisiert. Durch dieses Vorgehen erhält der Pouch einen nicht mit in den Pouch einbezogenen Auslaß (engl. spout). Dieser efferente Pouchschenkel ist hauptsächlich verantwortlich für Evakuationsprobleme und Stasen, da ein solcher efferenter Schenkel eine erhebliche Schrumpfungsneigung aufweist und damit die komplette Pouchevakuation behindert.

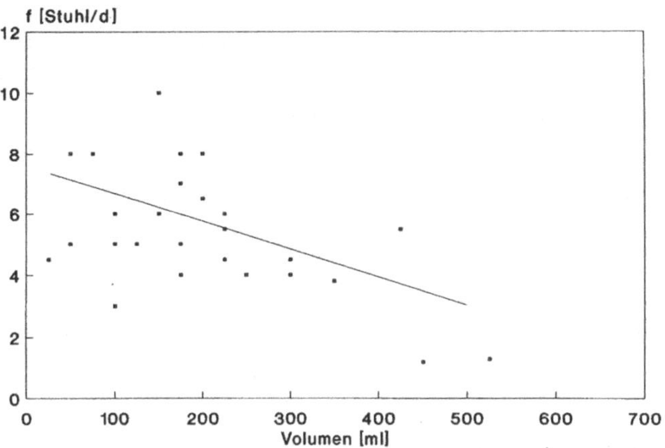

Abb. 1. Korrelation zwischen Pouchvolumen und Stuhlfrequenz 1 Jahr nach pouch-analer Anastomose (n=29; r=–0,406; p<0,01). (Nach Becker u. Raymond [1])

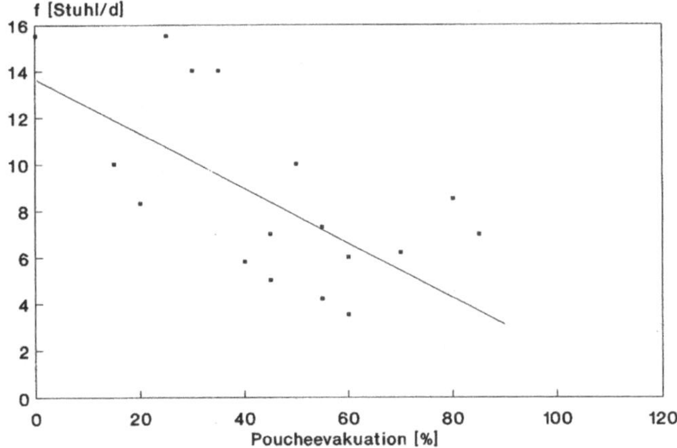

Abb. 2. Relation zwischen Grad der Pouchentleerung und Stuhlfrequenz (n=18; r=–0,62; p<0,01). (Nach Stryker et al. [27])

Die Pouchmotilität ist zwar mit der Stuhlfrequenz verbunden [20], hat jedoch keinen Einfluß auf die Pouchevakuation [27]. Pouches reagieren auf Distension ähnlich wie ein gesundes Rektum. Es wurden jedoch im Rahmen von Langzeitpouchmanometrien Motilitätsmuster mit einer sehr hohen Amplitude (<< als 50 mmHg) beobachtet. Diese pouch-immanenten Hochdruckwellen können durch zusätzliche Analsphinkterbelastung zu Inkontinenz führen [11].

Zusammenfassend sind die wichtigsten physiologischen Anforderungen an ein Pouchdesign:

1. Ein ausreichend großes Volumen ist Grundvoraussetzung für eine niedrige Stuhlfrequenz.
2. Eine möglichst komplette Pouchentleerung ist ebenfalls Grundvoraussetzung für eine niedrige Stuhlfrequenz. Um dies zu erreichen, sollte auf einen efferenten Schenkel verzichtet bzw. dieser möglichst kurzgehalten werden, da dies Evakuationsprobleme bewirken kann.

Pouchdesigns

Wie Abbildung 3 zeigt, brachte die chirurgische Herausforderung der ileoanalen Pouchanlage eine Vielzahl von verschiedenen Pouchformen hervor. Größere klinische Bedeutung erlangten jedoch nur der J-, S- und W-Pouch. Der J-Pouch wurde erstmalig 1980 von Utsunomiya et al. [29] beschrieben (Abb. 4). Es handelt sich um eine J-förmige einfache Auffältelung des terminalen Ileums, die Seit-zu-End ileoanal anastomosiert ist. Die Vorteile dieser Technik liegen in einer kurzen OP-Zeit [10], einer im Vergleich zu anderen Verfahren ähnlichen Komplikationsrate [5, 9], dem Fehlen von Evakuationsproblemen [27] und einem geringen Ileumverbrauch (ca. 30 cm). Das Reservoirvolumen ist jedoch besonders im Vergleich zum W-Pouch geringer. Eine

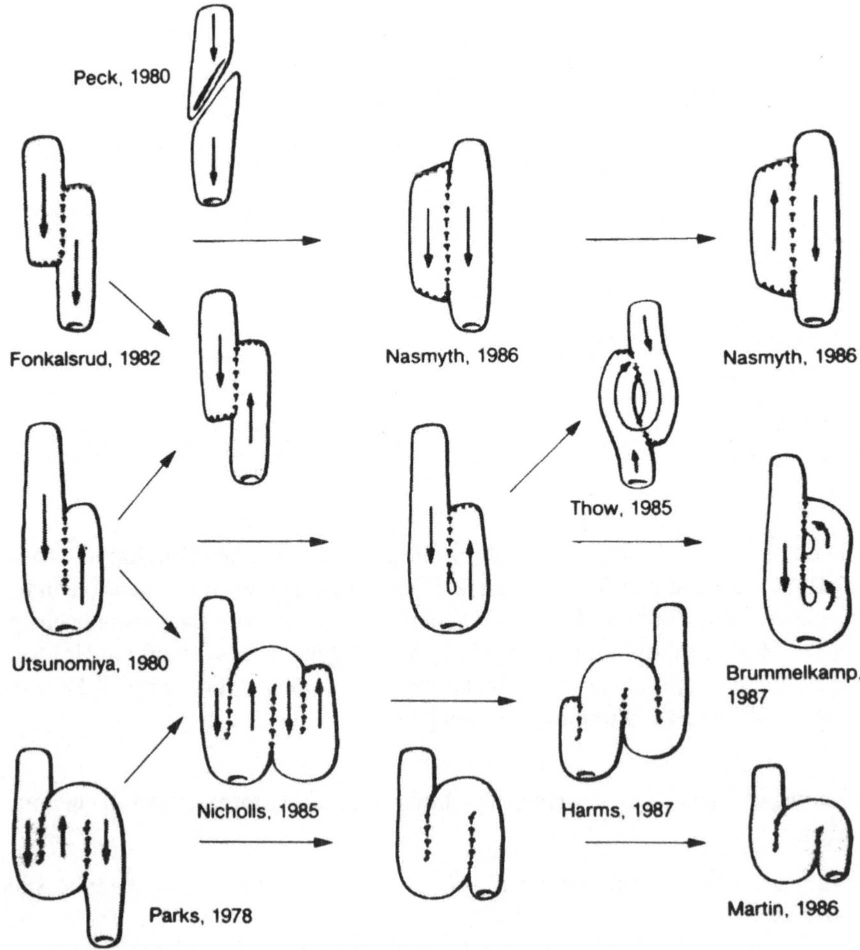

Abb. 3. Verschiedene in der Literatur beschriebene Möglichkeiten der Pouchkonstruktion. (Nach Herfarth u. Stern [8])

höhere Stuhlfrequenz resultiert daraus jedoch nicht, wie ein prospektiv randomisierter Vergleich zwischen J- und W-Pouch von Keighly et al. [10] zeigt. Der S-Pouch (Abb. 5), das erste beschriebene Pouchverfahren, wurde 1978 von Parks u. Nicholls [22] vorgestellt. Diese Pouchform wird durch ein S-förmig aufgefaltetes terminales Ileum gebildet und End-zu-End anastomosiert. Durch ein gutes Reservoirvolumen von ca. 400 ml [18] wird bei diesem Pouch eine niedrige Stuhlfrequenz erzielt. Allerdings kommt es durch den langen End-zu-End-anastomosierten Auslaß häufiger als bei anderen Pouchformen zu Evakuationsproblemen. Der Grund hierfür liegt darin, daß es im Bereich des Auslasses eher zu einer Schrumpfung des Rektumcuffes kommt (Abb. 6). Dies erforderte bei vielen S-Pouches eine große Anzahl von sog. Redo-Operationen zur Kürzung des Auslasses [4, 5].

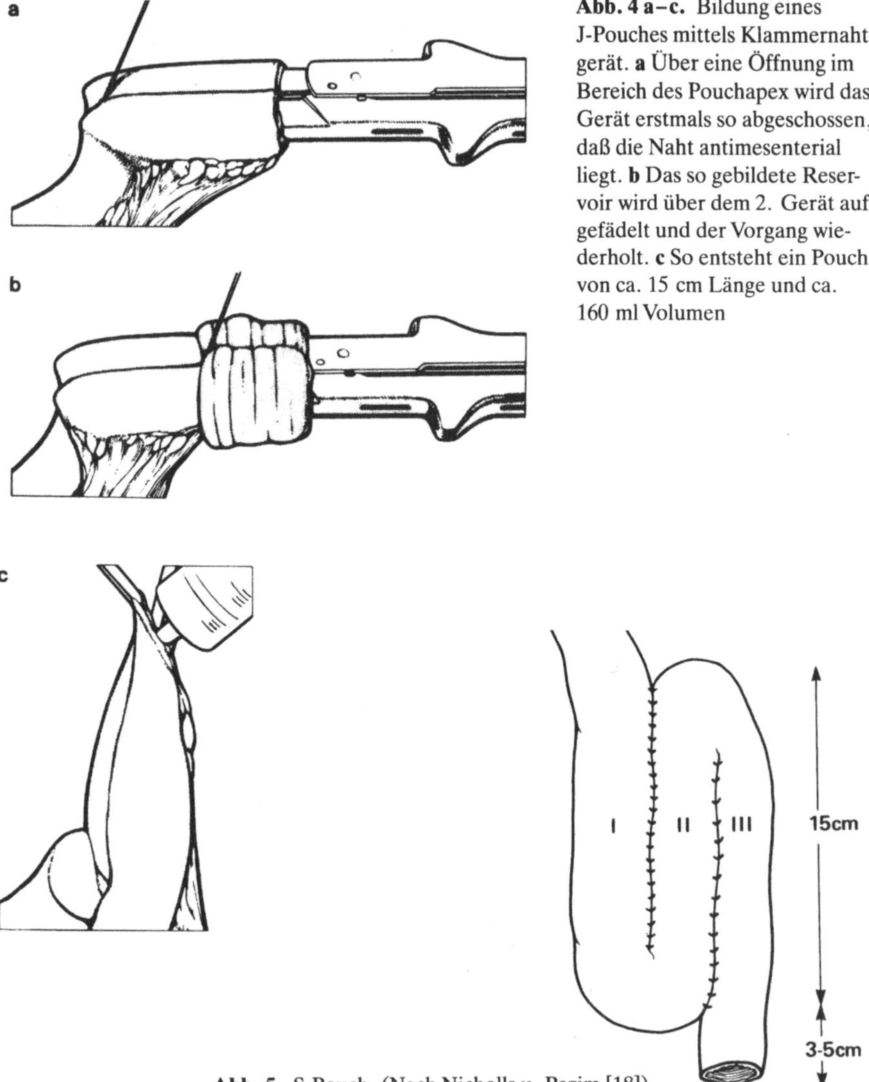

Abb. 4 a–c. Bildung eines J-Pouches mittels Klammernahtgerät. **a** Über eine Öffnung im Bereich des Pouchapex wird das Gerät erstmals so abgeschossen, daß die Naht antimesenterial liegt. **b** Das so gebildete Reservoir wird über dem 2. Gerät aufgefädelt und der Vorgang wiederholt. **c** So entsteht ein Pouch von ca. 15 cm Länge und ca. 160 ml Volumen

Abb. 5. S-Pouch. (Nach Nicholls u. Pezim [18])

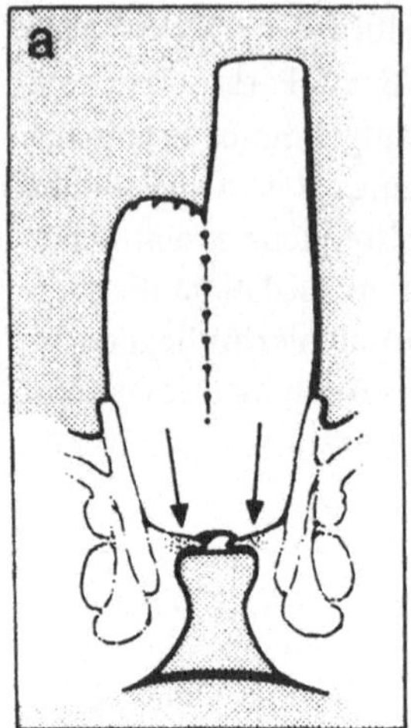

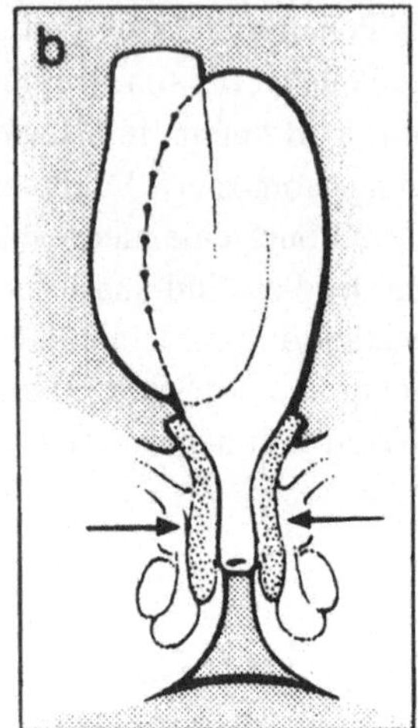

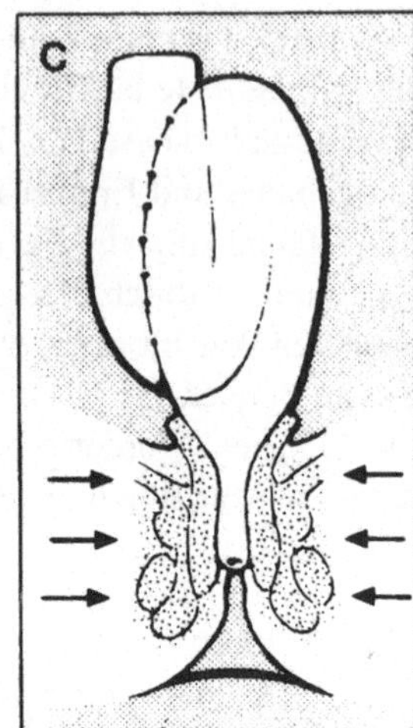

Abb. 6 a–c. Möglichkeiten der Stenosierung des Pouchauslasses. **a** Einfache kurzstreckige Anastomosenstenose. **b** Langstreckige Pouchauslaßstenose durch Schrumpfung des Rektumcuffs. **c** Langstreckige Stenose durch Vernarbung mit Funktionsminderung des Sphinktersystems nach septischer Komplikation im Bereich der Anastomose. (Nach Herfarth u. Stern [8])

Nicholls u. Pezim [18] stellten 1985 den W-Pouch (Abb. 7) vor. Durch eine 3fache Auffältelung des terminalen Ileums wird ein ca. 320 ml großes Reservoir geformt. Dieser Dünndarmbeutel löst die Nachteile des J- und S-Pouches. Er hat ein größeres Volumen als der J-Pouch, vermeidet jedoch die Evakuationsprobleme des S-Pouches durch eine Seit-zu-End-Anastomose. Nachteilig sind zum einen der große Verbrauch von ca. 50 cm Ileum und zum anderen die längere OP-Zeit, bedingt durch eine aufwendigere Technik.

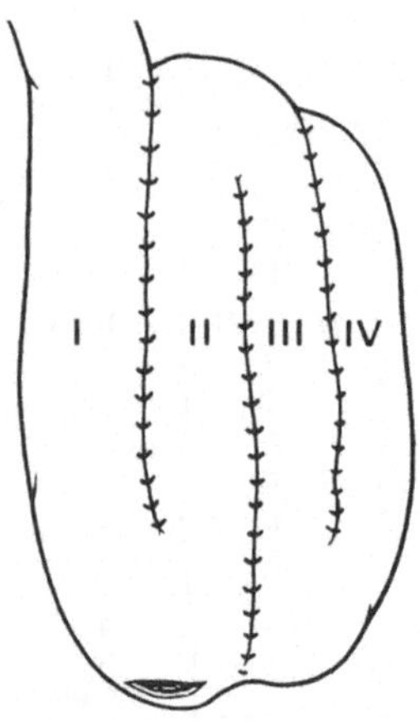

Abb. 7. W-Pouch. (Nach Nicholls u. Pezin [18])

Ergänzend sei die hauptsächlich von Fonkalsrud [3] angewandte Form des H-(L-)Pouches (Abb. 8) angeführt. Der Pouch wird zweizeitig gefertigt. Das Reservoir ergibt sich aus einer Seit-zu-Seit-Anastomose eines isoperistaltischen Ileumsegmentes, welches End-zu-End ileoanal anastomosiert wird. Die Nachteile des Verfahrens liegen in dem mehrzeitigen Vorgehen und, wie beim S-Pouch, in den Evakuationsproblemen durch den langen Auslaß, was auch bei diesem Verfahren eine hohe Zahl von Redo-Operationen zur Kürzung des Auslasses erforderte [4].

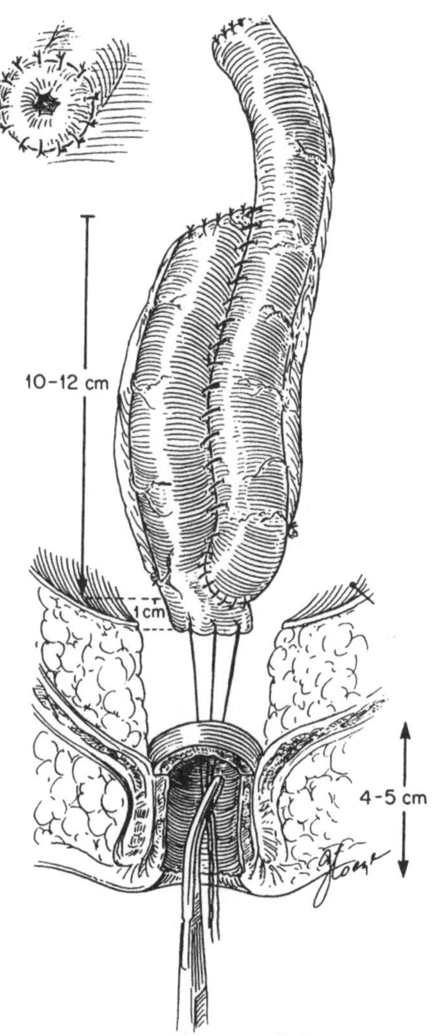

Abb. 8. H-Pouch. (Nach Fonkalsrud et al. [4])

Welches Pouchdesign?

In experimentellen Untersuchungen am Schweinedarm wurden durch Stern et al. [26] die verschiedenen Eigenschaften der Pouchdesigns herausgearbeitet und die Pouchfertigung durch Handnaht gegen die Staplertechnik verglichen. Verwendet wurden jeweils 40 cm Schweinedarm, was einem Ausgangsvolumen von 100 ml entspricht. Die verschiedenen Pouchdesigns waren zum einen der J- und Kock-Pouch als einfachere Designs und zum anderen der S- und W-Pouch als komplexere Designs. Die Handnaht erfolgte zweireihig fortlaufend mit 3·0 resorbierbarem Material. Als Nahtmaschinen kamen für den J-Pouch GIA-Apparate, für die Konstruktion der komplexeren Kock-, S- und W-Pouchdesigns TA-Stapler zur Anwendung. Die untersuchten Zielgrößen waren das Volumen und der operative Zeitaufwand. Alle Volumina der Handnahtgruppe (J-Pouch –15%; K-Pouch +2%; S-Pouch +22%; W-Pouch +24% des Ausgangsvolumens) liegen deutlich unterhalb der Volumina der Staplergruppe (J-Pouch +34 %; K-Pouch +18 %; S-Pouch +29%; W-Pouch +38% des Ausgangsvolumens). Im Vergleich zum Ausgangsvolumen ist besonders hervorzuheben, daß sich das Volumen durch den handgenähten J-Pouch um 15% verkleinert, beim Kock-Pouch weitestgehend gleich bleibt und beim S- und W-Pouch sich vergrößert. Unter Verwendung der Staplertechnik erreichte der J-Pouch ein dem W-Pouch vergleichbares Volumen.

Die Analyse des Zeitaufwandes für die verschiedenen Fertigungsmethoden zeigt eindeutig einen mehr als 50%igen Zeitgewinn. Selbst ein so kompliziertes Design wie der W-Pouch läßt sich immer noch zu 50% schneller fertigen als mit der Handnaht. Diese experimentellen Ergebnisse schlagen sich auch in unserer klinischen Erfahrung nieder. Von 1982 bis 1992 wurden 201 ileoanale Pouchanlagen vorgenommen. Seit 1989 wurde die Staplertechnik verwandt. Im Vergleich der OP-Zeit konnte an je 32 ileoanalen Pouchanlagen gezeigt werden, daß sich die OP-Dauer von 295 (Hand) auf 245 min (GIA) verminderte (Abb. 9). Stellt man die von 1978–1987 verwandten Pouchformen zusammen (nach [8]), so überwiegt eindeutig der J-Pouch (Tabelle 1). Seine Vorteile gegenüber anderen Pouchformen liegen in der kurzen OP-Zeit, der einfacheren Technik, der kurzen Länge an verbrauchtem Ileum und den guten funktionellen Langzeitergebnissen [9]. Aus den wenigen prospektiv vergleichenden Studien (Tabelle 2) läßt sich jedoch kein eindeutiges Plädoyer für eine bestimmte Pouchform ableiten.

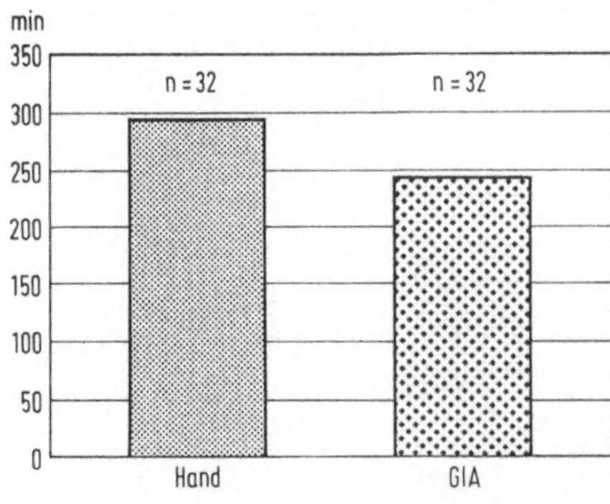

Abb. 9. Pouchkonstruktion – Auswirkung verschiedener Nahtmethoden im klinischen Vergleich. Eigenes Krankengut

Tabelle 1. In der Literatur publizierte Operationszahlen im Zeitraum 1978–1987. (Modifiziert nach Herfarth u. Stern [8])

Pouchdesign	n
J-Pouch	1759
S-Pouch	704
H-Pouch	212
W-Pouch	98

Tabelle 2. Verschiedene Pouchdesigns in vergleichenden Studien

Bewertung	n (Literaturstellen)	Autoren
S>J	3	Nicholls u. Pezim [18] Nasmyth et al. [16] Tuckson u. Fazio [28]
J=S	2	McHugh et al. [15] Pescatori et al. [21]
J>W	1	Keighly et al. [9]
W>S	1	Sagar et al. [24]
W>S>J	1	Nicholls u. Pezim [18]
W=S	1	Harms et al. [7]

Pouch-anale Anastomosen

Der 2. wichtige Teil der Operation ist die pouch-anale Anastomose zum Kontinuitätserhalt. Auch für diesen Abschnitt der Operation stehen mehrere technische Varianten zur Verfügung.

Zielgrößen einer ileopouch-analen Anastomose sind:

1. Eine möglichst geringe Schädigung des M. sphincter ani externus,
2. die Vermeidung von Komplikationen (Anastomosenstrikturen, -dehiszenzen, Fisteln, Sepsis).

Nicht eindeutig in der Literatur entschieden ist die Frage, ob eine komplette Mukosektomie durchgeführt werden sollte oder ein 2 cm langer Mukosaring bestehen bleiben soll. Für die radikale Mukosektomie spricht die restlose Irradizierung einer möglichen intestinalen Colitis ulcerosa-Manifestation [18]. Außerdem besteht bei Belassen der Kolonmukosa weiterhin das Risiko von epithelialen Dysplasien [6]. Nach anderen Autoren [9, 25] besteht der Vorteil eines 2 cm langen Mukosarestes in einer verbesserten analen Diskriminationsfähigkeit und Kontinenz.

Ein weiterer Streitpunkt ist die Notwendigkeit bzw. Länge eines Rektumcuffs. Wird ein Rektumcuff belassen, so beträgt die derzeitige Cufflänge 1,5–3 cm oberhalb des Analkanals [8]. Nach Grant et al. [6] besteht bei einem zu langen Cuff (<3 cm) eine erhöhte Sepsisrate.

Anastomosentechnik

Zur Anlage einer pouch-analen Anastomose stehen 4 verschiedene Verfahren zur Verfügung (Tabelle 3). Bei der handgenähten Anastomose wird zunächst eine Mukosektomie der Linea dentata durchgeführt und danach der Pouch transanal mit Einzelknopfnähten anastomosiert. Hierbei wird die Mukosa der Linea dentata mit einem Stück Sphinktermuskulatur gefaßt und dann die Pouchwand allschichtig gestochen ([8]; Abb. 10).

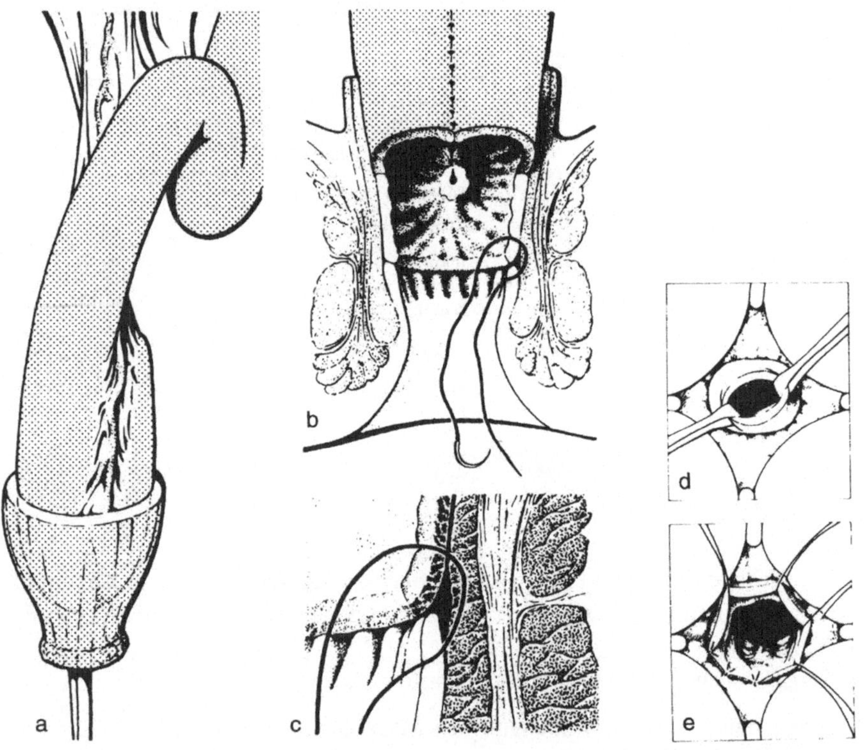

Abb. 10 a–e. Pouch-anale Anastomose. **a** Nach Einzug in den Rektumcuff Anastomosierung durch Einzelknopfnähte, **b und c** bei denen zunächst die Schleimhaut des Analkanals, dann ein Biß Sphinktermuskulatur und die Pouchwand allschichtig gestochen wird. **d und e** Es werden in der Regel ca. 16 Nähte für die Zirkumferenz benötigt. (Nach Herfarth u. Stern [8])

Bei der gestapelten pouch-analen Anastomose mit Mukosektomie wird das Rektum nach intersphinktärer Dissektion 0,5 cm oberhalb der Linea dentata abgesetzt und der freie Rand mit einer Tabakbeutelnaht allschichtig armiert. Daraufhin wird von transanal her der Pouch mit einem EEA-Klammernahtgerät anastomosiert. Durch die tiefe intersphinktäre Dissektion entfällt eine Mukosektomie im klassischen Sinne. Das gleiche Verfahren kann auch transanal durchgeführt werden, d.h. ohne Eversion

Tabelle 3: Übersicht der beschriebenen Anastomosenverfahren nach ileopouch-analer Anastomose

	Vorteile	Nachteile
Mit Mukosektomie		
a) Konventionell	Radikal	Zeit ↑
b) Transanal p.-String/EEA	Radikal	Zeit ↑
Ohne Mukosektomie		
a) Extraanal p.-String/EEA	Radikal	Zeit ↑
b) Double stapling (Roticulator/EEA)	Zeit ↓	nicht radikal

des Rektumstumpfes, wobei jedoch nicht die gleiche Radikalität wie bei tiefer intersphinktärer Dissektion erzielt werden kann. Ebenfalls weniger radikal ist das Vorgehen beim eigentlichen Double-stapling-Verfahren. Hierbei wird das Rektum tief durch eine gerade Staplernaht abgesetzt und durch den Rektumstumpf hindurch die EEA-Stapleranastomose vorgenommen (Abb. 11) [2, 23]. Seow-Cheon u. Nicholls [25] verglichen in einer prospektiv randomisierten Studie unter Verwendung des W-Pouches die handgenähte Anastomose mit Mukosektomie mit einer Stapleranastomose (Double-stapling-Anastomose) ohne Mukosektomie. Wie die Tabellen 4 und 5 zeigen, ergeben sich für beide Verfahren eine gleiche Komplikationsrate und gleiche klinische Funktion.

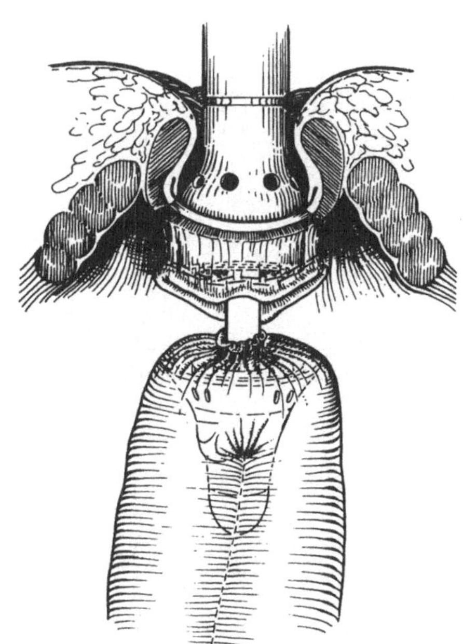

Abb. 11. Double-stapling. Situs von Anastomosierung. (Nach Kmiot u. Keighley [13])

Tabelle 4. Ileoanale Anastomose mit Handnaht und mit Mukosektomie im prospektiv randomisierten Vergleich zu Stapleranastomose ohne Mukosektomie. Komplikationen. (Nach Seow-Choen u. Nicholls [25])

	Handnaht	Stapler
n	15	17
Komplikationen	7	11
Pouchausbau	0	1
Anastomosenstriktur	1	4
Sepsis		
Mit Anastomosendefekt	2	3
Ohne Anastomosendefekt	1	1
Anastomosehöhe ab Linea dentata	Lin.dent.	2 cm

Tabelle 5. Ileoanale Anastomose mit Handnaht und mit Mukosektomie im prospektiv randomisierten Vergleich zu Stapleranastomose ohne Mukosektomie. (Funktionelle Ergebnisse). (Nach Seow-Choen u. Nicholls [25])

	Handnaht	Stapler
n	14	14
Stuhlfrequenz	4	4
Diskriminationsvermögen	8	10
Kontinenz		
Perfekt	11	12
Minor	3	2
Pouchintubation	1	0

Den gegenwärtigen Stand der Literatur berücksichtigend kann zusammenfassend festgehalten werden, daß es noch keine eindeutigen Standards für eines der angeführten Verfahren gibt. Für die Stapleranastomose sprechen die Zeitersparnis und einfache Handhabung. Demgegenüber steht jedoch ein im Vergleich zur Handnaht größerer Kostenaufwand. Unter den Staplinganastomosen ist die extraanale Stapleranastomose nach tiefer Rektumdissektion hervorzuheben, bei der eine konventionelle Mukosektomie wie bei der handgenähten Anastomose mit Mukosektomie erzielt werden kann. Das Für und Wider der Mukosektomie kann auch nicht eindeutig entschieden werden. Hervorzuheben ist jedoch, daß bei belassenem Mukosarest eine Triggerung extraintestinaler Colitis ulcerosa-Manifestationen möglich und ein Karzinomrisiko nicht sicher auszuschließen ist. Eindeutigere Erkenntnisse sind erst durch umfassendere prospektiv randomisierende Studien zu erheben.

Literatur

1. Becker IM, Raymond JL (1986) Ileal pouch-anal anastomosis. Ann Surg 204: 375
2. Braun J, Schumpelick V (1992) Die direkte ileumpouchanale Anastomose bei der Colitis ulcerosa. Chirurg 63: 361–367
3. Fonkalsrud EW (1982) Endorectal ileal pullthrough with ileal reservoir for ulcerative colitis and polyposis. Am J Surg 144: 81–86

4. Fonkalsrud EW, Duncan Phillips J (1990) Reconstruction of malfunctioning ileoanal Pouch procedures as an alternative to emanent ileostomy. Am J Surg 160: 245–251
5. Galandiuk S, Scott NA, Dozois RR et al. (1990) Ileal pouch-anal anastomosis – Reoperations for pouch-related complications. Ann Surg 212/4: 446–452
6. Grant D, Cohen Z, McHugh S, McLeod R, Stern H (1986) Restorative Proctocolektomy. Dis Colon Rectum 29: 27–32
7. Harms BA, Pahl AC, Starling JR (1990) Comparison of clinical and compliance characteristics between S and W ileal reservoirs. Am J Surg 159: 34–39
8. Herfarth Ch, Stern J, (1990) Colitis ulcerosa-Adenomatosis coli. Funktionserhaltende Therapie. Springer, Berlin Heidelberg New York Tokyo
9. Keighly MRB, Winslet MC, Flinn R, Kmiot W (1989) Multivariate analysis of factors influencing the results of restorative proctocolectomy. Br J Surg 76: 740–744
10. Keighly MRB, Yoshioka K, Kmiot W (1988) Prospective randomized trial to compare the stapled double lumen pouch and the sutured quadruple pouch for restorative proctocolectomy. Br J Surg 75: 1008–1011
11. Kelly KA, Pemberton JH, Wolff BA (1992) Ileal pouch-anal-anastomosis. Curr Probl Surg 29: 65–131
12. King DW, Lubowski DZ, Cook TA (1989) Anal canl mucosa in restorative proctocolectomy in ulcerative colitis. Br J Surg 76: 970–972
13. Kmiot WA, Keighley MRB (1989) Totally stapled abdominal restorative proctocolectomy. Br J Surg 76: 961–964
14. Kock NG (1966) Intra-abdominal 'reservoir' in patients with permanent ileostomy. Arch Surg 99: 223–231
15. McHugh SM, Diamant NE, Mcleod R, Cohen Z (1987) S-Pouches vs. J-Pouches. Dis Colon Rectum 30: 671–677
16. Nasmyth G, Williams NS, Johnston D (1986) Comparison of the function of triplicated and duplicated pelvic ileal reservoirs after mucosal proctectomy and ileoanal anastomosis for ulcerative colitis and adenomatous polyposis. Br J Surg 73: 361–366
17. Nicholls RJ (1987) Restorative proctocolectomie with various types of reservoir. World J Surg 11: 751–762
18. Nicholls RJ, Pezim NE (1985) Restorative proctocolectomy with ileal reservoir for ulcerative colitis and familial adenomatous polyposis: a comparison of three reservoir designs. Br J Surg 72: 470–474
19. O'Connell PR, Kelly KA, Brown ML (1986) Scintigraphic assessment of neorectal motorfunction. J Nucl Med 27: 460–464
20. Pemberton HJ (1991) Neorectum and assessment of anorectal function following surgery. In: Kumar D, Waldron DJ, Williams S (eds) Clinical measurement in coloproctology. Springer, Berlin Heidelberg New York Tokyo, pp 165–187
21. Pescatori M, Mattana C, Castagneto (1988) Clinical and functional results after restorative proctocolectomy. Br J Surg 75: 321–324
22. Parks AG, Nicholls RJ (1978) Proctocolectomy without ileostomy for ulcerative colitis. Br J Surg 65: 862–868
23. Raguse T, Braun J (1986) Zum Kontinenzerhalt im operativen Therapiekonzept der Colitis ulzerosa und adenomatosis coli et recti. Med Welt 37: 1353
24. Sagar PM, Holdsworth PJ, Godwin PGR, Quirke P, Smith AN, Johnston D (1992) Comparison of triplicated (S) and quadruplicated (W) pelvic ileal reservoirs. Gastroenterology 102: 520–528
25. Seow-Choen AT, Nicholls RJ (1991) Prospective randomized trial comparing anal function after hand sewn ileoanal anastomosis with mucosectomy versus stapled ileoanal anastomosis without mucosectomy in restorative proctocolectomy. Br J Surg 78: 430–434
26. Stern J, Hammer P, Buhr HJ, Herfarth Ch (1992) Operative design and suture technique influence volume and operation time of ileal pouches. Extr Ann Chir 46/10: 12
27. Stryker SJ, Kelly KA, Phillips SF, Dozois RR, Beart RW Jr (1986) Anal and neorectal function after ileal pouch-anal anastomosis. Ann Surg 203: 55–61

28. Tuckson WB, Fazio VW (1991) Functional comparison between double and triple ileal loop pouches. Dis Colon Rectum 34: 17–21
29. Utsunomiya J, Iwama T, Imajo M et al. (1980) Total colectomy, mucosal proctectomy, and ileoanal anastomosis. Dis Colon Rectum 23: 459–466

Klammernahtanastomosen im Kindesalter – eine sinnvolle Alternative?

J. Schleef, G. Steinau und G. H. Willital

Einleitung

Kolorektale Anastomosen lassen sich manuell durch Nähte in verschiedener Form, mechanisch mit Klammern [1] oder Kompressionsringen herstellen. Beim Erwachsenen hat sich die maschinelle Klammernaht nach kolorektalen Resektionen dabei der Handnaht als zumindest gleichwertig erwiesen [4]. Es lag somit nahe, auch im Kindesalter tiefe Kolonanastomosen mit Hilfe des Staplerverfahrens durchzuführen. Im Jahre 1989 berichtete Hohlschneider [3] über entsprechende Untersuchungen.

Die häufigste Indikation zur Resektion von Dickdarmanteilen im Kindesalter ist der Morbus Hirschsprung. Ziel des operativen Vorgehens nach Rehbein ist es, eine möglichst tiefe Resektion im Rektum durchzuführen und somit den aganglionären Darmanteil soweit zu resezieren, soweit es die anatomischen Strukturen im Becken erlauben, ohne daß es zu einer Beeinträchtigung des Kontinenzorganes kommt. Für dieses Verfahren scheint die Anwendung des zirkulären Staplers eine sinnvolle Alternative zu sein. Dennoch konnte die Stapleranastomose in der Kinderchirurgie bislang keine größere Verbreitung finden. Skepsis besteht hinsichtlich der Praktikabilität, der Langzeitergebnisse und der Stenosierungsgefahr. Desweiteren verhalten sich viele Kinderchirurgen auch deshalb zurückhaltend beim Einsatz dieser Technik, weil sie das Einbringen von nicht-resorbierbarem Fremdmaterial (Metallclips) für problematisch erachten.

In unserer Klinik führten wir im Zeitraum von 18 Monaten bei 19 Patienten eine Klammernahtanastomose durch. Die Indikation war in allen Fällen der Morbus Hirschsprung. Dabei wurden verschiedene Formen der Anastomose eingesetzt. Neben der konventionellen Technik wurde in 4 Fällen auch eine laparoskopisch-assistierte Resektion mit Double-stapling-Anastomose durchgeführt.

Patienten

Insgesamt wurden von uns über einen Zeitraum von 18 Monaten 19 Kinder mit einem Morbus Hirschsprung operiert, bei denen eine Klammernahtanastomose zum Einsatz kam. Das jüngste Kind war 9 Monate alt, das älteste 15 Jahre. Das mittlere Alter betrug $5{,}8 \pm 4{,}1$ Jahre (Median: 5 Jahre). In allen Fällen war die Diagnose histologisch und radiologisch gesichert worden. Die durchschnittliche Verweildauer im Krankenhaus betrug 13 Tage.

Technik

In Rückenlage und unter Polsterung des Gesäßes mit gespreizten Beinen wurde zunächst die Abdominalhöhle durch eine mediane Unterbauchlaparotomie eröffnet und der aganglionäre Anteil reseziert. Die Länge der Resektion wurde von seromuskulären Biopsien des proximalen Darmabschnittes abhängig gemacht. Diese Biopsien waren sowohl aus dem enggestellten, dem Übergangssegment und dem erweiterten Darmanteil entnommen worden. Zunächst wurden dann die embryonalen Verklebungen und ggf. auch die linke Flexur gelöst. Nach Eröffnung des Retroperitoneums erfolgte die Mobilisation des Rektums bis 1 cm oberhalb des Levatormuskels. Anschließend wurden 4 Haltefäden gelegt und die Resektion des aganglionären Segmentes gemäß den Schnellschnittuntersuchungen vorgenommen.

Die Klammernahtanastomose wurde in allen Fällen mit dem zirkulären Stapler angelegt. Dennoch kamen verschiedene Formen der Anwendung zum Einsatz. Bei 11 unserer Patienten führten wir eine typische End-zu-End-Anastomose mit zuvor angelegter proximaler und distaler Tabakbeutelnaht durch. Benutzt wurden Stapler, bei denen der „Kopf" abnehmbar war und getrennt eingeführt werden konnte. Damit kann vermieden werden, daß es zu Zug- und Scherbewegungen im Bereich der zu anastomosierenden Darmanteile kommt. Bei 5 Patienten führten wir das Gerät durch den Analkanal ein, die Anastomose wurde anterograd gestapelt. Bei dieser Technik ist der Durchmesser des benutzten Gerätes durch die Strukturen, muskulär und knöchern, des Beckenbodens vorgegeben. Das bedeutet, daß bei kleinen Kindern nur Geräte mit kleinem Durchmesser eingesetzt werden können. In unseren Fällen war das kleinste Gerät ein Stapler mit 21 mm Durchmesser.

Eine alternative Form der Anastomosentechnik bietet die Anwendung des Klammernahtgerätes in retrograder Form. Dabei wird der „Kopf" des Staplers in den distalen Rektumstumpf eingeführt, das Klammernahtgerät über eine kleine proximale, quer angelegte Kolotomie eingeführt. Bei dieser Technik kann das Gerät in der Regel mit einem deutlich größeren Durchmesser benutzt werden. Selbst bei der kleinsten Patientin konnten wir ein Klammernahtgerät mit einem Durchmesser von 25 mm spannungsfrei einsetzen. Die Kolotomie wurde mit Handnaht verschlossen. Der Heilungsverlauf war problemlos.

Als 3. Form der Anastomosentechnik benutzten wir die Double-stapling-Technik [6]. Diese Technik unterscheidet sich von den vorher beschriebenen Verfahren durch den Einsatz eines GIA-Gerätes zum Verschluß des Rektumstumpfes. Dabei kann auf das Anlegen einer distalen Tabakbeutelnaht verzichtet werden. Aufgrund der Größe des GIA-Gerätes kann dieses Verfahren jedoch nur bei größeren Patienten zum Einsatz kommen, da ansonsten die Resektion im Rektum nicht weit genug nach distal vorgenommen werden kann. Insgesamt kam dieses Verfahren in unserem Patientengut 8mal zum Einsatz, wobei in 4 Fällen eine laparoskopisch-assistierte Resektion vorgenommen wurde. Der jüngste Patient war 3 1/2 Jahre alt, der älteste 15 Jahre.

Die weitere operative Verfahrenswahl sowie der postoperative Plan entsprechen unserem Vorgehen bei handgenähten Anastomosen.

Eine routinemäßige postoperative Bougierung [3] wird bei uns nicht durchgeführt.

Ergebnisse

In keinem unserer Fälle kam es zu einer Insuffizienz der Anastomose. Eine Wundheilungsstörung konnte ebenfalls nicht beobachtet werden. In 1 Fall verlängerte sich der stationäre Aufenthalt durch eine postoperativ aufgetretene Pneumonie um 6 Tage. Diese konnte jedoch unter der Gabe von Antibiotika zur Ausheilung gebracht werden.

Alle Patienten werden in unserer Klinik in regelmäßigen Abständen kontrolliert. Dabei führen wir eine endoskopische Untersuchung durch. Röntgenkontrollen halten wir nur dann für indiziert, falls der Verdacht auf eine Insuffizienz bzw. andere Komplikationen erwartet werden können. Eine Routineröntgenuntersuchung wird in unserer Klinik angesichts der Strahlenbelastung nicht vorgenommen.

Im Rahmen der endoskopischen Kontrolluntersuchungen beobachteten wir in 5 Fällen eine Schwellung und Stenosierung innerhalb der ersten 12 Wochen. Funktionell bedeutsam war eine Stenose nur in 2 Fällen. In 1 dieser Fälle konnte durch eine regelmäßige Bougierung diese Stenose beseitigt werden. Zum Einsatz kam bei diesem Patienten ein 21 mm-Gerät. In dem anderen Fall mußte die Anastomose (25-mm-Stapler) im Rahmen eines erneuten operativen Eingriffes endoskopisch bougiert und das sich ausgebildete narbige Segel inzidiert werden. Danach war auch dieser Patient beschwerdefrei.

Bei Nachkontrollen nach 16 Wochen fanden wir in allen Fällen eine weite, nicht-stenosierte oder narbig verzogene, regelrechte Anastomose. Hinweise für eine narbige Stenose im Rahmen des Wachstums des Darmes fanden sich bislang nicht.

Anamnestisch bestanden bei 2 Kindern noch weiterhin Obstipationen, wobei passagere Obstipationszustände vorherrschend waren, die jedoch nach Nahrungsumstellung, milden Laxanzien oder Toilettentraining rasch verschwanden.

Diskussion

Der Erfolg der operativen Therapie des Megakolon-congenitum-Hirschsprung ist entscheidend von der Herstellung einer tiefen und ausreichend weiten Anastomose im Rektumbereich abhängig [2]. In Abhängigkeit von der Länge des belassenen Rektumstumpfes nehmen postoperativ Obstruktionserscheinungen zu [3].

Maschinelle Anastomosen sind wegen der engen Beckenverhältnisse schneller und sicherer durchführbar als Handanastomosen [5]. Neuralgische Punkte sind bei der Klammernahtanastomose die nicht größtmögliche Wahl des Kopfdurchmessers des Staplers, da der Analkanal und die Enge des verbliebenen Rektumstumpfes als limitierender Faktor für die Wahl der Größe anzusehen ist. Bei dem Vorschieben – selbst nach vorhergehender Bougierung – sind Verletzungen des Analbereiches und des Rektumstumpfes beschrieben worden [3].

Vorteile des anterograden Vorgehens sind: Ein größerer Durchmesser des Staplers kann zur Anastomosierung benutzt werden, der Operateur selbst kann die Anastomose herstellen, während sonst ein Assistent bei dem peranalen Durchführen das Gerät bedient und Verletzungen des Analkanals und des distalen Rektumstumpfes sind kaum mehr möglich. Nachteilig ist die Anlage der Inzision der Taenia libera im oralen Darmabschnitt anzusehen. Bei korrekter Durchführung des Verschlusses halten wir das Risiko einer Nahtinsuffizienz bzw. Stenosierung für gering.

Die Double-stapling-Technik bietet keinerlei Vorteile gegenüber den anderen Verfahren. Lediglich bei der laparoskopisch-assistierten Form der Operation ist sie bislang unseres Erachtens ohne Alternative.

Die Stenoserate ist nach unserer Meinung bei der Verwendung der hier beschriebenen Technik nicht höher als bei vergleichbaren handgenähten Anastomosen. Die zunächst im Rahmen von endoskopischen Kontrollen beobachteten Schwellungen und Einengungen im Bereich der Anastomosen sind nicht funktionell von Bedeutung, zeigen nach ca. 3 Monaten eine Rückbildung und verschwinden schließlich ganz. Diese Beobachtungen decken sich mit den von Mengel [5] gemachten Ausführungen.

Insgesamt halten wir die Stapleranastomose auch im Kindesalter für ein gutes, sicheres und praktikables Verfahren. Sorgfalt beim Einsatz und der Auswahl des Staplers sowie die hier beschriebene retrograde Technik bei sehr kleinen Patienten sind entscheidene Faktoren, die beim Einsatz dieses Verfahrens Beachtung finden sollten, um technisch bedingte Komplikationen zu vermeiden.

Literatur

1. Fazio VW (1991) Circular stapling techniques for low rectal and anal anastomosis, In: Ravitch MM, Steichen FM, Welter R (eds) Current practice of surgical stapling. Lea & Febiger, Philadelphia London, pp 273–284
2. Hofmann-von-Kapherr S (1982) Early complications of Hirschsprung's disease in the literature, In: Hohlschneider AM (ed) Hirschsprung's disease. Hippokrates-Thieme-Stratton, Stuttgart New York, p 243
3. Hohlschneider AM, Söylet Y (1989) Die anteriore Resektion nach Rehbein in der Behandlung des Megacolon congenitum Hirschsprung: Hand- oder Stapleranastomose – Eine vergleichende Studie. Z Kinderchir 44: 216
4. Lünstedt B, Engemann R, Thiede A (1993) Kontrollierter Vergleich der Handnaht mit der Klammernahttechnik und klinische Konsequenzen in der kolorektalen Chirurgie. In: Fuchs K-H, Engemann R, Thiede A (Hrsg) Klammernahttechnik in der Chirurgie. Springer, Berlin Heidelberg New York Tokyo, S 115–126
5. Mengel WC (1982) Freie Stapler-Anastomose beim Megacolon congenitum im Säuglingsalter. Eine Alternative zur Handanastomose. Langenbecks Arch Chir 358: 152
6. Wedell HG, Lux N, Reichmann J (1993) Double-Stapling-Technik bei der Rektumresektion. In: Fuchs K-H, Engemann R, Thiede A (Hrsg) Klammernahttechnik in der Chirurgie. Springer, Berlin Heidelberg New York Tokyo, S 127–135

Teil IV. Laparoskopische Techniken

Laparoskopische Nahttechniken am Magen

S. M. FREYS, K. H. FUCHS, G. BEESE und M. FEIN

Die laparoskopische Chirurgie wurde wie kaum eine andere chirurgische Technik zuvor in den letzten Jahren von vielen Chirurgen aufgegriffen. Insbesondere die laparoskopische Cholezystektomie hat sich inzwischen in den meisten Kliniken, in denen die Instrumente und Geräte zur Verfügung stehen, als das Routineverfahren zur Entfernung der Gallenblase bei symptomatischen Gallensteinträgern etabliert [3, 8]. Der vordergründige Vorteil der laparoskopischen Technik besteht im Vergleich zu herkömmlichen Operationsverfahren im geringeren Operationstrauma. Letzteres hat eine schnellere Rekonvaleszenzphase, geringeren Analgetikaverbrauch, schnellere Mobilisierung und schnellere Rückkehr zu Freizeitaktivitäten und Beruf zur Folge [2, 4, 8]. In der Magenchirurgie lassen sich natürlich ungleich schwieriger laparoskopische Techniken einsetzen. Trotzdem wird die zunehmende Erfahrung mit der laparoskopischen Vagotomie und Versorgung des perforierten Ulkus berichtet [1].

Die Magenresektionsverfahren in der laparoskopischen Technik sind bisher auf wenige Zentren beschränkt. Eine Voraussetzung für laparoskopische Nahttechniken am Magen ist die Kenntnis und das Training aller minimal-invasiven Naht- und Knüpftechniken.

Naht- und Knotentechniken

Viele der bis jetzt bekannten laparoskopischen Naht- und Knotentechniken gehen auf Semm zurück [6, 7]. Die wichtigsten dieser Verfahren seien hier nachfolgend erwähnt: die Anwendung der Roeder-Schlinge, die Übernähung mit anschließendem intrakorporalem herkömmlichem Instrumentenknoten, die Übernähung mit dem intrakorporalen Instrumentendrehknoten, die Übernähung mit Hilfe der Endonaht und mit der extrakorporalen Knotung, die Endoligatur sowie die Kombination von Naht-und Cliptechnik als Kompromiß.

Übernähung mit intrakorporalem herkömmlichem Instrumentenknoten

Zum Verschluß einer Inzision des Magens kann eine Übernähung mit einem intraabdominellen herkömmlichen Instrumentenknoten notwendig sein (Abb. 1).

Inzwischen werden auch für diesen Fall von der Industrie entsprechend kurze Fäden mit resorbierbarem oder nichtresorbierbarem Material in verschiedenen Fadendurch-

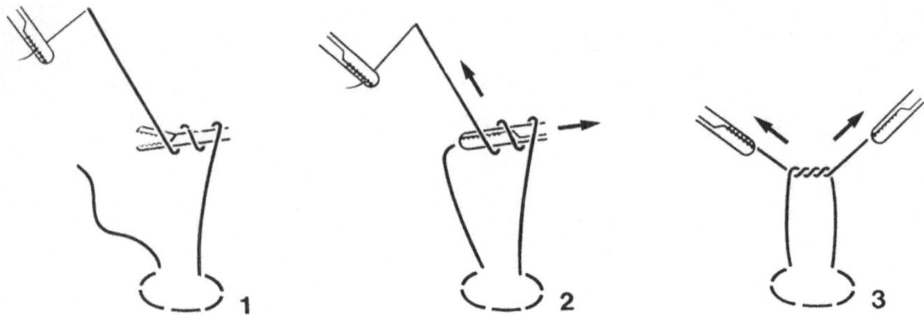

Abb. 1. Intrakorporaler Instrumentenknoten

messergrößen angeboten. Begonnen wird mit dem Einbringen des Nahtmaterials mit Hilfe des Nadelhalters.

Es ist sinnvoll, den Faden mit dem Nadelhalter zu fassen und über einen 10-mm-Zugang mit Hilfe einer Reduzierhülse in die Peritonealhöhle einzuführen. Einige Autoren bevorzugen einen 3-mm-Nadelhalter, um durch einen 5-mm-Trokar arbeiten zu können. Dies ist in manchen Fällen sicher sinnvoll. Erfahrungsgemäß ist der Umgang mit dem 3-mm-Nadelhalter aufgrund seiner mangelnden Schaftstärke jedoch nicht so gut wie mit einem 5-mm-Nadelhalter. Bei laparoskopischen Operationen am Magen empfiehlt sich deswegen die Arbeit über 10-mm-Trokare wie auf S. 217 beschrieben. Es ist intraabdominell unbedingt auf die Nadel zu achten und diese möglichst immer sicher im Blickfeld zu behalten. Ein 2. Trokar, über den eine Faßzange zum Assistieren des Nahtvorganges eingeführt werden muß, ist Voraussetzung. Für die Naht kann man sowohl gerade Nadeln, sog. Schlittennadeln oder Skinadeln, aber auch herkömmliche gebogene Nadeln verwenden. Inzwischen gibt es auch für die Laparoskopie Nadelhalter, die ein einfaches Arbeiten mit allen Nadelsorten erlauben. Das sichere Fassen von Rundnadeln läßt noch zu wünschen übrig.

Die intraabdominelle Übernähung einer Mageninzision wird in typischer Weise durchgeführt und dann ebenfalls in typischer Weise ein Instrumentenknoten vorgenommen, der zunächst das 2fache Umschlingen des Fadens um den Nadelhalter und das anschließende Durchziehen des gegenseitigen Fadens beinhaltet. 1 oder 2 gegenläufige Schlingen sichern den Knoten. In gleicher Weise lassen sich selbstverständlich mehrere Einzelknopfnähte und auch fortlaufende Nähte anfertigen.

Übernähung mit intrakorporalem Instrumentendrehknoten

Eine Alternative zum herkömmlichen Instrumentenknoten bietet diese Knotentechnik. Die einzelnen Schritte sind in Abb. 2 im Detail dargestellt.

Diese Schritte lassen sich mit allen Nadeln durchführen. Hierbei wird die Übernähung in herkömmlicher Weise durchgeführt. Im Gegensatz zum Instrumentenknoten verbleibt ein Fadenende durch den 10-mm-Trokar und die Reduzierhülse nach außen. An diesem Fadenende hat der Operateur die Möglichkeit, während des Nahtvorganges die Naht immer wieder zu straffen, so daß sich dieser Knoten anbietet, wenn z.B. eine gewisse Spannung auf den zu vereinigenden Wundrändern oder Gewebestruktu-

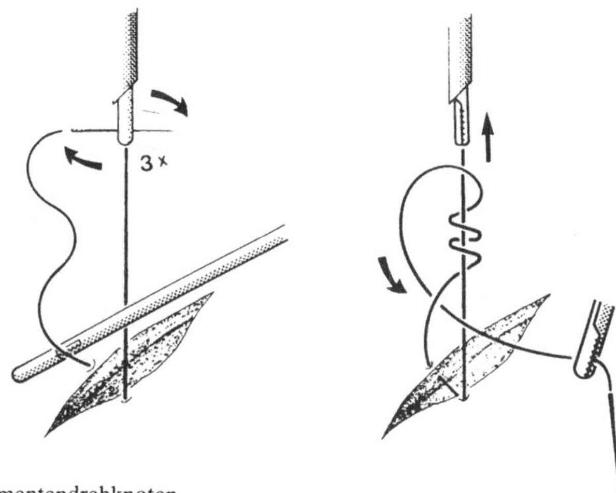

Abb. 2. Instrumentaler Instrumentendrehknoten

ren besteht. Nachdem die Wundränder gefaßt sind, wird die Nadel im 90°-Winkel vom Nadelhalter gefaßt und 3mal um das nach außen führende, straff gehaltene Fadenende gewickelt. Im Bereich der Wundränder wird eine Faßzange durch die noch offene Schlinge gehalten. Diese Faßzange nimmt nach der Wickelung das Fadenende mit Nadel auf und zieht es zur Vervollständigung der Schlinge durch. Nun kann entweder über das äußere Fadenende oder nach Durchtrennung des Fadens auch innen mit dem Nadelhalter die Schlinge dicht gezogen werden und anschließend eine Gegenschlinge zur Vervollständigung des Knotens aufgebracht werden.

Übernähung mit Endonaht und extrakorporaler Knotung

Die Endonaht mit extrakorporaler Knotung ist besonders dann indiziert, wenn Wundränder oder Gewebestrukturen adaptiert werden sollen, die unter einer gewissen Spannung stehen, da man bei dem extrakorporal angelegten Knoten und dem anschließenden Herunterführen des Knotenschiebers die Wundränder mit großer Spannung miteinander verbinden kann. Auch für diese Technik hält die Industrie inzwischen eine Vielzahl von resorbierbaren und nichtresorbierbaren Nahtmaterialien mit verschiedenen Nadeln und Knotenschiebern bereit. Bei dieser Technik wird der Faden mit dem Nadelhalter hinter der Nadel gefaßt und über einen 10-mm-Trokar mit Reduzierhülse in die Peritonealhöhle vorgeschoben. Der Knotenschieber verbleibt mit dem langen Ende des Fadens vor dem Bauch. Nun wird die entsprechende Naht vorgelegt und mit Hilfe einer Faßzange und Nadelhalter vorgenommen. Nach Abschluß der Naht übernimmt der Nadelhalter wieder den Faden kurz hinter der Nadel, und dieses Fadenende wird über denselben Trokar wieder herausgezogen. Die Faßzange kann durch Nachziehen des freien Endes, an dem der Knotenschieber befestigt ist, das Durchziehen der Naht erleichtern. Nachdem Nadelhalter und Nadel am äußeren Ende der Reduzierhülse erscheinen, muß ein Assistent die 5-mm-Öffnung der Reduzierhülse mit dem Zeigefinger abdichten (Abb. 3).

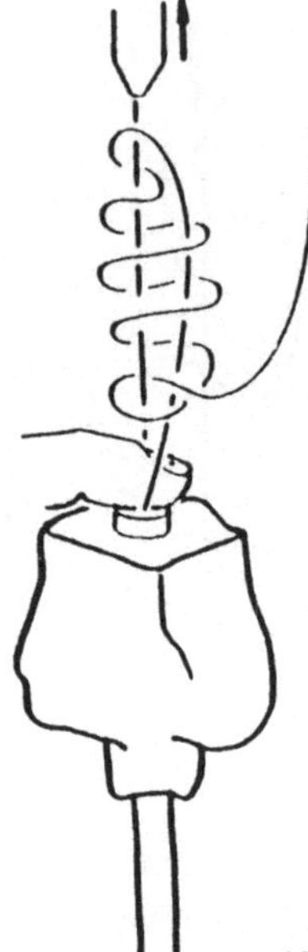

Abb. 3. Extrakorporale Knotentechnik

Nun wird die Nadel abgeschnitten und extrakorporal vom Operateur ein Roeder-Knoten angefertigt. Hierbei gilt es, durch jeweils 2 halbe Schlingen und die mehrfache Umwickelung des zurücklaufenden Fadens einen sicheren Knoten anzufertigen, der aber gleichzeitig im Sinne eines Henkerknotens ein glattes Durchlaufen des zurückziehenden Fadens erlaubt. Das Vorlegen eines solchen Knotens mit modernem monofilem Nahtmaterial hat sich als schwieriger erwiesen als die Anfertigung eines solchen Knotens mit dem herkömmlichen Catgutfaden, wie er in der Gynäkologie vielfach Verwendung gefunden hat. Es ist ratsam, hier 1 oder 2 Schlingen bzw. Umwickelungen mehr anzufertigen und den Knoten vorher so dicht wie möglich zu ziehen, bevor er mit dem Knotenschieber in den Bauchraum eingeschoben wird. Auch sollten bei Verwendung dieses Nahtmaterials die Fadenenden etwas länger abgeschnitten werden, um ein Aufrutschen des Knotens zu verhindern.

Operative Technik der laparoskopischen Fundoplicatio

Eine Technik, die sich bereits in einigen Kliniken zum laparoskopischen Routineverfahren etabliert hat, ist die laparoskopische Fundoplicatio [5].

Nach der üblichen Herstellung eines Pneumoperitoneums wird eine 10-mm-Optik über einen supraumbilikalen Trokarkanal in die Bauchhöhle eingebracht. Für diese Eingriffe bevorzugen wir eine 30°-Optik, um so mühelos, z.T. auch über wechselnde Trokarpositionen die Region hinter der Speiseröhre und den thorakalen Bereich bei der Mobilisierung des Ösophaqus zu erreichen.

Die Abbildung 4 demonstriert Arbeitsplatzorganisation und Trokarpositionen aller notwendigen Zugänge. Über den rechtslateralen Trokarkanal wird der Organretraktor eingebracht und der linke Leberlappen weggehalten. Die Babcock-Faßzange über den linkslateralen Trokarkanal kann den Magenfundus nach linkslateral und kaudal anspannen. Zunächst muß eine genaue Inspektion des Magens und des gastroösophagealen Überganges vorgenommen werden.

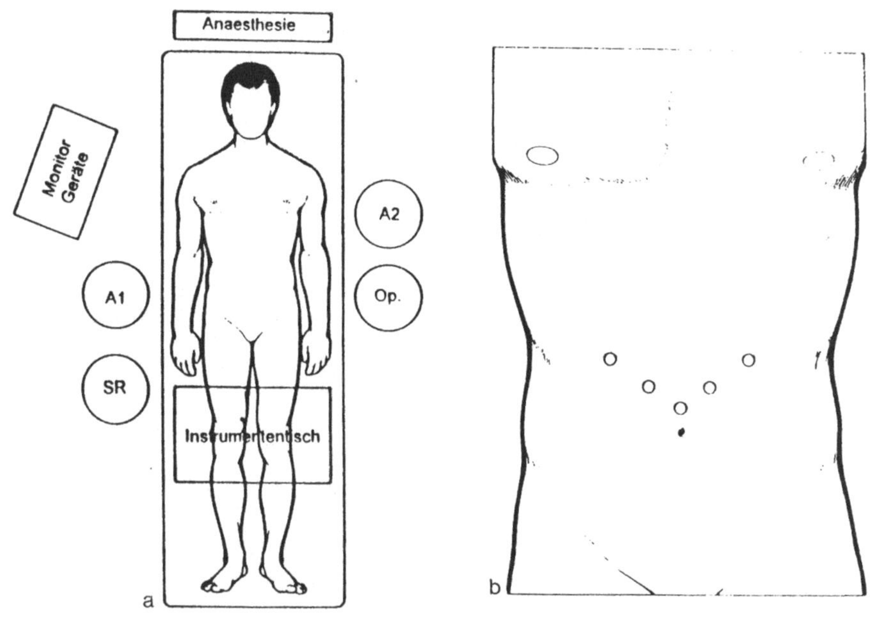

Abb. 4.a Arbeitsplatzorganisation, **b** Trokarposition

Sodann wird begonnen, durch Inzidieren der phrenikoösophagealen Membran den unteren ösophagealen Sphinkter von links nach rechts freizupräparieren und die Sphinkterregion komplett darzustellen. Dabei wird das vor der Kardia liegende Fettkissen entfernt. Der Gewebestrang mit den Vagusästen wird nach rechts abgeschoben. Wie bei der offenen chirurgischen Technik wird mit Schere, Faßzange und Präpariertupfer gearbeitet.

Der nächste Schritt ist das dorsale Umfahren des Ösophagus. Dies gelingt mit einiger Übung rasch mit seitlich ausfahrbaren Präparierzangen. Mit letzteren kann die Speiseröhre leicht mit einem Gummizügel angeschlungen werden. Fortan läßt sich die Speiseröhre mit dem Zügel in jede gewünschte Position ziehen. Nun folgt die Mobilisierung des distalen Ösophagus und somit des gesamten Sphinkters, um diesen sicher in den abdominalen Bereich zu bringen. Es schließt sich die Mobilisierung des Fundus an. Das Ausmaß dieser Mobilisierung ist abhängig vom gewählten Verfahren.

Bei der 360°-Fundoplicatio nach Nissen (Abb. 5) halten wir eine vollständige Mobilisierung des Fundus mit Durchtrennung und Verschluß der Vasa gastrici breves für notwendig, um eine lockere Manschette um den unteren ösophagealen Sphinkter spannungsfrei legen zu können. Hierzu wird über den rechtslateralen Trokar, der sonst den Organretraktor hält, eine Babcock-Faßzange eingebracht, die den Magen nach rechts anspannt. Durch eine weitere Babcock-Faßzange kann das Lig. gastrolienale auf der linken Seite angespannt werden. Auf diese Weise kann nun über die beiden paramedianen Trokarhülsen schrittweise die Dissektion erfolgen. Die Gefäße werden freipräpariert und dann zwischen doppelten Clips nach beiden Seiten durchtrennt.

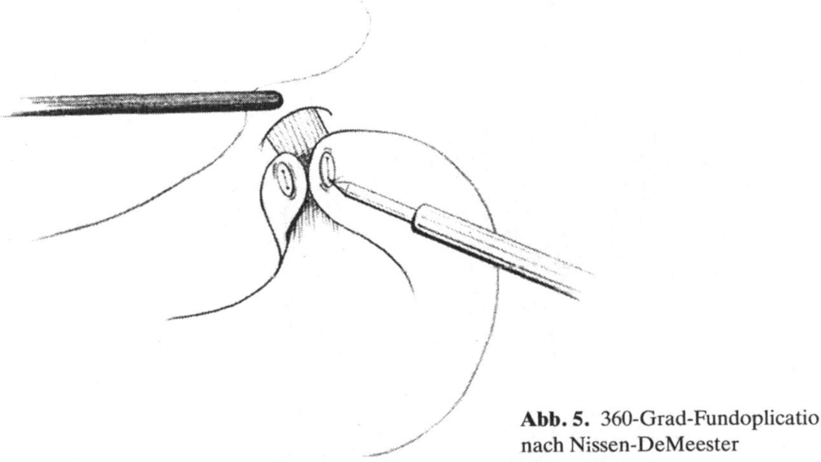

Abb. 5. 360-Grad-Fundoplicatio nach Nissen-DeMeester

Bei weitem Hiatus erfolgt die posteriore Hiatoplastik mit 2–3 U-Nähten. Wir verwenden nichtresorbierbares Nahtmaterial der Stärke 0 mit Schlittennadel. Über die beiden paramedianen Trokarhülsen rechts und links können die U-Nähte vorgelegt werden. Die Knüpfung erfolgt mit der extrakorporalen Knotung über dem rechten Zwerchfellschenkel, während die Speiseröhre nach links weggehalten wird. Bei besonders weitem Hiatus kann eine zusätzliche anteriore Naht sinnvoll sein, die wiederum in der gleichen Nachttechnik durchgeführt werden kann.

Bei der 360°-Fundoplicatio wird nach vollständiger Mobilisierung des Fundus der dorsale Anteil des Funduslappens mit einer Babcock-Faßzange hinter der Speiseröhre durchgereicht, um auf der rechten Seite von einer 2. Babcock-Faßzange aufgegriffen zu werden. Auf diese Weise kann die Manschette unter optimaler Sicht genau im Bereich des unteren ösophagealen Sphinkters „anprobiert" werden. Danach wird eine möglichst kurze Manschette im Bereich des unteren ösophagealen Sphinkters fixiert.

Die Zukunft wird zeigen, inwieweit sich die laparoskopischen Techniken als Routineverfahren in der klinischen Routine der Magenchirurgie durchsetzen können. Grundsätzliche Voraussetzung hierfür ist jedoch die Beherrschung der entsprechenden laparoskopischen Naht- und Knotentechniken. Ein Erlernen und vor allem auch das für eine sichere Beherrschung notwendige Training können mit relativ geringem Aufwand, jedoch hohem Lerneffekt, an den verschiedenen angebotenen Laparo-Trainern erfolgen. Sämtliche der oben erwähnten Naht- und Knotentechniken können in diesen künstlichen Bauchhöhlen realitätsnah und teilweise auch an organischen Übungsmaterialien durchgeführt werden. Auf diese Weise läßt sich bei fehlender Möglichkeit des Erlernens in vivo ein sehr guter Trainingsstand erreichen, der in der Regel direkt die Anwendung der jeweiligen Technik intraoperativ erlaubt. Voraussetzung ist allerdings ein kontinuierliches „Erhaltungs“-Training nach initialem Erlernen der grundlegenden Techniken. Die Weiterentwicklung laparoskopischer Operationsverfahren im Bereich der Magenchirurgie wird somit wesentlich von der Beherrschung der gängigen laparoskopischen Naht- und Knotentechniken abhängen.

Literatur

1. Dallemagne B, Weerts JM, Jehaes L (1991) Laparoscopic Nissen fundoplication: Preliminary reports. Surg Laparosc Endosc 1: 138
2. Eypasch E, Spangenberger W, Williams JI, Neugebauer E, Wood-Dauphinee S, Troidl H (1992) Frühe postoperative Verbesserung der Lebensqualität nach laparoskopischer Cholecystektomie. In: Häring R (Hrsg) Diagnostik und Therapie des Gallensteinleidens. Blackwell, Berlin, S 481–491
3. Fuchs KH, Freys SM, Schaube H, Hamelmann H (1992) Laparoskopische Cholecystektomie: Einführung und Etablierung einer neuen Methode. In: Fuchs KH, Hamelmann H, Manegold BC (Hrsg) Chirurgische Endoskopie im Abdomen. Blackwell, Berlin, S 343–363
4. Fuchs KH, Freys SM, Heimbucher J, Thiede A (1992) Laparoskopische Cholecystektomie – Lohnt sich die laparoskopische Technik in „schwierigen Fällen“? Chirurg 63: 296–304
5. Fuchs KH, Freys SM, Heimbucher J, Thiede A (1993) Erfahrungen mit der laparoskopischen Technik in der Antirefluxchirurgie. Chirurg 64: 317–323
6. Semm K (1984) Operationslehre für endoskopische Abdominalchirurgie. Schattauer, Stuttgart New York
7. Semm K (1992) Laparoskopische Nahttechniken. In: Fuchs KH, Hamelmann H, Manegold BC (Hrsg) Chirurgische Endoskopie im Abdomen. Blackwell, Berlin, S. 299–307
8. Troidl H, Spangenberger W, Dietrich A, Neugebauer E (1991) Laparoskopische Cholecystektomie. Erste Erfahrungen und Ergebnisse bei 300 Operationen: Eine prospektive Beobachtungsstudie. Chirurg 62: 257–265

Laparoskopische Techniken im Bereich des Dickdarmes: Standards und Perspektiven

F. Köckerling

Eines der Hauptprobleme der laparoskopischen kolorektalen Chirurgie stellt die sichere Anastomosierungstechnik dar (Tabelle 1). Das führte zur klinischen Anwendung laparoskopisch-assistierter kolorektaler Resektionen [1]. Die Notwendigkeit einer mehr oder weniger großen Minilaparotomie schränkt jedoch die deutliche Überlegenheit der laparoskopisch-assistierten kolorektalen Eingriffe gegenüber den konventionellen Eingriffen deutlich ein. Eine weitere Limitierung stellt u.E. das ungeschützte Hervorluxieren eines tumortragenden Darmabschnittes durch eine Minilaparotomie mit der Gefahr von Implantationsmetastasen dar [5]. Die vollständige intrakorporale Resektion und Bergung des Präparates in einem zell- und wasserundurchlässigen Bergebeutel und anschließendes Herausziehen über einen 33-mm-Bergetrokar bzw. die Bergetrokarinzisionsstelle scheint der sicherere Weg zu sein [3]. Die transanale Bergung bei offen gelassenem Rektumstumpf [2] birgt unserer Meinung nach technische und onkologische Probleme (Tabelle 2). Deshalb ziehen wir bei der intrakorporalen Resektion die komplett geschlossene Technik durch den Einsatz von linearen Klammernahtgeräten mit beiderseitigem Verschluß der Darmlumina vor (Tabelle 3). Nach erfolgter onkologisch vertretbarer, geschlossener Resektion des Kolonabschnittes stellt sich nun die Aufgabe, das proximal und distal mit Klammernahtreihen verschlossene Darmlumen laparoskopisch für die zirkuläre Anastomose vorzubereiten. Hierzu fehlte bisher die überzeugende Technologie. Wir konnten zwar experimentell zeigen, daß die Triple-stapling-Anastomose sehr günstige Ergebnisse liefert [3], die breite Anwendung in der Klinik scheiterte an der komplikationslosen und sicheren Einbringung der Andruckplatte in das proximale Darmende bei durch Klammernahtreihen verschlossenem Darmende.

Nach entsprechenden experimentellen Vorarbeiten entwickelten wir eine laparoskopische Tabakbeutelnahtklemme, die es nach erfolgter komplett intrakorporaler

Tabelle 1. Laparoskopische kolorektale Chirurgie – intraoperative Komplikationen

- Ureterverletzung
- Iatrogene Dünn- und Dickdarmperforationen
- Blutungen bei der stammnahen Durchtrennung benannter Gefäße, des Mesenteriums und bei der pelvinen Dissektion
- Komplikationen bei der Anastomosierung
- Verletzung präsakraler Venen

Tabelle 2. Laparoskopische kolorektale Chirurgie – Vermeidung onkologischer Fehler

Präparatebergung →
Kombinierter Einsatz von Bergetrokar und Bergebeutel
Keine ungeschützte Bergung des Präparates durch Minilaparotomie
Keine Bergung durch offenen Rektumstumpf

Tabelle 3. Laparoskopische kolorektale Chirurgie – Vermeidung onkologischer Fehler

Längere Zeit
Offenes Resektat/Exstirpat →
Geschlossene Resektionstechnik

und geschlossener kolorektaler Resektion ermöglicht, das Darmende für die zirkuläre Anastomose vorzubereiten.

Laparoskopische Tabakbeutelnahtklemme

Bei der von uns entwickelten laparoskopischen Tabakbeutelnahtklemme handelt es sich um ein wiederverwendbares Stahlinstrument nach dem Prinzip der herkömmmlichen Tabakbeutelnahtklemme. Sie kann über einen 12-mm-Trokar in den Bauchraum eingeführt werden. Die laparoskopische Tabakbeutelnahtklemme (Abb. 1) besteht

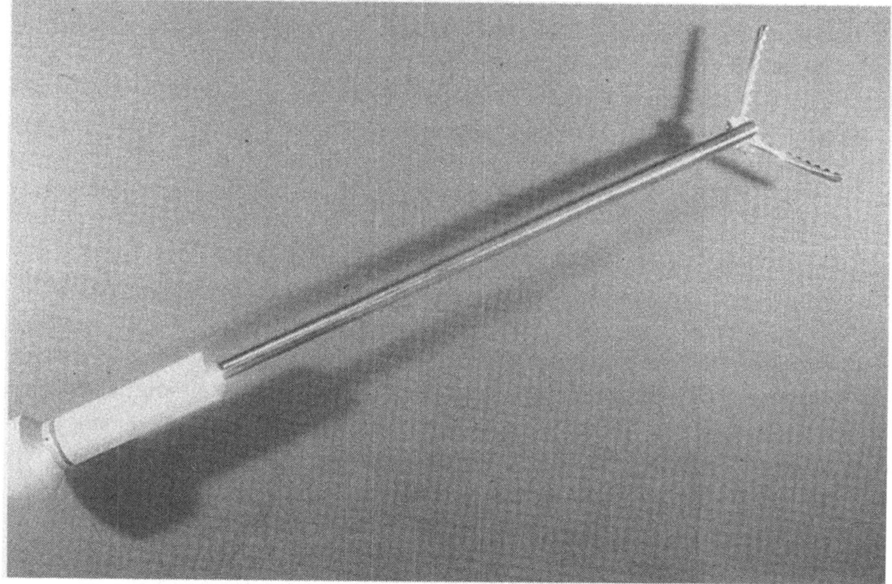

Abb. 1. Laparoskopische Tabakbeutelnahtklemme in geöffnetem Zustand

aus der eigentlichen Nahtklemme für das Legen der Tabakbeutelnaht sowie einem längeren Schaft. Am Ende des Schaftes befindet sich ein Antrieb, über den die Nahtklemme geöffnet und geschlossen werden kann. Im vorderen und hinteren Anteil der Nahtklemme sind jeweils 2 Einführstutzen für herkömmliche Tabakbeutelnähte angebracht.

Mit dieser neuen laparoskopischen Tabakbeutelnahtklemme gelingt es, Anastomosierungstechniken aus der konventionellen kolorektalen Chirurgie auf die laparoskopische kolorektale Chirurgie zu übertragen.

Technik

Bisher haben wir die laparoskopische Sigmaresektion mit intrakorporaler Anastomose im wesentlichen bei breitbasig aufsitzenden, endoskopisch nicht abtragbaren Adenomen oder bei pT1-Karzinomen eingesetzt. Dementsprechend führten wir jeweils eine klassische Sigmasegmentresektion ohne eine erweiterte Lymphknotendissektion mit stammnaher Ligatur der A. mesenterica inferior durch. Da es sich jeweils um nicht sicher tastbare Befunde handelte, führten wir jeweils eine intraoperative Koloskopie durch. Dabei ließen wir uns von dem endoskopierenden Gastoenterologen die Läsionen einstellen und führten eine Clipmarkierung an den Appendices epiploicae durch. Anschließend beginnt die laparoskopische Sigmaresektion mit der Mobilisation des Sigmas entlang der embryonalen Verwachsungen mit der lateralen Bauchwand sowie der Gerota-Faszie. Dazu benutzen wir entweder einen Koagulationshaken oder eine Koagulationsschere. Das Sigma muß entlang der Gerota-Faszie bis zum Niveau der Aorta mobilisiert werden. Anschließend erfolgt routinemäßig die Darstellung des Ureters auf der linken Seite, um entsprechende Verletzungen zu vermeiden. Dabei präparieren wir den Ureter so langstreckig frei, daß sein Verlauf entlang der Aorta links und in Richtung auf das kleine Becken sicher beurteilt werden kann. Während der Mobilisation des Sigmas verwenden wir keine Faßzangen, sondern halten das Sigma mit Stieltupfern nach rechts herüber. In dieser Phase sind unnötige Manipulationen am tumortragenden Darmabschnitt im Sinne einer No-touch-Technik zu vermeiden. Es erfolgt dann durch Einschneiden des Peritoneums mit dem Koagulationshaken die Markierung der Resektionsebene des Kolons und Mesokolons.

Nun erfolgt die eigentliche geschlossene Resektion des tumortragenden Darmabschnittes. Dieses muß unserer Meinung nach durch den Einsatz von linearen Klammernahtgeräten erfolgen. Einerseits erreicht man dadurch eine komplett geschlossene Resektionstechnik durch Klammernahtverschluß des proximalen und distalen Darmendes sowie des proximalen und distalen Präparateendes. Hierdurch wird eine Verstreuung von Tumorzellen durch das Darmlumen vermieden. Andererseits erfordert die schrittweise Durchtrennung des Mesenteriums mit Schere und Clipapplikator ein ständiges Manipulieren am tumortragenden Darmabschnitt, was ebenfalls zu vermeiden ist. Durch den Einsatz des linearen Klammernahtgerätes am proximalen und distalen Kolon sowie im Bereich des Mesenteriums erfolgt eine schnelle En-bloc-Resektion mit entsprechender Absetzung der drainierenden Venen (Abb. 2).

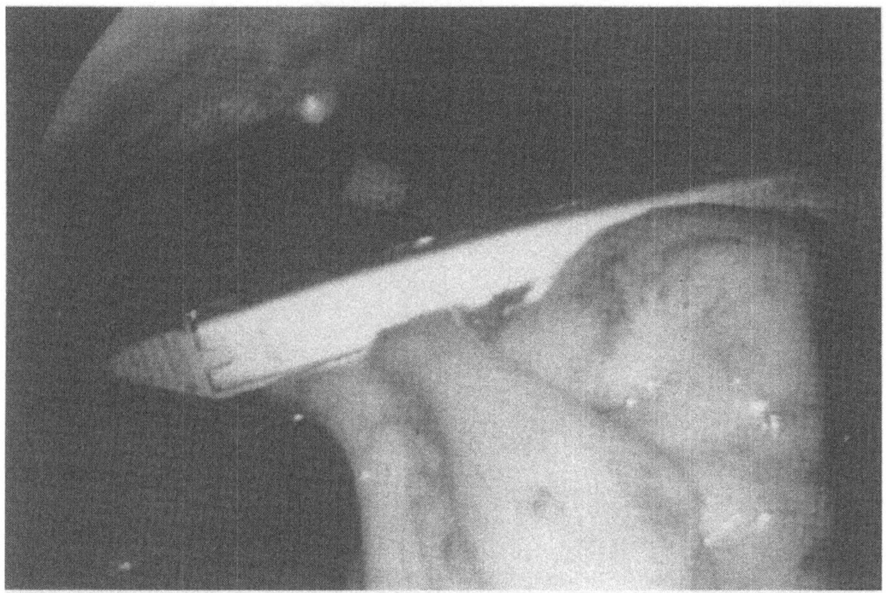

Abb. 2. Proximales Absetzen des Kolons und Mesokolons mit dem linearen Klammernahtgerät

Zur Präparatebergung wird das Resektat in einen zell- und wasserundurchlässigen Bergebeutel eingebracht. Der Bergebeutel wird entweder in den verwendeten 33-mm-Bergetrokar oder in die Bergetrokarinzisionsstelle hineingezogen. In dem vor der Bauchdecke eröffneten Bergebeutel kann das Präparat der Länge nach mit einer Faßzange herausgezogen werden. Bei dieser Technik kommt es zu keinem direkten Kontakt des Präparates mit der Bauchdecke, wodurch unserer Meinung nach die Gefahr von Implantationsmetastasen beseitigt werden kann.

Bis zu diesem Schritt der Operation sind die Einzeltechniken gekennzeichnet durch die Berücksichtigung onkologischer Sicherheitskriterien. Erst nach Entfernung des tumortragenden Darmabschnittes aus der Bauchhöhle beeinflußt die sichere Anastomosierungstechnik das weitere Vorgehen.

Dazu muß das proximale Darmende für das Einbringen der Andruckplatte vorbereitet werden. Dazu wird die laparoskopische Tabakbeutelnahtklemme über einen 12-mm-Trokar eingebracht und etwas schräg in Richtung nach antimesenterial so angelegt, daß der Übergangsbereich von Kolonwand und Mesenterium nicht in den Nahtbereich zu liegen kommt (Abb. 3). Dies hat den entscheidenden Vorteil, daß Probleme im Übergangsbereich von Kolonwand und Mesenterium bei der späteren zirkulären Anastomose vermieden werden. Beim Knoten der Tabakbeutelnaht kommt es dadurch nicht zum Einziehen von mesenterialem Fettgewebe in die zirkuläre Klammernahtreihe. Außerdem erreichen wir auf diese Art und Weise eine optimale Blutversorgung im Anastomosenbereich. Nach Plazierung der Tabakbeutelnahtklemme wird die konventionelle Tabakbeutelnaht über einen weiteren Trokar mit einem Nadelhalter in das Abdomen eingebracht und über die hinteren Einführstutzen der

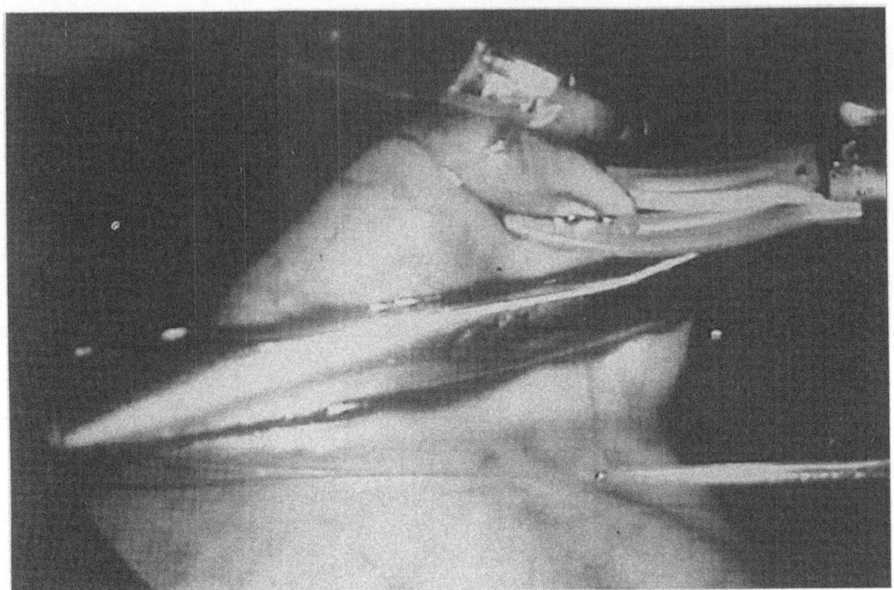

Abb. 3. Antimesenterial schräg angelegte Tabakbeutelnahtklemme am proximalen Kolonende nach Plazierung der Tabakbeutelnaht

laparoskopischen Tabakbeutelnahtklemme gelegt. Die Tabakbeutelnaht wird soweit in die Tabakbeutelnahtklemme eingeführt, bis die Nadel mit der Spitze herausschaut. Die Nadeln werden zur Tabakbeutelnahtklemme und über einen Trokar herausgezogen. Bei nun liegender Tabakbeutelnaht (Abb. 3) kann das mit Klammern verschlossene proximale Darmende mit antimesenterialer Betonung eröffnet werden. Dabei stellt die optische Vergrößerung zur Einhaltung eines entsprechenden Gewebeabstandes zur Tabakbeutelnaht einen Vorteil dar. Nach Eröffnung des proximalen Darmendes bei liegender Tabakbeutelnaht kann die Tabakbeutelnahtklemme entfernt und das Darmlumen durch feine Faßinstrumente eröffnet werden.

Das Einführen der Andruckplatte des gasdichten zirkulären Klammernahtgerätes erfolgt ebenfalls über den 33-mm-Bergetrokar. Das zirkuläre Klammernahtgerät wird über den Bergetrokar in den Bauchraum eingeführt, eröffnet und die Andruckplatte in das offene Lumen des proximalen Darmendes plaziert (Abb. 4). Anschließend wird die Tabakbeutelnaht extrakorporal geknotet und mit dem Knotenschieber in das Abdomen heruntergeführt.

Nach Diskonnektion der Andruckplatte vom zirkulären Klammernahtgerät mit Stieltupfern sind die Vorbereitungen für die Anastomosierung getroffen. Nach transanaler Einführung des zirkulären Klammernahtgerätes erfolgt die Perforation der distalen Klammernahtreihe mit dem Zentraldorn. Die beiden Instrumententeile werden rekonnektiert und dann das zirkuläre Klammernahtgerät geschlossen. Vor Auslösen wird die Anastomose mit der 30°-Winkeloptik nochmals von allen Seiten inspiziert (Abb. 5).

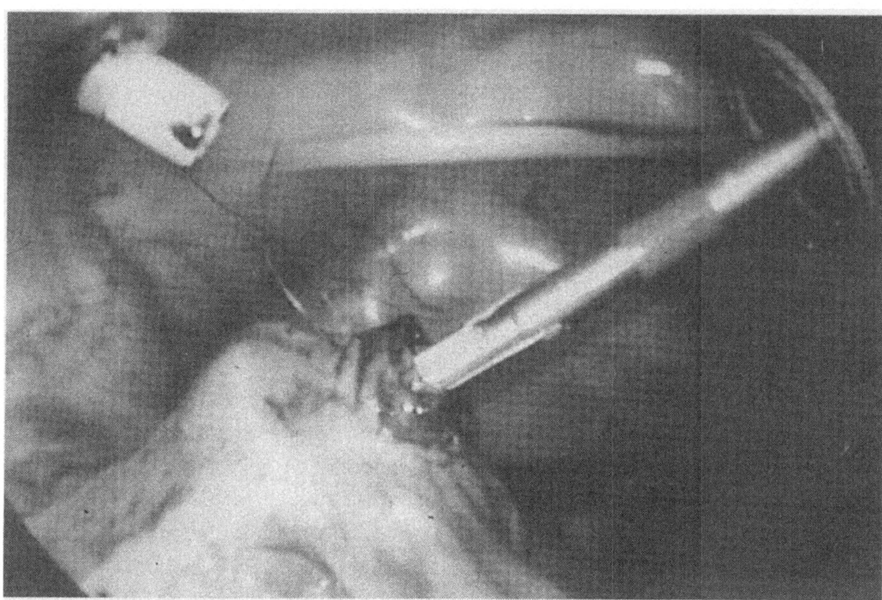

Abb. 4. In das proximale Darmende plazierte Andruckplatte des gasdichten Zirkularstaplers nach Knoten der Tabakbeutelnaht

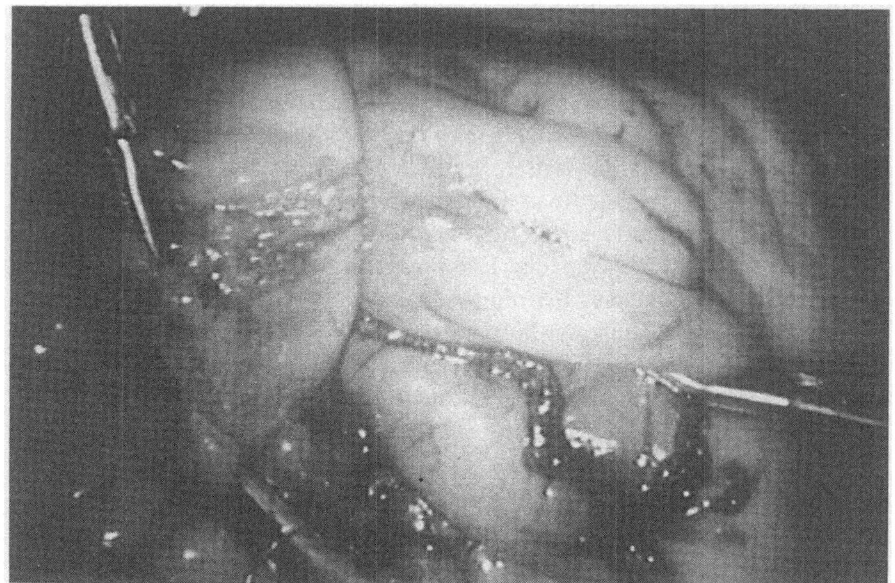

Abb. 5. Proximales und distales Darmende nach Zudrehen des gasdichten Zirkularstaplers vor Auslösen der Anastomose

Diskussion

Mit der hier vorgestellten Technik zur laparoskopischen Sigmaresektion mit intrakorporaler Anastomose steht eine Technik zur Verfügung, die nicht nur auf die Minilaparotomie verzichten kann, sondern sowohl die onkologischen als auch die technischen Sicherheitskriterien zu erfüllen sucht. Die onkologischen Sicherheitskriterien sind die komplett geschlossene Resektionstechnik mit proximal und distalem Klammernahtverschluß des Präparates, Vermeidung unnötiger Manipulationen am tumortragenden Darmabschnitt, Bergung in einem zell- und wasserundurchlässigen Bergebeutel, kein Kontakt des tumortragenden Darmabschnittes mit einem offenen Rektumstumpf oder einer engen Bauchdeckeninzision. Alle bisher beschriebenen laparoskopischen Dickdarmresektionstechniken [1, 2] berücksichtigen diese onkologischen Bedenken nicht. Somit nimmt es nicht Wunder, daß die ersten Berichte über Implantationsmetastasen in der Minilaparotomiewunde oder den Trokareinstichstellen beschrieben werden [5]. Hierbei muß besonders erwähnt werden, daß die Implantationsmetastasen in den Trokareinstichstellen bei Tumoren im Stadium Dukes A und B auftraten, es sich hier somit wohl eher um ein technisches Problem als um die Folge eines weitfortgeschrittenen Karzinoms handelte. Es kann kein Zweifel daran bestehen, daß all die wichtigen Kriterien einer onkologisch sauberen Operation, die für die offene Chirurgie gelten, um so mehr Eingang finden müssen in die laparoskopische Operationstechnik.

Auch die Einhaltung technischer Sicherheitskriterien bei Durchführung einer laparoskopischen kolorektalen Anastomose kann bei den zu erreichenden niedrigen Anastomoseninsuffizienzraten in der konventionellen kolorektalen Chirurgie nicht streng genug formuliert sein. Unsere experimentellen Untersuchungen zur Sicherheit laparoskopischer kolorektaler Anastomosen haben ergeben, daß weder der Einsatz von Endo-Loops noch die Durchführung von handgenähten Anastomosen oder handgenähten Tabakbeutelnähten Techniken sind, die reproduzierbare Ergebnisse liefern. Bei Einsatz dieser Techniken treten so viele Unsicherheitsfaktoren auf, daß sie mit vertretbarem Risiko unserer Meinung nach am Menschen kaum einsetzbar sind [3]. Erst durch den konsequenten Einsatz der Klammernahttechnik konnten wir sichere laparoskopische kolorektale Anastomosen fertigen. Dabei erwies sich die Triple-stapling-Anastomose im Experiment als die zuverlässigste Technik. Die Überführung in die Klinik scheiterte jedoch an dem Einbringen der Andruckplatte in das zugeklammerte proximale Darmende. Erst durch die von uns entwickelte laparoskopische Tabakbeutelnahtklemme mit der Möglichkeit der Modifizierung der Triple-stapling-Anastomose in der hier beschriebenen Technik gibt u.E. die Möglichkeit, sie bei entsprechender Sicherheit und vertretbarem Aufwand in die Klinik einzuführen.

Unsere ersten klinischen Ergebnisse rechtfertigen diese Einstellung. Wir konnten bei 6 Patienten eine laparoskopische Sigmaresektion mit der hier beschriebenen modifizierten Triple-stapling-Anastomose unter Einsatz der laparoskopischen Tabakbeutelnahtklemme durchführen. Es kam bei keinem Patienten zu einer Anastomoseninsuffizienz. In allen Fällen war die Anastomosierung technisch gut durchführbar.

Zusammenfassung

Die laparoskopische Sigmaresektion stellt mit modifizierter Triple-stapling-Anastomose unter Einsatz der laparoskopischen Tabakbeutelnahtklemme z.Z. für uns die beste und sicherste Anastomosierungstechnik dar, die sowohl die onkologischen als auch die technischen Sicherheitskriterien erfüllt und gut in die klinische Praxis eingeführt werden kann. Voraussetzungen für die weitere Verbreitung sind eine entsprechende Erfahrung in der konventionellen kolorektalen Chirurgie sowie in der laparoskopischen Chirurgie, Teambildung und entsprechendes Training in laparoskopischen kolorektalen Kursen. In von uns selbst durchgeführten zahlreichen solchen Kursen bestätigte sich, daß die hier angegebene Technik von den Kursteilnehmern gut und schnell erlernt und praktisch umgesetzt werden kann.

Die hier beschriebene Technik eignet sich natürlich im wesentlichen nur für laparoskopische kolorektale Eingriffe im Bereich des Sigmas und des oberen Rektums.

Wir arbeiten z.Z. experimentell an einer Modifikation dieser Technik für das obere linksseitige und rechtsseitige Kolon. Hier ergeben sich für die Zukunft weitere Perspektiven.

Literatur

1. Darzi A, Hill ADK, Henry MM, Guillou PJ, Monson JRT (1993) Laparoscopic assisted surgery of the colon. Operative technique. Endosc Surg 1: 13–15
2. Franklin ME jr, Ramos R, Rosenthal D, Schuessler W (1993) Laparoscopic colonic procedures. World J Surg 17: 51–56
3. Köckerling F, Gastinger I, Remmel E, Gall FP (1992) Die laparoskopische tubuläre Rektum- und Kolonresektion. Zentralbl Chir 117: 103–110
4. Köckerling F, Schneider I, Gastinger I, Schneider B, Gall FP (1993) Laparoskopische Tabakbeutelnahtklemme für die minimal invasive kolorektale Chirurgie. MIC 2: 68–75
5. O'Rourke NA, Heald RJ (1993) Laparoscopic surgery for colorectal cancer. Br J Surg 80: 1229–1230

Laparoskopisch assistierte Darmresektionen: Indikation – Technik – Ergebnisse – Perspektiven

U. Kleine, A. Gemperle, H. Loss und E. Kraas

In den letzten Jahren konnte von mehreren Arbeitsgruppen gezeigt werden, daß vollständig laparoskopisch durchgeführte Darmresektionen technisch möglich sind [1–10].

Es handelt sich jedoch zum jetzigen Zeitpunkt noch nicht um ein operatives Standardverfahren, das in den klinischen Alltag eingeführt werden sollte, weil folgende Problembereiche noch nicht gelöst sind:

1. Art und Technik der intraabdominellen Anastomose,
2. Bergung des Präparates ohne Kontakt zur Bauchdecke,
3. ausreichende onkologische Radikalität.

Zusätzlich stehen den theoretischen Vorteilen der vollständig laparoskopisch durchgeführten Darmresektion (geringeres Bauchwandtrauma, schnellere Rekonvaleszenz) auch erhebliche Nachteile gegenüber.

So ist gegenüber dem offenen Standardverfahren mit einem wesentlich höheren Zeit- und Materialaufwand zu rechnen. Außerdem ist das Operationsrisiko in der Lernphase höher, da die Komplikationsbeherrschung beim laparoskopischen Operieren noch ungenügend ist.

Dagegen bietet die laparoskopisch-assistierte Darmresektion alle Vorteile des laparoskopischen Verfahrens, minimiert dabei aber die spezifischen Nachteile:

Zum ersten ist eine sichere, schnelle und kostengünstige Anastomosierung möglich, da diese extraabdominell durchgeführt wird. Zweitens ist eine problemlose Bergung des Präparates über die planmäßig angelegte Minilaparotomie möglich. Drittens ist beim laparoskopisch-assistierten Verfahren nur ein geringer zeitlicher Mehraufwand gegenüber der klassischen offenen Operation zu verzeichnen. Viertens kommt es auch bei der laparoskopisch-assistierten Operation zu einem geringen Bauchwandtrauma, zu kurzer Rekonvaleszenz und einem guten kosmetischen Ergebnis.

Indikation

Bis die Frage geklärt ist, ob durch laparoskopische Darmresektionen eine ausreichende onkologische Radikalität erreicht werden kann, sehen wir eine Indikation zur laparoskopisch-assistierten Darmresektion zum jetzigen Zeitpunkt nur für benigne Erkrankungen. In erster Linie sind hier die Stenose durch Divertikulitis oder chronisch-entzündliche Darmerkrankungen wie Morbus Crohn zu nennen. Aber auch bei breitbasigen Polypen oder Adenomen, die endoskopisch nicht mehr abzutragen sind, ist das laparoskopisch-assistierte Verfahren indiziert. Seltene Indikationen stellen gutartige Tumore wie Lipome, Fibrome, Hämangiome, Teleangiektasie oder die Dickdarmendometriose dar.

Kontraindiziert erscheint das Verfahren bei sehr großen oder fisteltragenden Tumoren. Hier ist ebenso wie bei starken Adhäsionen nach vorausgegangenen abdominellen Voroperationen laparoskopisch keine ausreichende Übersicht möglich. Auch sehr adipöse Patienten eignen sich nicht für das laparoskopisch-assistierte Vorgehen, da aufgrund der sehr dicken Bauchdecke die Eventration des zu resezierenden Darmabschnittes und die extraabdominelle Anlage der Anastomose nicht möglich ist.

Zusammenfassung der Indikationen und Kontraindikationen

Indikationen

- Divertikulitis
- Chronisch-entzündliche Darmerkrankungen (Morbus Crohn, Colitis ulcerosa)
- Polypen
- Adenome
- Gutartige Tumore.

Kontraindikationen

- Adhäsionen nach abdominellen Voroperationen
- Sehr große oder fisteltragende Tumore
- Adipositas

Technik

Die laparoskopisch-assistierte Darmresektion gliedert sich in 3 Operationsabschnitte:

1. Laparoskopische Mobilisation und Skelettierung des zu resezierenden Darmabschnittes mit Klippen der zugehörigen Gefäße,
2. Minilaparotomie, Eventeration des zu resezierenden Darmabschnittes, Resektion, extraabdominelles Anlegen der Anastomose, Rückverlagerung und Verschluß der Minilaparotomie,
3. laparoskopische Inspektion der Anastomose, Mesoverschluß durch fortlaufende Naht, Einbringen einer Drainage.

Nach Anlegen des Pneumoperitoneums werden 4 10-/11-mm-Trokare im Halbkreis um den zu resezierenden Darmabschnitt eingebracht. Hierdurch wird ein Austauschen der Videooptik im Verlauf der Operation möglich. Der Operateur und der kameraführende Assistent stehen dem zu resezierenden Darmabschnitt gegenüber, d.h. rechts bei Sigmaresektion und linksseitiger Hemikolektomie und links vom Patienten bei rechtsseitiger Hemikolektomie und Ileozäkalresektion. Durch Schwenken des Operationstisches wird das übrige Intestinum derart verlagert, daß ein guter Überblick über das Operationsgebiet möglich ist.

Das Aufsuchen des zu resezierenden Darmabschnittes kann bei kleineren Polypen und Adenomen Schwierigkeiten bereiten, so daß eine vorherige endoskopische Markierung des Befundes mit Tusche nötig ist.

Nun erfolgt nach Anheben des Darmes die Mobilisation des Darmabschnittes mit der Schere und Freipräparation der zuführenden Gefäße im Meso. Diese werden mit Hilfe von resorbierbaren Absolok-Clips verschlossen und anschließend durchtrennt. Arterien sollten am proximalen Ende zur Sicherheit mit 2 Clips versehen werden. Ist der zu resezierende Darmabschnitt frei und spannungsfrei an die Bauchdecke zu bringen, wird das Pneumoperitoneum abgelassen und eine Minilaparatomie von etwa 5 cm Länge angelegt und der Darm eventeriert. Die Trokare verbleiben in situ.

Nun erfolgt die Resektion und die extraabdominelle Anastomosierung. Die Anlage der Anastomose kann durch Handnaht oder durch Verwendung von Klammernahtgeräten oder des biofragmentablen Valtrac-Ringes erfolgen. Anschließend wird die Anastomose wieder intraabdominell verlagert und die Minilaparotomie gasdicht verschlossen.

Nun wird erneut ein Pneumoperitoneum angelegt, und laparoskopisch erfolgt durch fortlaufende Naht der Verschluß des Mesoschlitzes. Anschließend wird der gesamte Operationssitus gespült und über eine Trokareinstichstelle eine Drainage eingelegt.

Ergebnisse

Nach Tierexperimenten und Erfahrungen mit über 2 000 laparoskopischen Operationen begannen wir mit laparoskopisch-assistierten Operationen am Darm. Zwischen November 1991 und Juni 1993 führten wir an 21 Patienten laparoskopisch-assistierte Darmoperationen durch. Auskunft über die Art und die Dauer der Operationen gibt Tabelle 1.

Tabelle 1. Art und Dauer der laparoskopisch-assistierten Darmoperationen

Hemikolektomie rechts	4 mal	205	125 – 270
Ileotomie mit Lipomresektion	1 mal	55	–
Ileozäkalresektion	4 mal	115	55 – 160
Sigmaresektion	4 mal	215	170 – 240
Hemikolektomie links	2 mal	180	140 – 220
Rektopexie	1 mal	310	–
AP-Anlage/Rückverlagerung	5 mal	75	30 – 160

Es handelt sich um 15 Frauen und 6 Männer im Alter zwischen 27 und 83 Jahren. Die Operationszeiten variieren je nach Art und Umfang des Eingriffs von 30 min für eine AP-Anlage bis zu 310 min beim Versuch, eine Rektopexie durchzuführen. Jedoch zeigt sich für die Operationszeiten auch jetzt schon eine Lernkurve. Die zuletzt durchgeführte rechtsseitige Hemikolektomie ließ sich bereits in 220 min durchführen.

Komplikationen

Bei allen Operation konnte das Operationsziel erreicht werden. Die Letalität betrug 0%.

Aufgrund folgender Komplikationen waren wir jedoch in 5 Fällen gezwungen, die Minilaparotomie größer als geplant anzulegen, um die Operation offen weiterführen zu können.

Einmal waren so ausgeprägte Verwachsungen vorhanden, daß ein ausreichender Überblick über das Operationsfeld laparoskopisch nicht möglich war. Einmal gelang es nicht, eine ausreichende Mobilisation bei einer Ileozäkalresektion durchzuführen, so daß keine Eventeration des zu resezierenden Darmabschnittes möglich war. Bei einer Ileozäkalresektion kam es durch zu starken Zug am Präparat während der Eventeration zu einer venösen Blutung aus dem Mesoileum. Bei der Freipräparation der linken Flexur kam es bei einer linksseitigen Hemikolektomie zu einer Blutung aus dem Meso, so daß keine ausreichende Übersicht über die Anatomie mehr möglich war. Zu einer Blutung aus präsakralen Venen kam es bei der Fixation des Mesh beim Versuch der Rektopexie. Zum Verfahrenswechsel bei einer Sigmaresektion kam es wegen der Größe des derben entzündlichen Tumors.

Insgesamt zeigt die hohe Umstiegsrate von 24%, daß eine laparoskopisch-assistierte Darmresektion bei normalen Verhältnissen gut durchführbar ist, jedoch laparoskopisch nur eine ungenügende Komplikationsbeherrschung möglich ist.

An postoperativen Komplikationen kam es bei einer Patientin zu einer Wundheilungsstörung im Bereich der Minilaparotomie und einmal kam es zu einer ödematösen Engstellung der Anastomose, die durch endoskopische Bougierung aufgehoben werden konnte. In 1 Fall mußte wegen einer Blutung aus einer Trokareinstichstelle am Operationstag relaparoskopiert werden.

Auffällig ist jedoch das subjektive Wohlbefinden und die rasche Rekonvaleszenz bei laparoskopisch-darmresezierten Patienten.

Perspektiven

Unsere Erfahrungen zeigen, daß laparoskopische Darmoperationen auch für den laparoskopisch erfahrenen Operateur nicht einfach sind. Es ist deshalb dringend geboten, unter Beachtung der Patientensicherheit laparoskopische Techniken am Darm schrittweise und behutsam einzuführen. Hierfür erscheint das laparoskopisch-assistierte Verfahren mit der schon fest eingeplanten Minilaparotomie geeignet zu sein. Dies gibt dem Operateur die Möglichkeit einer ausreichenden Beherrschung von evtl. eintretenden Komplikationen.

Bevor jedoch laparoskopische Operationen am Darm eine weitere Verbreitung erfahren, sollten diese an laparoskopisch erfahrenen Kliniken zunächst standardisiert werden. Erst dann erscheint es sinnvoll, prospektiv randomisierte Studien durchzuführen und das Verfahren an größeren Patientenzahlen zu evaluieren. Erst dann kann sich zeigen, ob laparoskopische Darmresektionen wirklich Vorteile gegenüber der offenen klassischen Vorgehensweise haben.

Literatur

1. Cooperman AM, Zucker KA (1991) Laparoscopic guided intestinal surgery. In: Zucker A (ed) Surgical laparoscopy. Quality Medical Publishing, Inc St. Louis
2. Falk P, Thorson AG, Beart RW et al. (1992) Laparoscopic colectomy: A critical appraisal. Dis Colon Rectum (submitted)
3. Fowler DL, White SA (1991) Laparoscopic assisted sigmoid resection. Surg Laparosc Endosc 1: 183–188
4. Jacobs M, Verdeja GD, Goldstein DS (1992) Minimally invasive colon resection (laparoscopic colectomy). Surg Laparosc Endosc 1: 144–150
5. Köckerling F, Gastinger I, Schneider B, Krause W, Gall FP (1992) Laparoskopische kolorektale Chirurgie: Kolon- und Rektumanastomosen in Triple-Stapling-Technique. Min Invas Chir 1: 44–50
6. Kraas E, Loss H, Kleine U. (1992) Partially laparoscopic right colectomy for Angiodysplasie. 3rd World Congress of Endoscopic Surgery Abstr No 934
7. Lirici MM, Bueß G, Weinreich S, Melzer A, Becker HD (1992) 3rd World Congress of Endoscopic Surgery Abstr No 27
8. Mouret Ph (1992) Experience preliminaire of surgery colorectale. 3rd World Congress of Endoscopic Surgery Abstr No 796
9. Wexner SD, Johansen OB (1992) Laparoscopic bowel resection: Advantages and limitations. Ann Med 24: 105–110
10. Wexner SD, Johansen OB, Nogueras JJ, Jagelmann DG (1992) Laparoscopic total abdominal colectomy. Dis Colon Rectum 35: 651–655

Laparoskopische Techniken im Bereich des Dünndarmes – Standards und Perspektiven

K. Schönleben

Mit der Entwicklung laparoskopisch einsetzbarer Klammernahtgeräte haben sich die Möglichkeiten vereinfacht, an intestinalen Hohlorganen in laparoskopischer Operationstechnik zu resezieren und zu anastomosieren. Derzeit stehen uns dafür Linearstaplergeräte mit 30 mm bzw. 60 mm Länge zur Verfügung. Vereinzelt wird auch über den Einsatz sog. Hernienstapler zur Einzelklammerung von Anastomosen berichtet [3].

Alleine auf den Dünndarm beschränkte, chirurgisch zu behandelnde Erkrankungen sind selten. Sie bedeuten aber, mit Ausnahme duodenaler Lokalisation, i. allg. keine chirurgische Herausforderung, weil der freie Dünndarm in allen Abschnitten leicht zugänglich und aufgrund seiner relativ langstreckigen mesenterialen Aufhängung gut beweglich und transpositionsfähig ist. Die leicht exponierbaren Dünndarmsegmente eignen sich somit in besonderer Weise für die laparoskopische Chirurgie.

Häufiger sind schon chirurgische Erkrankungen, zu deren Reparation der Dünndarm miteinbezogen werden muß. Dazu zählen vielfältige intestinale Rekonstruktionsverfahren bei unterschiedlichsten Erkrankungsarten.

Die Häufigkeit, hierbei laparoskopische Operationstechniken anzuwenden, ist sicherlich verschwindend gering, so daß man heute sicher noch nicht über Standards in der laparoskopischen Dünndarmchirurgie sprechen kann, sondern eher über Perspektiven, die sich vorwiegend aus tierexperimentellen Studien ergeben haben.

Indikationen – Kontraindikationen

Indikationen für resezierende und anastomosierende Eingriffe können gegeben sein bei:

- Isoliertem Morbus-Crohn-Befall,
- aktinischen Stenosen,
- kurzstreckigen, ischämischen Läsionen bei Mesenterialgefäßverschlüssen,
- gutartigen Tumoren (Polypen, Leiomyomen, Fibromen) bzw. bei – ganz umschriebenen – solitären, bösartigen Tumoren (z.B. Karzinoiden),
- endoskopisch lokalisierten Blutungsquellen aus Angiodysplasien oder Divertikeln (evtl. in synchronem endoskopisch-laparoskopischem Vorgehen).

Eine Kontinuitätsdurchtrennung des Dünndarmes ist nicht erforderlich bei

- Abtragung duodenaler oder Meckel-Divertikel,

- palliativen Umgehungsanastomosierungen, entweder intestino-intestinal oder gastrointestinal,
- der Notfallversorgung perforierender Verletzungen von außen (Messerstich) oder von innen (ingestierte Fremdkörper),
- bei der Versorgung perforierter duodenaler Ulzera,
- Bridenlösung des mechanischen Ileus.

Kontraindikationen zum laparoskopischen Vorgehen sehen wir bei vielfach voroperierten Patienten; denn abgesehen von der Verletzungsgefahr beim Anlegen des Pneumoperitoneums und beim Einbringen der Trokare, muß mit erheblichen Verwachsungen der Dünndarmschlingen untereinander gerechnet werden, so daß die anatomische Situation unklar bleiben kann. Weiterhin steht der Nachweis von Abszessen oder inneren Fistelbildungen einer suffizienten Sanierung auf laparoskopischem Wege derzeit noch entgegen. Maligne oder entzündliche Konglomerattumoren sind ebenfalls als relative Kontraindikationen anzusehen: Ihre Entfernung aus der Bauchhöhle bedarf immer einer erweiterten Hilfsinzision. Damit sind Prinzip und Vorteile der minimal-invasiven Methode in Frage gestellt.

Präoperative Diagnostik

Art und Umfang der präoperativen Diagnostik bestimmt die Grundkrankheit. Die Absicht der Sanierung erfordert i. allg. auf laparoskopischem Wege keine zusätzlichen Untersuchungen. Die diagnostischen Aussagen sollten jedoch erkennen lassen, daß die beschriebenen Kontraindikationen nicht bestehen, und daß erwartet werden darf, daß der laparoskopisch begonnene Eingriff sich als solcher beenden läßt. Die Ausnahme kann sein, daß die Laparoskopie primär zunächst in explorativer Absicht erfolgt [2]. Vor der laparoskopischen Versorgung perforierter Duodenalulzera empfehlen wir in jedem Fall die präoperative Gastroskopie, um die Größe der Perforation, ihre Lagebeziehung zur freien Bauchhöhle und, soweit das endoskopisch möglich ist, ihre Genese und Dignität beurteilen zu können.

Operative Technik

Operiert wird in Vollnarkose und Rückenlagerung. Durch entsprechende Neigung des Tisches gelingt es, das jeweils einzustellende Operationsgebiet zu exponieren. Die Trokare werden in Abhängigkeit von der Lokalisation der zu behebenden Veränderungen plaziert. Ist ein resezierender Eingriff geplant, setzt man den ersten 10-mm-Trokar für die Optik in die obere Nabelgrube, dann sind weitere Zugangswege erforderlich: Ein 12- oder 15-mm-Trokar für den Einsatz des Linearstaplers, der mit Hilfe von Adaptern oder Reduzierhülsen auf 5 oder 7 mm Durchmesser für die anderen Arbeitsgeräte angepaßt werden kann. 2 5-mm-Trokare dienen dem Einführen der Arbeitsinstrumente.

Für die *Dünndarmresektion* wird die zu resezierende Schlinge isoliert und mit dem jeweils entsprechend dem pathologischen Prozeß erforderlichen Sicherheitsabstand im Gesunden, unter Verwendung des Linearstaplers geschlossen abgesetzt. Das gefäßtragende Mesenterium kann mit einer weiteren Endo-GIA-Applikation versorgt werden. Kostengünstiger, aber zeitraubender, ist die Alternative der einzelnen Clipversorgung der Mesenterialgefäße und der nachfolgenden Durchtrennung mit der Schere.

Die Bergung des Dünndarmresektates gelingt nur selten über den dicksten Trokar. Es empfiehlt sich, das beidseits verschlossene Resektat, bei gutartigen Erkrankungen ungeschützt, bei bösartigen im einem sog. Bergebeutel, an definierter Stelle abzulegen. Die Dünndarmkontinuität wird durch eine funktionelle End-zu-End-Anastomose wiederhergestellt. Dazu werden die beiden zu anastomosierenden Darmstümpfe mit antimesenterial gesetzten Haltefäden Seit-zu-Seit aneinander gelegt (Abb. 1).

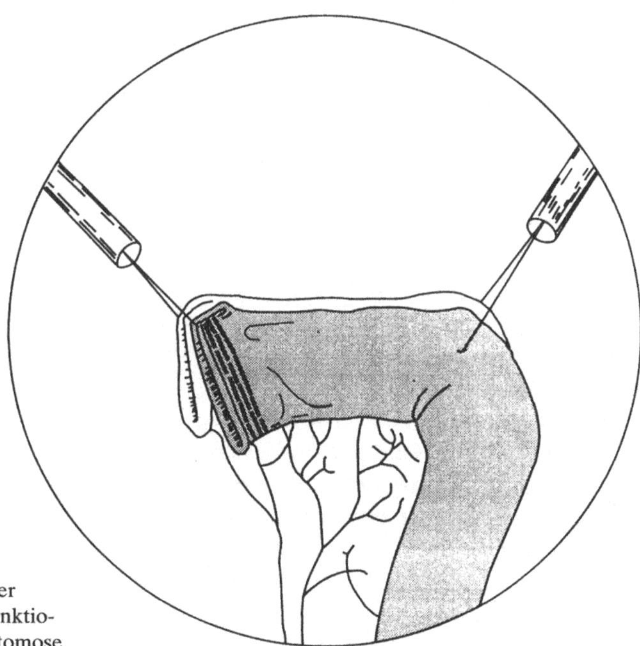

Abb. 1. Positionierung der Dünndarmstümpfe zur funktionellen End-zu-End-Anastomose

Die antimesenterialen Spitzen der Klammernahtreihen werden mit der Schere reseziert, um die Insertionsöffnungen für die Branchen des Linearstaplers zu bilden. Der Linearstapler wird über den 12–15 mm-Trokar in die Bauchhöhle gebracht, seine Branchen in die Dünndarmschlingen eingeführt und plaziert (Abb. 2). Dann wird das Gerät geschlossen und ausgelöst. Hierbei ist es unerläßlich, auf die streng antimesenteriale Position des Staplers zu achten, um Blutungen in der Anastomose zu vermeiden. Die innere Nahtreihe der Anastomose läßt sich relativ einfach über die Optik kontrollieren. Liegen Blutungen vor, verbietet sich die Koagulation (Hitzeleitung über die Klammernahtreihen und dadurch Nekrosegefahr); sie sind mit laparoskopischer Handnaht zu stillen.

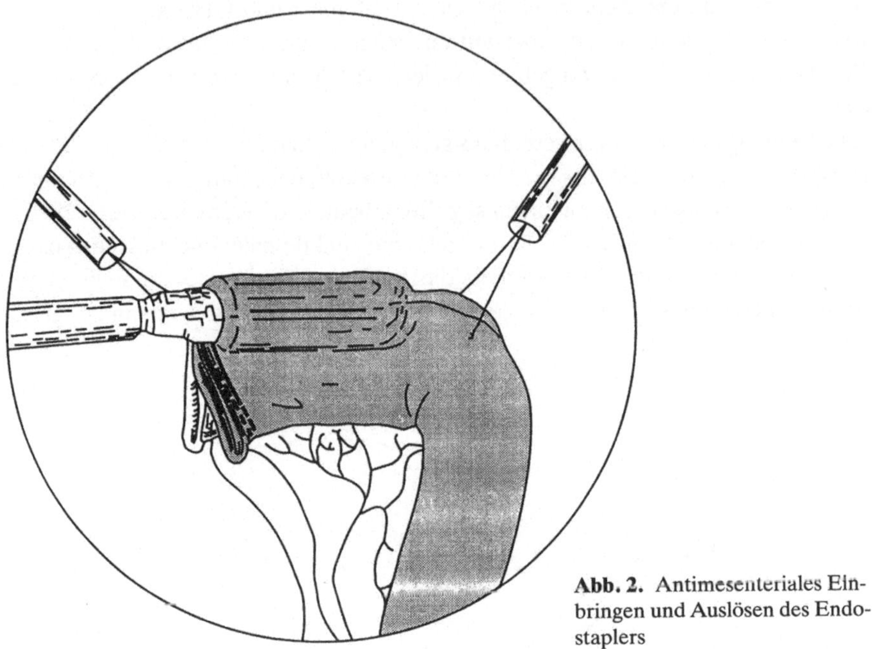

Abb. 2. Antimesenteriales Einbringen und Auslösen des Endostaplers

Bei 60 mm langen Klammernahtgeräten ist eine Applikation ausreichend, bei 30 mm langen sind 2 Applikationen in Reihe erforderlich, um eine ausreichende Weite der Anastomose zu garantieren.

Im Prinzip die gleiche Anastomostierungstechnik gilt für die *Seit-zu-Seit-Gastrojejunostomie* und die *Enteroenteroanastomose* im Dünn- und Dickdarmbereich.

Bei der Gastrojejunostomie wird die erste Jejunalschlinge isoperistaltisch Seit-zu-Seit mit Hilfe 2er Haltefäden an den tiefsten Bogen der großen Magenkurvatur fixiert. Die Anastomose wird dann entweder von links (Abb. 4), fakultativ auch von rechts aus, in der auf S. 235 beschriebenen Weise mit dem Linearstapler angelegt.

Bei allen so angelegten Anastomosen sind die doppellumigen Insertionsöffnungen für die Linearstaplerbranchen nun einlumig geworden. Diese Öffnung kann alternativ mit fortlaufender einreihiger, allschichtiger laparoskopischer Handnaht oder mit maschineller Klammernaht verschlossen werden (Abb. 3 und 5). Obwohl bei der Klammernaht mehr Gewebe gefaßt werden muß, kommt es nicht zur Einengung der Anastomose, wenn die Ränder mit feinen Dissektoren oder alternativ mit Haltefäden approximiert werden. Besonders günstig dafür ist das seit neuestem im Handel befindliche Endo-TA-60-Klammernahtgerät. Die fortlaufende Naht ist kostengünstiger, sie ist aber zeitaufwendiger und erfordert viel Übung in der laparoskopischen Nahttechnik.

Bei der Gastrojejunostomie ist auch die Anlage einer Braun-Fußpunktanastomose in laparoskopischer Technik möglich. Dazu können zu- und abführende Dünndarmschlingen etwa 15 cm unterhalb der gastrojejunalen Anastomose wiederum mit 2 Haltefäden aneinandergelegt werden. In der auf S. 235 beschriebenen Weise werden

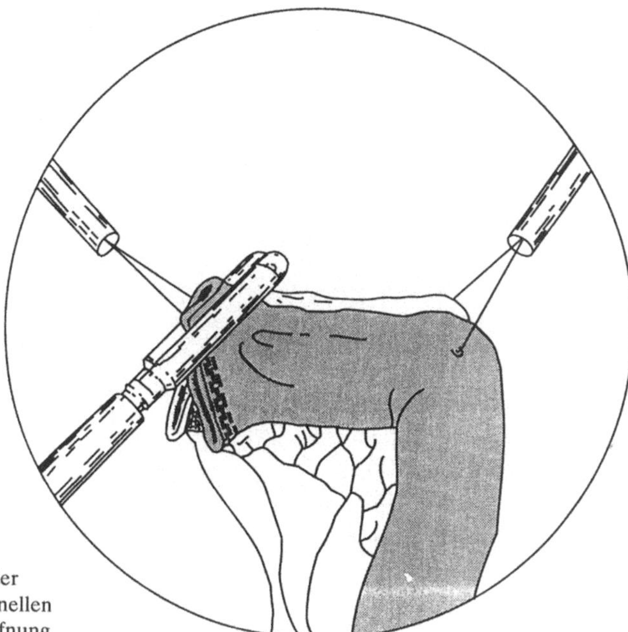

Abb. 3. Komplettierung der Anastomose durch maschinellen Verschluß der Insertionsöffnung

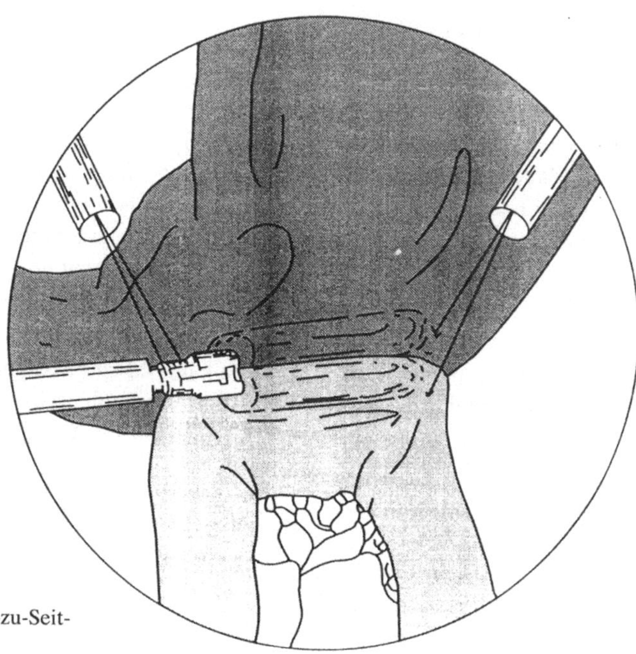

Abb. 4. Maschinelle Seit-zu-Seit-Gastrojejunostomie

Insertionsöffnungen in beiden intestinalen Schenkeln gebildet, der Stapler eingeführt und ausgelöst. Der Verschluß der Insertionsöffnung erfolgt wiederum mit fortlaufender Naht oder mit Stapler.

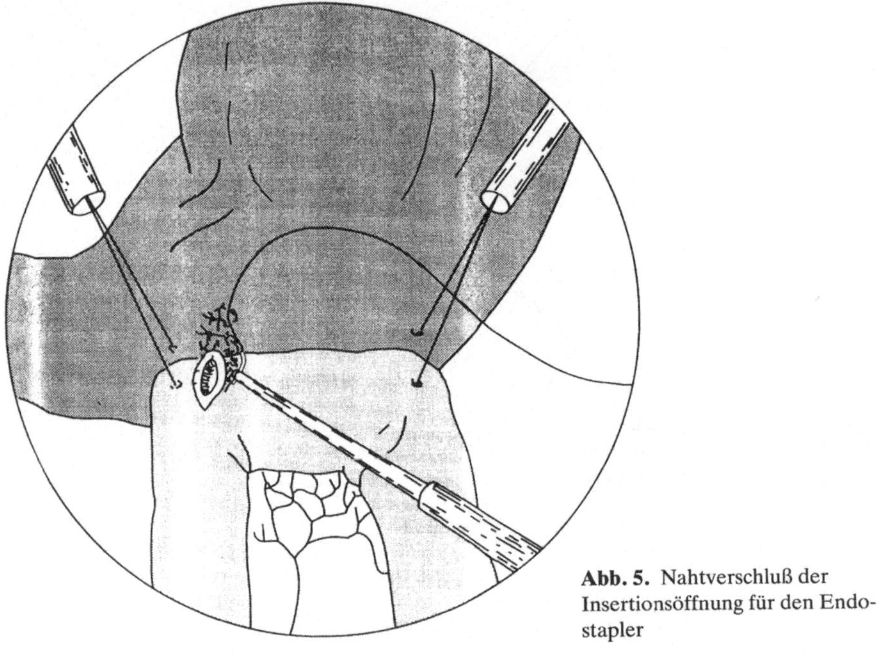

Abb. 5. Nahtverschluß der Insertionsöffnung für den Endostapler

Die Notfallversorgung eines *perforierten Duodenalulkus* bietet wenig technische Probleme, wenn man laparoskopische manuelle Nahttechniken beherrscht. Die wichtigste Maßnahme ist die intraabdominelle Toilette, d.h. mit mehreren Litern Kochsalzlösung muß die Bauchhöhle gespült werden, um freien Magen-Duodenal-Inhalt mit Speiseresten entfernen zu können. Etwa schon vorhandene Fibrinbeläge können mit dem Tupfer abgestreift und abgesaugt werden. Ohne Schwierigkeiten ist es möglich, die Perforationsränder chirurgisch anzufrischen. Falls es sinnvoll erscheint, kann das so entfernte Material auch zur histologischen Untersuchung asserviert werden. Der Verschluß erfolgt dann, wie in der offenen Chirurgie, mit durchgreifenden Einzelknopfnähten aus resorbierbarem Material. Die Verknotung kann durch intraabdominellen, instrumentellen Knoten oder durch Knotung von außen über Knotenschieber erfolgen. In solchen Fällen drainieren wir den Oberbauch über die rechte Trokarinzision.

Eigene Erfahrungen

In Vorbereitung der Eingriffe am Patienten haben wir zunächst die laparoskopischen intestinalen Anastomosen im Tierexperiment erprobt [4]. Es wurden funktionelle End-zu-End-Anastomosen am Dünndarm sowie Gastrojejunostomien beim Läuferschwein angelegt. Eine Gruppe von Tieren überlebte 8 Wochen komplikationsfrei und wurde dann getötet und obduziert. Sämtliche Anastomosen waren sicher verheilt. Die histologische Aufarbeitung zeigte jeweils reizlose Gewebeheilung im Bereich der Anastomose.

Obwohl wir durch unsere tierexperimentellen Erfahrungen „gerüstet" waren, haben wir nur wenige resezierende bzw. rekonstruierende laparoskopische Maßnahmen am Dünndarm des Patienten durchgeführt (Tabelle 1). So konnte eine Messerstichverletzung durch Handnaht versorgt werden. Einmal wurde ein reizloses, breitbasiges Duodenaldivertikel im Rahmen einer Cholezystektomie abgetragen. 5mal wurden Meckel-Divertikel im Rahmen von Appendektomien reseziert. Letzteres gestaltet sich relativ einfach: Das Divertikel wird an seiner Basis rechtwinklig zur Darmachse mit dem Klammernahtgerät abgesetzt. Es läßt sich i. allg. problemlos über den 12-mm-Trokar bergen. Bei 4 Versuchen, einen mechanischen Ileus laparoskopisch zu versorgen, waren wir nur einmal durch Bridenlösung erfolgreich; die anderen Patienten mußten laparotomiert werden, weil die Ursache für die Obstruktion laparoskopisch nicht geortet werden konnte. Auch die Resektion einer ischämischen Dünndarmläsion mußte per laparotomiam beendet werden, weil die Vitalität der zu anastomosierenden Dünndarmstümpfe laparoskopisch nicht mit ausreichender Sicherheit zu beurteilen war.

Tabelle 1. Laparoskopische Dünndarmchirurgie
Eigene Erfahrungen 1990–1993

	n	Durchgeführt	Abgebrochen
Duodenaldivertikelresektion	1	1	–
Duodenalulkusperforation	14	14	–
Meckel-Divertikelresektion	4	4	–
Bridenileus	4	1	3
Ischäm. Darminfarkt	1	–	–
Gastrojejunostomie	5	5	–
	29	25	4

Sehr überzeugend waren unsere Erfahrungen bei der Versorgung perfortierter Ulzera. Inzwischen sind 14 Patienten so versorgt worden, wobei wir nur über gute Erfahrungen berichten können. Weiterführende operative Maßnahmen (z.B. Vagotomie) waren nicht notwendig, da alle Patienten bisher keine suffiziente konservative Ulkustherapie erhalten hatten.

Technisch relativ problemlos und mit sehr gutem funktionellem Ergebnis haben wir als Palliativmaßnahme Gastrojejunostomien bei bisher 5 Patienten angelegt. Die irreparable Magenentleerungsstörung war jeweils durch Tumorverschluß des Duodenums induziert, wobei 4mal Pankreaskarzinome und 1mal ein fortgeschrittenes Gallengangskarzinom ursächlich waren. In allen Fällen haben wir auf eine Braun-Fußpunktanastomose verzichtet.

Diskussion

Die beschriebenen maschinellen Anastomosierungsverfahren entsprechen den in der offenen Chirurgie bewährten Klammernahttechniken. Nach initialen Tierexperimenten konnten wir beweisen, daß dies auch erfolgreich laparoskopisch unter Verwendung der neu entwickelten Klammernahtgeräte möglich ist. Zweifelsohne sind Dünndarmanastomosen auch mit laparoskopischer Handnaht anzulegen, wenn der Operateur über die nötige Geduld und manuelle Fertigkeit verfügt.

3 unterschiedliche laparoskopische Techniken für „echte" End-zu-End-Anastomosen haben Lange et al. [3] beschrieben, wobei teils invertierend, teils evertierend einzeln Klammern mit dem Hernienstapler gesetzt bzw. Triangulationsanastomosen mit einem linearen Klammernahtgerät ausgeführt worden sind. Die technische Machbarkeit scheint also belegt zu sein, woran es fehlt, ist die Häufigkeit geeigneter klinischer Indikationen [1, 5, 6].

Einschränkungen für die laparoskopische Resektion sind u.a. beim Morbus Crohn zu sehen. Es ist erstrebenswert, die meist jungen Patienten, die an einer evtl. wiederholt chirurgisch zu behandelnden Erkrankung leiden, auf minimal-invasivem und somit minimal traumatisierendem Wege zu sanieren. Auch die Forderung für eine Crohn-Resektion, nämlich Blindsackbildungen bei der Anastomosierung zu vermeiden, ist bei der beschriebenen Technik gewährleistet. Problematisch aber ist die Notwendigkeit, Metallklammern in die Darmwand versenken zu müssen, weil dadurch lokale Rezidive provoziert werden können.

Eine ideale Indikation für die laparoskopische Resektion können gutartige Dünndarmtumoren bilden. Ihre Dignität ist evtl. durch intraoperative Schnellschnittuntersuchung zu sichern.

Bei auch umschriebenen, bösartigen Neubildungen darf die Absicht, minimal-invasiv behandeln zu wollen, nicht dazu verleiten, Radikalitätskriterien zu vernachlässigen. Die Einhaltung der onkochirurgischen Erfordernisse ist mandatorisch. Rein theoretisch müßten bei Malignomen im „freien Dünndarm" die Resektion mit ausreichendem Sicherheitsabstand und die Ausräumung der mesenterialen Lymphabflußwege laparoskopisch möglich sein. Es sind über diese Indikation unseres Wissens aber noch keine verwertbaren Erfahrungen berichtet worden.

Für sehr empfehlenswert halten wir das laparoskopische Vorgehen bei der Übernähung perforierter Ulzera. Man sollte sich jedoch auf die sog. „Säureulzera" beschränken, da die Übernähung eines typischen Magenulkus problematisch hinsichtlich des Übersehens eines Karzinoms sein könnte. Sehr geeignet sind u.E. solche Fälle, bei denen die Duodenalulkusperforation initiales Symptom der Ulkuskrankheit ist. Bei solchen Patienten ist eine Übernähung ausreichend. Weiterführende operative ulkustherapeutische Maßnahmen, wie Anwendung irgendwelcher Vagotomieformen sind nicht angezeigt, da zunächst noch die konservative Therapie ausgeschöpft werden muß.

Besonders von den bekannten Vorteilen des minimal-invasiven Eingriffes haben die Patienten profitiert, die bei inkurablen Tumorleiden mit einer Gastrojejunostomie versorgt worden sind. Durch den wenig schmerzhaften Eingriff ist erreicht worden, daß die unterschiedlich lange entbehrte, normale Nahrungsaufnahme wieder möglich geworden ist. Die Lebensqualität dieser schwer erkrankten Patienten ist somit deutlich verbessert worden. Das Nichtanlegen einer Braun-Fußpunktanastomose hatte keine funktionellen Nachteile gebracht. Sie ist ja auch beim konventionell durchgeführten Eingriff nicht zwingend erforderlich.

Ganz sicher stecken, wie in vielen anderen Bereichen, die laparoskopischen Bemühungen zur chirurgischen Behandlung von Dünndarmerkrankungen noch in den eher experimentellen Anfängen. Es wäre vermessen und wissenschaftlich unredlich, wenn erste gute Resultate bei wenigen Patienten zur enthusiastischen Anpreisung dieser neuen Techniken führen würden. Die Machbarkeit scheint belegt und damit die klinische Anwendung gerechtfertigt zu sein. Daß alle Sicherheitserfordernisse für den Patienten im Vordergrund zu stehen haben, sollte keiner Erwähnung bedürfen. Das Umsteigen auf die konventionelle Operation ist deshalb in Zweifelsfällen die bessere Lösung. Von Standards darf man heute noch nicht sprechen, Perspektiven sind aber durchaus gegeben.

Literatur

1. Brune I, Schönleben K (1992) Laparoskopische Seit-zu-Seit-Gastro-Jejunostomie. Chirurg 63: 577–580
2. Kriplani AK, Kapur BM (1991) Laparoscopy for pre-operative staging and assessment of operability in gastric carcinoma. Gastrointest Endosc 37: 441–443
3. Lange V et al. (1993) Verschiedene Techniken für die laparoskopische Dünndarmanastomosierung. Eine vorläufige Mitteilung. Chirurg 64: 408–411
4. Schönleben K, Brune I, Günther M (1991/92) Rekonstruktive laparoskopische Eingriffe an Dünndarm und Magen. Chir Praxis 44: 303–310
5. Soper NJ, Brunt LM, Fleshman J, Dunnegan DL, Clayman RV (1993) Laparoscopic small bowel resection and anastomosis. Surg Laparosc Endosc 3: 6
6. Sung-Tao K, Airan MC (1992) Therapeutic laparoscopic suturing techniques. Surg Endosc 6: 41–46

Sachverzeichnis

AKA II-Kompressionanastomose am Kolon und Rektum 188 ff.
- Anastomoseninsuffizienz 191
- Bakterientransport 192
- Dichtigkeitsprüfung 190
- Epithelialisierung 192
- Fisteln 191
- Gastrografinkontrasteinlauf 190, 191
- Indikation 189
- nahtlose Anastomose 192
- Operationsverfahren 190
- Rektopexie 191
- Resektionsränder 189
- Risikoanastomosen 192
- Stenosen 192
- Stichkanalinfektionen 192
anale Anastomosen und Pouchrekonstruktionen (s. auch Pouch) 194 ff.
anale Durchzugsoperationen 194
Anastomosen
- oberer GI-Trakt 70 ff.
- unterer GI-Trakt 149 ff.
Anastomosenheilung
- additive Maßnahmen zur Unterstützung 10
- Dünndarm 127
- „lag phase" 29
- verschiedene Nahtverfahren im GI-Trakt 3 ff.
Anastomoseninsuffizienz 14 ff.
- Antibiotikakonzentrationen, systemische 20
-- bakterielle Nahtinsuffizienz nach Gastrektomie 14 ff.
-- Bakterienspektrum im Oropharynx 16
-- Besiedlungsraten 16
-- Definition 15
-- Dekontamination 19, 21
-- Diagnose 21
-- Entzündungsreaktion 24
-- Keimspektrum 22
-- Komplikationen 19
-- Resistenzentwicklung 18
- Berstungsdruck (s. auch dort) 18
- Staplerösophagojejunostomie bei Gastrektomie 87
Anastomosenknopf 175
Anastomosenring 175
- bioabsorbierbarer (s. auch BAR) 8, 136, 140 ff., 175 ff., 188
- kolorektale Chirurgie 160
- Valtrac-Ring 28, 98, 123
Anastomosentechniken/-verfahren
- Berstendruck (s. auch dort) 24
- Dickdarmanastomosen 39 ff.
- Dünndarmanastomosen 127 ff.
- Enzündungsreaktion 24
- nahtlose 3
- intestinale Anastomosentechniken
-- oberer GI-Trakt (s. auch dort) 96 ff.
-- unterer GI-Trakt (s. auch dort) 146 ff.
- Kombination verschiedener Anastomosentechniken bei Rekonstruktion nach Gastrektomie 122
- Ösophagus 71 ff.
- Pouchrekonstruktionen und anale Anastomosen 202
- Zugfestigkeit 24
Antibiotikakonzentrationen, systemische 20
bakterielle Nahtinsuffizienz nach Gastrektomie (s. auch Anastomoseninsuffizienz) 14 ff.
Bakterientransport, AKA II-Kompressionsanastomose 192
BAR (bioabsorbierbarer Anastomosenring) 8, 136, 140 ff.
- Anwendung im Routinebetrieb 140 ff.
- Gastrektomie 141
- Gastrojejunostomie 141
- Ileotransversostomie 141
- Kolon und Rektum, BAR-Methode 188
- Kompressionsanastomose 140, 175 ff.
-- Anastomosenknopf 175
-- Anastomosenring 175

-- Art und Lokalisation der BAR-Anastomosen 182
-- Austausch des Ringappilikators gegen Faßzange 179
-- Haltenähte 178
-- Kompressionszone 178
-- Operationsindikation bei benignen und malignen Erkrankungen 181
-- Ringverschluß 180
-- Tabakbeutelnahtklemmen 176
-- Technik 176
-- technische Probleme 184 ff.
-- Wiederaufnahme der Darmtätigkeit 183
Bergebeutel/Bergetrokar, Dickdarmlaparoskopie 220, 223
Berstungsdruck/-untersuchung 18 ff.
- Anastomoseninsuffizienz 18, 21
- Anastomosentechniken 24
- Dickdarmanastomosen 36
- Dünndarmanastomosen 52, 53
- Handnaht 26
- IORT (s. auch dort) 34
- Kolonanastomose 99
- Kompressionsanastomose 26
- Rollerpumpe 24
- Stapleranastomose 26
Bestrahlung, intraoperative (s. IORT) 32 ff.
Bougierung, Klammernahtanastomoen im Kindesalter 208

Choledochojejunostomie, intraluminale Schlingendrainage 116
Cliptechnik, laparoskopische Nahttechniken am Magen 213
Colitis ulcerosa 194

Darmanastomosen
- Dickdarmanastomose (s. dort)
- Dünndarmanastomose (s. dort)
- intraperitonealer Darmabschnitt 43
- laparoskopisch-assistierte Darmresektionen 228 ff.
Darmnahtkurs, standardisiert 62 ff.
Dekontamination 21
Dickdarmanastomose 29 ff.
- Berstungsdruckmessung 36
- einreihige allschichtige Nahttechnik 92 ff.
- Flaschenzugnaht 32 ff.
- fortlaufend einreihige extramuköse 39
- IORT (s. auch dort) 37
- Komplikationen 44
- laparoskopische Techniken (s. auch dort) 220 ff
- Nahtmaterial 40
- Reißfestigkeitsprobe 35, 36
- Technik 39 ff.
- Verwachsungsgrad 35, 26
Divertikulitis, laparoskopisch-assistierte Darmresektionen 228 ff.
Double-stapling-Technik
- Klammernahtanastomen im Kindesalter 208
- Pouchrekonstruktionen und anale Anastomosen 203
- Rektum 149
- unterer GI-Trakt 149
Dünndarmanastomosen/anastomosierung 46 ff.
- Berstungsdruck 52, 53
- einreihige allschichtige Nahttechnik 92 ff., 137
- Einzelknopftechnik 130
- End-zu-End-Anastomose, funktionelle 131
- experimentelles Training 132
- fortlaufende Naht 129
- Fremdkörperreaktion im Gewebe 130
- Gewebedurchzugsverhalten 130
- Handnaht 128, 138
- ileoanale 135
- intraabdominelle End-zu-End-Anastomosierung 54
- Klammern, resobierbare 136
- Komplikationen 132
- konventionelle Chirurgie 52
- laparoskopische (s.dort) 46 ff. 233 ff.
- Technik I 49, 50, 53
-- Technik II 50, 53
-- Technik III 50, 51, 54
- Nahtsicherheit 131
- Notfallchirurgie 138
- Obstruktionsrate 136
- Pouches 135
- Stapler (s. auch dort) 131, 134
- Stenoserate 133
- Stuhlfunktion 135
- Tabakbeutelnahtklemme 132, 153, 176
- Technikstandards 127 ff.
- Zeitaufwand 135
- Zweihöhleneingriffe 131
- zweireihige Naht 129
Duodenalstumpfinsuffizienz nach Hand- und Staplernaht 101
Duodenalstumpfverschluß, Karzinomchirurgie 100
Duodenalulkus, perforierte, Dünndarmlaparoskopie 238
Duodenopankreatektomie 109
- partielle 114
- pyloruserhaltende 115
duodenumerhaltende Pankreaskopfresektion 114
Durchblutung 5

EEA-Anastomosen, ösophagoenterale 132
End-zu-End-Anastomosierung
- Dünndarm 54, 127, 131
- Dünndarmlaparoskopie 235
- Ösophagokolostomie 77
- Pharyngozäkostomie 75
- unterer GI-Trakt 149
End-zu-Seit-Anastomose
- Mesopharyngojejunostomie 75
- Ösophagojejunostomie 79
- Roux-Anastomose 105
Endo-Hernia-Stapler 47
Entzündungsreaktion
- Anastomosentechniken 24
- Beurteilung 27
- Entzündungszellen pro Gesichtsfeld 27, 28
- Handnaht 28
- Kompressionsanastomose 28
- Stapleranastomose 28

Fisteln, AKA II-Kompressionsanastomose 191
Flaschenzugnaht, Dickdarm
- mechanische Belastbarkeit 32 ff.
- Reißfestigkeitsprobe 35
Fundoplikatio, laparoskopische Nahttechniken am Magen 216

Gastrektomie
- bakterielle Nahtinsuffizienz nach Gastrektomie 14 ff.
- Rekonstruktion, Kombination verschiedener Anastomosentechniken 122 ff.
- Rekonstruktionsverfahren 122
- Stapleräsophagojejunostomie bei Gastrektomie 86 ff.
Gastroenterostomie und Magenresektion, Vergleich 134
Gastrografinkontrasteinlauf, AKA II-Kompressionsanastomose 190
Gastrointestinaltrakt
- oberer 70 ff.
-- intestinale Anastomosentechniken 96 ff.
- unterer 146 ff.
-- manuelle Anastomosentechnik 147
Gastrojejunostomie
- BAR 141
- Dünndarmlaparoskopie 256
Gewebereaktion 5
- Bruchlokalisation 26

Hand- versus Valtrac-Anastomose im Kolon, Vergleich (s. auch Valtrac) 167 ff.
Handnaht
- Berstungsdruckuntersuchung 26
- Dünndarmanastomose 128, 138
- Duodenalstumpfinsuffizienzen nach Handnaht 101
- Entzündungsreaktion 28
- Handnaht/Klammernaht/Kompressionsanastomose, vergleichende Untersuchung 24 ff.
- intestinale Anastomosentechniken, oberer GI-Trakt 96
- Kompressionsanastomose, Handnahttechnik 167
- Ösophagogastrostomie, Handnahttechnik 77
- Ösophagojejunostomie, Insuffizienzraten nach Hand- und Staplernaht 104
- Pouchrekonstruktionen und anale Anastomosen 200
- Zugfestigkeitsuntersuchung 26
Hiatoplastik, laparoskopische Nahttechniken am Magen 218
Hypopharynxkarzinome 70

ileoanale Dünndarmanastomose 135
ileoanaler Pouch 196
Ileostoma 194
Ileotransversostomie 141, 148
- BAR 141
Implantationsmetastasen, Dickdarmlaparoskopie 223, 226
Interpositionsverfahren 73
intestinale
- Anastomosen 102 ff.
- Anastomosentechniken, oberer GI-Trakt 96 ff.
- Resektionen und Verschlüsse 99
IORT (intraoperative Bestrahlung) 32 ff.
- Berstungsdruckmessung 34
- Dickdarmanastomosen 37
- Durchführung der Bestrahlung 34
- Rektumkarzinom 32

Jejunum
- Choledochojejunostomie (s. auch dort) 116
- Interposition 126
- Jejunoduodenostomie 80
- Pankreatikojejunostomie (s. auch dort) 109, 115
- Ösophagojejunostomie (s.auch dort) 9, 78–80
- pharyngeale Anastomose mit Interposition eines freien Jejunumsegments 75
- Pharyngojejunostomie 81
- Seit-zu-Seit-Enteroanastomosen am Jejunum 79
- Stapleräsophagojejunostomie bei Gastrektomie 86 ff.

Kardiakarzinom 72
Karzinomchirurgie, Duodenalstumpfverschluß 100
Kinder, Klammernahtanastomosen 207 ff.
Klammern, resorbierbare 136
- Kosten 136
Klammernaht
- auflösbare Klammern 148
- Darmvorbereitung 150
- End-zu-End-Anastomose 150
- Fehlermöglichkeiten 147
- intestinale Anastomosentechniken
-- oberer GI-Trakt 96, 97
-- unterer GI-Trakt 147 ff.
- Klammernaht/Handnnaht/Kompressionsanastomose, vergleichende Untersuchung 24 ff.
- Klammernahtreihen 147
-- evertierte 147
- Klammernahtverschluß, Dickdarmlaparoskopie 222, 226
- Kolonpouchbildung 150
- manuelle Geschicklichkeit 147
- maschinelle Naht 151
- mechanische Klammernahtanastomosen 147
- Nahtinsuffizienzen 151
- Notfallchirurgie 150
- Ösophagogastrostomie 78
- Ösophagojejunostomie 78–80, 103
- Rektumresektionen 151
- Seit-zu-Seit-Anastomose 150
- systematischer Einsatz 157
- tiefe anteriore Anastomosen 150
Klammernahtanastomosen im Kindesalter 207 ff.
- Bougierung 208
- Double-stapling-Technik 208
- Klammernahtanastomose mit zirkulärem Stapler 208
- Kolotomie 208
- nicht-resorbierbares Fremdmaterial 207
- Röntgenkontrollen 209
- Stapleranastomose in der Kinderchirurgie 207
- Stenosierungsgefahr 207, 209
Klammernahtgerät 8, 147
- Einsatz im unteren GI-Trakt 147
- invertierte Anastomose 147
- Magazindurchmesser 147
- Magenteilresektion mit dem geraden Klammernahtgerät 100
- Stapleròsophagojejunostomie bei Gastrektomie 87
Knotenschieber
- Dickdarmlaparoskopie 224
- laparoskopische Nahttechniken am Magen 216
Koagulationshaken, Dickdarmlaparoskopie 222
Koagulationsschere, Dickdarmlaparoskopie 222
Kolodnodenostomie 80, 82
Kologastrostomien 82
Kolonanastomose
- AKA II-Kompressionanastomose am Kolon und Rektum 188 ff.
- Berstungsdruck 99
- fortlaufend einreihige (s. auch Dickdarmanastomosen) 39 ff.
- Valtrac-versus Handanastomose 167 ff.
Koloninterposition zum Ösophagusersatz 74, 77
Kolonpouchbildung, unterer GI-Trakt 150, 152
kolorektale Anastomosen 9
- klinische Ergebnisse mit unterschiedlichen Nahtverfahren 10
- Stapleranastomosen in der kolorektalen Chirurgie 156 ff.
Kolostomie, protektive 164
Kompressionsanastomose
- AKA II-Kompressionanastomose am Kolon und Rektum 188 ff.
- BAR (s. auch dort) 140, 175 ff.
- Berstungsdruckuntersuchung 26
- Dünndarm 136
- Entzündungsreaktion 28
- Handnahttechnik 167
- intestinale Anastomosentechniken
-- oberer GI-Trakt 96, 98
-- unterer GI-Trakt 147
- Kompressionsanastomose/Handnaht/Klammernaht, vergleichende Untersuchung 24 ff.
- Tabakbeutelnaht 143
- Zugfestigkeitsuntersuchung 26

„lag phase“, Anastomosenheilung 29
Laparo-Trainer 218
laparoskopisch-assistierte Darmresektionen 228 ff.
- Divertikulitis 228
- Komplikationen 231
- Minilaparotomie 230
- Valtrac-Ring 230
laparoskopische Chirurgie
- Dickdarmbereich 220 ff., 233 ff.
-- Andruckplatte 224
-- Bergebeutel 220, 223
-- Bergetrokar 220
-- En-bloc-Resektion 222
-- Implantationsmetastasen 223, 226

-- intrakorporale Anastomose 226
-- Klammernahttechnik/-verschluß 222
-- Knotenschieber 224
-- Koagulationshaken 222
-- Koagulationsschere 222
-- kolerektale Chirurgie 220
-- Minilaparotomie 220
-- Tabakbeutelnahtklemme 220
-- Triple-stapling-Anastomose 220, 227
- Dünndarmanastomosierung (s. auch dort) 46 ff.
-- funktionelle End-zu-End-Anastomose 235
-- Gastrojejunostomie 236
-- Indikationen 223
-- Kontraindikationen 233
-- Linearstapler 235
-- perforiertes Duodenalulkus 238
-- Technik I 49, 50, 53
-- Technik II 50, 53
-- Technik III 50, 51, 54
- Magen, Nahttechniken 213 ff.
- Endonaht 213, 215
-- Hiatoplastik 218
-- Naht- und Knüpftechniken 213
-- Operationstrauma 213
- Techniken 212 ff.
Lebensqualität 81, 126, 154
Linearstapler, Dünndarmlaparoskopie 235

Magen
- einreihige allschichtige Nahttechnik 92 ff.
- Ersatzmagenbildung 105
- laparoskopische Nahttechniken am Magen 213 ff.
- Resektion
-- distale Magenresektion mit Y-Roux-Rekonstruktion 106
-- Gastroenterostomien und Magenresektion, Vergleich 135
-- Magenteilresektion mit dem geraden Klammernahtgerät 100
- Transposition zum Ösophagusersatz 73
Magenkarzinom 72
Magenschlauchbildung mit dem Stapler als Ösophagusersatz 101
Mesopharyngojejunostomie 75
Mesorektum 153
MIC (minimal-invasive Chirurgie) 52
Morbus Hirschsprung 207
Mukosektomie 202

Nadeln, atraumatische, chirurgische, standardisierter Vergleich 57 ff.
- Biegungsstabilität 57
- Bruchfestigkeit 59
- Durchstichtest 58
- Elastizitätsmessung 58
- laparoskopische Nahttechniken am Magen 214
-- gerade Nadeln 214
-- Rundnadeln 214
-- Schlittennadeln 214
-- Skinadeln 214
- Nadel-Faden-Kombinationen 57
- Nadeleigenschaften 57
- Rundkörpernadeln 60
- Vergleich, Nadeln verschiedener Hersteller 59
Nahtinsuffizienz nach Gastrektomie, bakterielle 14 ff.
nahtlose Anastomosenverfahren 3
Nahtmaterial 5, 57
- Beeinflussung der instestinalen Wundheilung durch Nahtmaterial 6
- Dickdarmanastomosen 40
- Dochtwirkung 128
- Handhabungseigenschaften 128
- Knotensitz 128
- Reißfestigkeit 128
- synthetisch absorbierbares 128
Nahttechnik/-verfahren 6
- Darmnahtkurs, standardisierter 62 ff.
- Dickdarmanastomosen 40
- Dünndarmanastomosen 129 ff.
-- einreihig allschichtige 92 ff., 137
-- Einzelknopftechnik 130
-- fortlaufende Naht 129
-- Fremdkörperreaktion 129
-- Gewebedurchzugsverhalten 129
-- Nahtsicherheit 131
-- zweireihige Naht 129
- ein- und zweireihige Naht, Vergleichsuntersuchung 7
- Einfluß auf Wundheilung 6, 7
- einreihige allschichtige Nahttechnik, Magen, Dünn- und Dickdarm 92 ff.
- Einzelknopftechnik 7
- im GI-Trakt 11
- Handnaht (s. dort)
- intestinale Anastomosentechniken, oberer GI-Trakt 96
- Klammernaht (s. dort)
- klinische Ergebnisse mit unterschiedlichen Nahtverfahren im Vergleich 9
- laparoskopische Nahttechniken am Magen 213 ff.
-- Cliptechnik 213
-- Endonaht 213, 215
-- Fundoplicatio 216
-- Instrumentenknoten 213
-- Knotenschieber 216
-- Knotentechniken 213

-- Nadeln (s. auch dort) 214
-- Naht- und Knüpftechniken 213
-- Ösophagus 217
-- Roeder-Schlinge 213
- mechanische 3
- Tabakbeutelnahtgerät 47, 132, 176
Notfallchirurgie, Dünndarmanastomose 138

oberer GI-Trakt 70 ff.
- intestinale Anastomosentechniken 96 ff.
Obstruktionsrate, Dünndarmanastomose 136
oropharyngeale bakterielle Besiedlungsraten 17, 21
ösophagoenterale EEA-Anastomosen 132
Ösophagogastrostomie 9, 77, 78, 81, 102
- Handnahttechnik 77
- Klammernahttechnik 78
- klinische Ergebnisse mit unterschiedlichen Nahtverfahren 9
- Rekonstruktion mit Magenschlauch 102
- zervikale 76
Ösophagojejunostomie 9, 78–80, 103
- abdominelle Anastomoseen 79, 82
- Insuffizienzraten nach Hand- und Staplernaht 104
- Klammernahttechnik 78–80, 103, 123
- klinische Ergebnisse mit unterschiedlichen Nahtverfahren 9
- Stapleranastomose 103
Ösophagokolostomie 82
Ösophagus, Anastomosentechniken 71 ff.
- abdominelle Anastomosen 79
- abdominorechtsthoraikales Vorgehen 72
- abdominozervikales Vorgehen 72
- empfohlene Anastomosen 83
- Koloninterposition zum Ösophagusersatz 74
- laparoskopische Nahttechniken am Magen 217
- Magenschlauchbildung mit dem Stapler als Ösophagusersatz 101
- Magentransposition zum Ösophagusersatz 73
- Mesopharyngojejunostomie 75
- pharyngeale Anastomose mit Interposition eines freien Jejunumsegments 75
- Stapleräsophagojejunostomie bei Gastrektomie 86 ff.
- thorakale Anastomosen 77
- thorakoabdominozervikales Vorgehen 72
- typische Lokalisation 75
- zervikale Anastomosen 76, 77
Ösophaguskarzinom 71
Ösophagusresektion 76

Pankreajejunostomie (s. Pankreatikojejunostomie)
Pankreas
- chronische Pankreatitis 109
- Duodenopankreatektomie 109
Pankreasanastomosen
- Anastomosenprotektion 116
- Aufgaben und Anforderungen 110
- Drainageverfahren mit Resektion 112
- Duodenopankreatektomie, partielle 114
- intraoperative Sonographie 111
- Operationsverfahren am Pankreas 111
- Resektionsverfahren 113
- Technik 109 ff.
Pankreaskopfresektion 109
- duodenumerhaltende 114
- Rekonstruktionsverfahren und anastomosenprotektive Maßnahmen 119
Pankreaslinksresektion 114
Pankreatektomie, duodenopankreatektomie (s. dort)
Pankreatikojejunostomie 109, 115, 116
- intraluminale Schlingendrainage 116
- laterolaterale 109
Pankreatikoplastik, transduodenale 112
pankreatogastrale Anastomose 110
pharyngeale Anastomose mit Interposition eines freien Jejunumsegments 75
Pharyngojejunostomie 81
Polyposis coli 194
Pouch/Pouches
- Dünndarmanastomose 135
- H-Pouch 194, 199
- ileoanaler 194, 196
- J-Pouch 194, 197
- pouch-anale Anastomose 152, 201
- Pouchentleerungsstörung 153
- S-Pouch 194, 197
- W-Pouch 198
Pouchrekonstruktionen und anale Anastomosen 194 ff.
- Anastomosentechnik 202
- Double-stapling-Verfahren 203
- Handnaht 200
- Kontinenz 194, 201
- Pouchauslaß 198
- Pouchdesign 194, 200
- Pouchevakuation 194
- Pouchvolumen 194
- Redo-Operationen 199
- Rektumcuff 201
- Reservoir 194
- Staplertechnik 200
- Stuhlfrequenz 194
pyloruserhaltende Duodenopankreatektomie 115

Radiatio, intraoperative, Dickdarmanastomose 37
Redo-Operationen 199
Reißfestigkeitsprobe, anastomosentragender Darmabschnitt 35, 36
Rektopexie, AKA II-Kompressionsanastomose 191
Rektum
- AKA II-Kompressionsanastomose am Kolon und Rektum 188 ff.
- Double-stapling-Technik 149
Rektumcuff 201
Rektumkarzinom 32
- IORT (s. auch dort) 32
Rektumresektionen, Klammernaht 151, 152
Rektumstempel 154
Reservoirverlust 151
Roeder-Schlinge, laparoskopische Nahttechniken am Magen 213
Roux-Anastomosierung 86, 91, 104 ff., 124
- Anastomosen am Ösophagus 124
- distale Magenresektion mit Y-Roux-Rekonstruktion 106
- End-zu-Seit-Roux-Anastomose 105

Seit-zu-End-Dünndarmanastomosen 127
Seit-zu-Seit-Anastomosen 79, 127
- Dünndarmanastomosen 127
- Enteroanastomosen am Jejunum 79
- unterer GI-Trakt 150
Sigma-Rektum-Anastomosen 24
Sonographie, intraoperative, Pankreas 111
Sphinkterapparat 152
Stapler
- Dodenalstumpfinsuffizienzen nach Staplernaht 101
- Endo-hernia-Stapler 47
- Ösophagojejunostomie, Insuffizienzraten nach Staplernaht 104
- linearer 8
-- Dünndarmlaparoskopie 235
Stapleranastomose
- Berstungsdruckuntersuchung 26
- Doublestaplingtechnik 136
- Dünndarmanastomose 131, 134
- Gewebetraumatisierung 134
-- Kontaminationszeit 134
-- Nahtspannung 134
-- Standardisierbarkeit 134
-- Zeitersparnis 134
- Entzündungsreaktion 28
- in der Kinderchirurgie 207
- kolorektale Chirurgie 156 ff.
- Anastomosenhöhe 161
-- Anastomosenringe 160
-- Dichtigkeitsprüfungen 160, 164
-- primäre Insuffizienzen 159
-- protektive Kolostomie 164
-- protektiver Anus 160
-- sekundäre Insuffizienzen 159
-- Wundheilungsstörungen 162
- Magenschlauchbildung mit dem Stapler als Ösophagusersatz 101
- Ösophagojejunostomie 103
- Pouchrekonstruktionen und anale Anastomosen 200
- Zugfestigkeitsuntersuchung 26
Staplerösophagojejunostomie bei Gastrektomie 86 ff.
- Anastomoseninsuffizienz 88
- Anastomosentechnik 87
- anastomosierende Jejunumschlinge 87
- Klammernahtgeräte 87
- Komplikationen 89
- Prognose nach Gastrektomie 90
- Todesursachen 90
- Tumorlokalisation 88
- Überlebensrate 90
Stenose/Stenosierung
- AKA II-Kompressionanastomose 192
- Dünndarmanastomose 133
- Klammernahtanastomosen im Kindesalter 209
Stuhlfrequenz, Klammernahtgerät 153
Stuhlfunktion, Dünndarmanastomose 135

Tabakbeutelnaht, BAR 143, 176
Tabakbeutelnahtklemme, laparoskopische, Dickdarmlaparoskopie 220, 221
thorakale Anastomosen, Ösophagus 77
Transpositionsverfahren 73
Triple-stapling-Anastomose, Dickdarmlaparoskopie 220, 227

unterer GI-Trakt 146 ff.
- Einsatz von Klammernahtgeräten 147

Valtrac- versus Handanastomose im Kolon, Vergleich 167 ff.
- Anastomosenlokalisation 169
- Darmperistaltik 171
- Dichtigkeitskontrolle 168
- Handhabungsvorteile 167
- Komplikationen 170
- Kompressionsanastomose 168
- primäre Insuffizienzen 168, 170
- Ringabgang 172
- Ringabstand 168
- Sicherungsnähte 169
- Tabakbeutelnaht 170
- Wasserprobe 169

– Zeitaufwand für die Anastomose 168, 171
– Zeitgewinn 167, 168, 172
Valtrac-Kompressionsanastomose 98, 168
– im GI-Trakt 98
Valtrac-Ring 28, 98, 123, 230
– laparoskopisch-assistierte Darmresektionen 230
Verwachsungsgrad, Dickdarmanastomosen 35

Wundheilung 3, 4
– beeinflussende Faktoren 4 ff.
– Heilungsstörungen, kolorektale Chirurgie 162
– Phasen der Wundheilung 4

zervikale Anastomosen, Ösophagus 76
Zugfestigkeit/-untersuchung 24, 25
– Anastomosentechniken 24
– Handnaht 24
– Kompressionsanastomose 26
– Stapleranastomose 24
Zweihöhleneingriffe, Dünndarmanastomose 131